W0312946

Mosaik
bei GOLDMANN

Buch

Ein Problem, das die meisten figurbewussten Frauen kennen: Es ging alles ganz gut mit dem Abspecken, die Figur wäre jetzt eigentlich akzeptabel – bis auf die letzten äußerst hartnäckigen paar Pfündchen. Denise Austin hat ein einzigartiges Fitness- und Ernährungsprogramm entwickelt, mit dem man in nur vier Wochen auch die letzte Strecke auf dem Weg zur Traumfigur locker zurücklegen kann: Täglich dreißig Minuten Bewegung, zum Beispiel Kickboxen und Yoga, kombiniert mit einer köstlichen, fettarmen Ernährung, führen dauerhaft zum Erfolg! Das Buch enthält 28 übersichtliche Tagespläne mit Rezepten für Hauptmahlzeiten und gesunde Snacks, Fitnessübungen und motivierende Tipps, die das Durchhalten leicht machen – sogar im Büro oder bei der Hausarbeit.

Autorin

Denise Austin ist Amerikas beliebteste Fitness-Expertin mit einer eigenen Fitness-Show im Fernsehen. Viele ihrer erfolgreichen Fitness-Videos sind auch in Deutschland erhältlich. Neben Artikeln für die »Washington Post« und »Healthy Living« hat sie zahlreiche Bücher veröffentlicht. Die Autorin lebt mit ihrem Mann und ihren zwei Töchtern in der Nähe von Washington.

DENISE AUSTIN

Weg mit den letzten 10 Pfund

Der bombensichere 28-Tage-Plan zur Topfigur

Aus dem Amerikanischen von Renate Weinberger

Mosaik
bei GOLDMANN

Die hier vorgestellten Informationen sind nach bestem Wissen und Gewissen geprüft, dennoch übernehmen die Autorin und der Verlag keinerlei Haftung für Schäden irgendeiner Art, die sich direkt oder indirekt aus dem Gebrauch der hier vorgestellten Anwendungen ergeben. Bitte beachten Sie in jedem Fall die Grenzen der Selbstbehandlung und nehmen Sie bei Krankheitssymptomen professionelle Diagnose und Therapie durch ärztliche oder naturheilkundliche Hilfe in Anspruch.

Umwelthinweis:
Alle bedruckten Materialien dieses Taschenbuches
sind chlorfrei und umweltschonend.

Deutsche Erstausgabe Januar 2002

Published by arrangement with Broadway,
a division of The Doubleday Broadway Publishing Group,
a division of Random House Inc.
Originaltitel: Lose Those Last 10 Pounds
Originalverlag: Broadway Books, New York
Fotografien: Doug Sanford und Kelly Campell
Umschlaggestaltung: Design Team, München
Umschlag: Bavaria/VCP
Umschlaginnenseiten: Zefa/Miles
Redaktion: Renate Weinberger
Satz/DTP: Martin Strohkendl, München
Druck: GGP Media, Pößneck
Verlagsnummer: 16371
Kö · Herstellung: Max Widmaier
Made in Germany
ISBN 3-442-16371-4
www.goldmann-verlag.de

1 3 5 7 9 10 8 6 4 2

Inhalt

Einleitung

Herzlichen Glückwunsch und willkommen in der neuen Gesundheits- und Fitnesswelt – und sehr bald ohne die 10 Pfund, die Sie vielleicht immer noch mit sich herumtragen!

Mit dem Kauf dieses Buches haben Sie den ersten wichtigen Schritt zu einer neuen Lebensweise getan, in der es zahllose Belohnungen gibt: Ihr Körper wird gesünder, Sie bekommen mehr Energie und sind bald so fit und vital wie noch nie. Ich werde Sie auf jedem Schritt dieses wunderbaren Weges begleiten.

Ganz gleich, ob Sie nur die lästigen 10 Pfund oder aber sogar 50 Pfund abnehmen wollen, das Programm, das Sie in diesem Buch finden, ist genau richtig zum Durchstarten. Sie und ich werden gemeinsam daran arbeiten, neue gesunde Gewohnheiten für die Gegenwart und die Zukunft einzuüben – und ich werde Ihnen helfen, die tolle Figur zu bekommen, die Sie sich schon immer gewünscht haben. Und Sie werden sich rundum wohl und gesund fühlen! Sie schaffen das! Sie müssen nur an sich selbst glauben. Denken Sie daran: Alles Geld, alle Besitztümer und alle Freunde auf dieser Welt nützen Ihnen nichts, wenn Ihr Körper nicht gesund ist. Nichts davon können Sie genießen! Betrachten Sie die nächsten 28 Tage als Investition in sich selbst – eine Investition, die zu lebenslanger besserer Gesundheit und zu einem glücklicheren Leben führt.

Fragen Sie sich, weshalb ich dieses Buch geschrieben habe? Menschen wie Sie haben mich darum gebeten. Jede Woche erhalte ich mehr als 400 Briefe. Mehr als die Hälfte der Absender und Absenderinnen bitten mich um Rat, wie sie die verflixten letzten 10 Pfund loswerden könnten. Diese umfangreiche Korrespondenz hat mir geholfen, die unterschiedlichen Gefühle und Sorgen kennen zu lernen und zu verstehen. So kann ich auch Ihnen die bestmöglichen Informationen und Ratschläge geben, die Sie brauchen, um Ihr Ziel zu erreichen.

Vielleicht sind Sie skeptisch und denken, dass ich selbst nie im Leben auch nur ein Pfund abnehmen musste und daher wohl kaum gerade Ihnen helfen könnte. Aber ich kann Sie tatsächlich unterstützen, denn ich musste nach jeder Schwangerschaft stattliche 25 Pfund abnehmen – und die letzten 10 Pfund gingen immer am schwersten runter. Ich kann mich also sehr gut in Ihre Lage versetzen. Selbst jetzt arbeite ich jeden Tag hart daran, um in Form zu bleiben und mir die Pfunde vom Leib zu halten.

Ich möchte mit Ihnen mein Geheimnis des erfolgreichen Abnehmens teilen und Ihnen in diesem Buch vermitteln, was ich über das Abnehmen, das Fitwerden und den Wechsel zu einem besseren Leben weiß. Seit 20 Jahren arbeite ich professionell im Gesundheits- und Fitnessbereich. In dieser Zeit habe ich so ziemlich jede Diät und Methode zum Abnehmen kennen gelernt – fundierte wie verrückte. Einiges davon funktioniert ausgezeichnet und ist in mein Programm eingeflossen.

Mit meinem Programm helfe ich Ihnen, auf gesunde Art und Weise Körperfett zu verlieren – und zwar dauerhaft. Ihr Stoffwechsel wird durch die richtige Ernährung und ein wirksames Training auf Vordermann gebracht. Ich erkläre Ihnen, wie Sie bei jeder Gelegenheit Kalorien verbrennen können – beim Körpertraining, beim Autofahren oder beim Essenkochen. Ihnen wird keine einzige Ausrede mehr einfallen, um sich vor dem Training zu drücken. Sie werden das dann auch gar nicht mehr wollen, weil die körperliche Bewegung harmonisch in Ihren Alltag integriert sein wird. Die Folgen davon werden Sie zu schätzen wissen: Sie steigern Ihre Energie, bringen Ihren Körper wieder in Form und verlieren die unerwünschten Pfunde – und das alles auf Dauer!

Und das Beste an meinem Fitnessplan ist: Mit jedem überschüssigen Pfund, das Sie verlieren, gewinnen Sie mehr Gesundheit! Der Abbau von Übergewicht trägt dazu bei, Ihre Gesundheit langfristig gravierend zu verbessern, weil Ihr Blutdruck und Ihr Cholesterinspiegel dann in gesunde Bahnen einschwenken. Ein gesundes Körpergewicht verringert das Risiko, an Herzkrankheiten, Diabetes oder bestimmten Krebsarten zu erkranken. Das Abnehmen kann sogar einige Schäden, die das Übergewicht verursacht hat, wieder beheben. Vor allem werden Sie sich viel wohler fühlen.

Sind die überflüssigen Pfunde verschwunden, werden Sie jünger aussehen, mehr Energie haben und an Selbstvertrauen gewinnen. Gesunde Ernährung, Körpertraining und eine positive Einstellung wirken sich erstaunlich günstig auf unsere Lebensqualität aus. Wenn Sie diese drei Faktoren im Griff haben, kommt alles andere von alleine in Ordnung – sogar die Probleme in Ihrer Beziehung oder im Beruf. Vor allem aber kommen Sie mit sich selbst ins Reine!

Es wird Ihnen Spaß machen, zu entdecken, dass gesunde Nahrung wirklich gut schmeckt und sättigt. Wenn Sie Fett verbrennen und Muskeln aufbauen, verschwinden die störenden Pfunde. Nach vier Wochen werden Ihnen Ihre zu eng gewordenen Lieblingskleider nicht nur passen, sondern Sie werden darin auch fantastisch aussehen.

Dieses Buch liefert Ihnen alles, was Sie brauchen, um gesund, fit und schlank zu werden. Sie starten mit einem 28-Tage-Programm, wobei Sie wochenweise vorgehen – anfangs schön langsam zum Eingewöhnen, dann werden die Schritte – und der sichtbare Erfolg – etwas größer. Menüpläne und einfache Rezepte bilden den Rahmen für Ihre Ernährung. Ich habe noch ein paar Extrarezepte hinzugefügt, damit Sie austauschen können – und als Hilfe nach dem 28-Tage-Programm. Und ich verrate Ihnen mein Geheimnis, wie man das Körpertraining in den Alltag hineinschmuggeln kann, außerdem zeige ich Ihnen meine besten Kreislauf-, Dehn- und anregenden Übungen. Ich erzähle Ihnen auch, wie ich es schaffe, mit einer Vollzeit-Berufstätigkeit, einem Ehemann und zwei kleinen Töchtern fit zu bleiben.

Keine Sorgen, um abzunehmen müssen Sie weder hungern noch sich in einen Hochleistungssportler verwandeln. Einige einfache Veränderungen in Ihrer Lebensweise bringen die bewussten 10 Pfund zum Schmelzen. Mein Plan zur Gewichtsabnahme hilft jedem – Mann oder Frau, sportlichen Menschen oder Stubenhockern, 20-Jährigen genauso wie jenen, die gerade ihre Silberhochzeit feiern. Und dabei spielt es keine Rolle, ob jemand über die Jahre füllig geworden ist oder nach der Geburt eines Kindes seine alte Figur wiederhaben möchte. Mein Programm nützt und hilft jedem, der mehr Energie und mehr vom Leben haben möchte.

Nachdem Sie jetzt wissen, was dieses Programm Ihnen bietet, sollten Sie keinen Tag länger warten. Auf geht's!

1
Ihr maßgeschneidertes Programm

Sarah nahm gerade rechtzeitig zum zehnjährigen Jubiläum
ihres Schulabschlusses fast 16 Kilo ab.
Ihre Familie und Ihre Freunde machten Ihr Komplimente,
wie blendend sie aussah.
»Denise, Sie haben mir geholfen, besser auszusehen und mich
lieber zu mögen – danke für Ihre Motivation.«

Es gibt Sie nur ein einziges Mal. Sie sind in jeder Hinsicht einmalig, von Ihren Fingerabdrücken über Ihren Sinn für Humor bis hin zu den Gründen, weshalb Sie die bewussten letzten zehn Pfund noch abnehmen möchten und wie Sie das tun wollen. Weil wir uns alle unterscheiden, müssen Sie und ich zusammenarbeiten, um Ihren persönlichen Plan zur Gewichtsabnahme zu erstellen. Zunächst müssen wir festlegen, wo Sie stehen und wohin Sie kommen möchten.

Finden Sie heraus, was am besten für Sie funktioniert

Lesen Sie die folgenden Geschichten genau, und nehmen Sie sich Zeit, um herauszufinden, welche am stärksten auf Sie zutrifft. So können Sie sich in den nächsten 28 Tagen, in denen wir zusammenarbeiten, auf Ihre persönlichen Bedürfnisse konzentrieren.

Situation 1: Ein großes Ereignis steht bevor – eine Hochzeit, ein Treffen oder Ferien in der Sonne

Ihr Ziel steht fest: Sie müssen in das knapp sitzende Kleid einer Brautjungfer passen. Sie hoffen, bei Ihrem Klassentreffen noch genauso auszusehen wie damals. Sie möchten am Strand einen Bikini statt Shorts und eines weiten T-Shirts tragen. Und Sie haben nur noch vier Wochen Zeit!

Lassen Sie uns zuerst die Prioritäten festlegen. In den nächsten vier Wochen müssen Sie sich auf Ihr Ziel konzentrieren. Dafür müssen Sie eventuell größere Veränderungen in Ihrem Alltag vornehmen. Ich möchte Sie bitten, wenigstens eine halbe

Stunde täglich dem Körpertraining – Ihrem Workout – zu widmen. Sie müssen Versuchungen wie üppigen Desserts und Alkohol konsequent widerstehen. Sie haben vielleicht weniger Zeit fürs Fernsehen, weil Sie gesunde Mahlzeiten zubereiten müssen. Oder vielleicht müssen Sie früher ins Bett, um für Ihr Workout früher aus den Federn zu kommen. Aber glauben Sie mir – das Ergebnis lohnt die Mühe!

Einen Monat bevor ich beginne, eine Staffel meiner Fernsehsendungen zu drehen, achte ich ganz bewusst auf meine Ernährung und trainiere mehr. Ich weiß, dass ich schon bald im Gymnastikdress vor die Kamera treten werde. Und wir alle wissen, dass die Kamera einige Pfunde zu viel noch viel schlimmer wirken lässt. Also keinen Kuchen und längere Workouts. Obwohl es zuerst schwierig erscheint, bin ich später froh darüber – meist auch schon, während ich auf mein Gewicht achte. Wenn ich mich richtig ernähre und regelmäßig trainiere, bin ich voller Energie und Selbstvertrauen. Und so wird es auch Ihnen gehen.

Um Ihrem Ziel treu zu bleiben, stellen Sie sich vor, wie Sie ohne diese Extrapfunde aussehen werden – mit einem strafferen Bauch und mehr Muskeln, überall dort, wo Sie diese möchten. Kleben Sie positive Erinnerungszettel (Sätze wie »Du schaffst es!« oder »Du verdienst es, dich wohl zu fühlen!«) an den Kühlschrank, in Ihren Kalender und an den Schreibtisch am Arbeitsplatz. Denken Sie daran: Mit jeder Trainingsminute kommen Sie Ihrem Ziel ein Stück näher. Weihen Sie Ihre Familie und Ihre Kollegen in Ihren Plan ein und bitten Sie alle um Hilfe. Gute Unterstützung ist oft der Schlüssel zu erfolgreichem Abnehmen.

Doch egal, wie dringend Sie die letzten zehn Pfund loswerden möchten, greifen Sie nicht zu drastischen Maßnahmen, etwa fast nichts mehr zu essen. Diäten, die auf sehr wenig Kalorien aufbauen, helfen Ihnen zwar vielleicht, rasch abzunehmen, doch Sie verlieren nur Wasser und Muskelgewebe. Wenn dann das große Ereignis da ist, haben Sie wahrscheinlich nicht mehr genügend

Energie, um es zu genießen. Sie haben auch nicht das Geringste getan, damit die schwabbeligen Zonen fester werden. Und Sie können sicher sein, dass Sie wieder zunehmen, sobald Sie wieder normal essen.

Ihr Ziel ist vielleicht, zu einem bestimmten Ereignis in ein neues Kleid zu passen, doch ich möchte, dass Sie für immer in das neue Kleid passen. Wenn Sie den Schritten dieses Buches folgen, lernen Sie neue Gewohnheiten, mit denen Sie abnehmen und das Gewicht dann auch halten. Sie werden sich nach vier Wochen so gut fühlen (und so gut aussehen), dass ich Ihnen verspreche, Sie werden Ihre ungesunden Gewohnheiten nicht wieder aufnehmen wollen.

Situation 2: Sie haben schon einige Pfunde abgenommen, doch jetzt geht es nicht weiter

Sagen Sie nichts von Frustration! Sie haben 15, 20 oder gar 30 Pfund abgenommen, und Ihre Kleidergröße ist auch deutlich kleiner geworden. Und plötzlich scheint es keine Fortschritte mehr zu geben, die Waage beißt sich fest, etwa 10 Pfund oberhalb Ihres Traumgewichts.

Ein solcher Stillstand kann aus verschiedenen Gründen auftreten. Vielleicht haben Sie zu lange die gleichen Regeln befolgt. Sie haben tagein, tagaus die gleichen Nahrungsmittel verzehrt, und Ihr Körpertrainingsprogramm hat sich nicht geändert, seit Sie damit begonnen haben. Die gute Nachricht dabei ist, dass Ihr Körper sich angepasst und gelernt hat, wirksamer zu arbeiten. Die schlechte Nachricht ist, dass Ihre Muskeln nicht mehr so hart arbeiten wie am Anfang und Sie daher bei jedem Workout weniger Kalorien verbrennen.

Geben Sie jetzt nicht auf! Es ist mitunter schwer, einen solchen Stillstand zu überwinden, aber Sie können es schaffen. Sie müssen nur Ihren Stoffwechsel ein wenig wachrütteln. Sie können Ihre Ernährung ein wenig ändern. Mein Ernährungsplan ermutigt Sie, mit verschiedenen Lebensmitteln zu experimentieren, doch Sie können auch den Rhythmus Ihrer Mahlzeiten ändern. Oft sind kleinere, häufigere Mahlzeiten der Schlüssel, da Ihr Körper so den ganzen Tag mit Brennstoff versorgt wird. Wie auch immer Sie Ihre Mahlzeiten einteilen, *lassen Sie keine aus*! Der Verzicht auf Kalorien verlangsamt Ihren Stoffwechsel und zerstört schließlich Ihre Versuche, Ihr Wunschgewicht zu erreichen. In Kapitel zwei werden wir ausführlicher darüber sprechen.

Ihre Muskeln dürfen nie genau wissen, was kommt, wenn Ihr Körper so viele Kalorien wie möglich verbrennen soll. Das Programm dieses Buches ist so zusammengestellt, dass Sie nie in einer Woche zweimal das gleiche aerobe Workout durchführen. Wenn Sie diesbezüglich meinen Vorschlägen nicht folgen wollen, stellen Sie sich selbst ein gemischtes Programm zusammen. Trainieren Sie beispielsweise an einem Tag auf Ihrem Standfahrrad, gehen Sie schwimmen oder spielen Sie Tennis. Am nächsten Tag springen Sie Seil, steigen Treppen oder betreiben Power Walking. Setzen Sie es sich zum Ziel, so viele verschiedene Muskelfasern wie möglich anzuregen.

Falls Sie ein Lieblingsworkout haben, müssen Sie es deswegen nicht aufgeben. Mischen Sie die Dinge nur ein bisschen auf, indem Sie die Intensität, die Dauer oder das Tempo verändern. Wenn Sie gern laufen, probieren Sie es einmal mit Steigungen. Joggen Sie auch ein paar Minuten. Bewegen Sie Ihre Arme ziemlich heftig, damit auch der Oberkörper etwas zu tun hat. Machen Sie an einem Tag einen langen, langsamen Spaziergang und am nächsten Tag einen kurzen superschnellen. Hüpfen Sie zwischendurch auch einmal, oder springen Sie hoch, um den Ast eines Baumes zu erreichen (wenn niemand hinsieht, natürlich).

In Kapitel 2 erläutere ich Ihnen das Intervalltraining, ein aus-

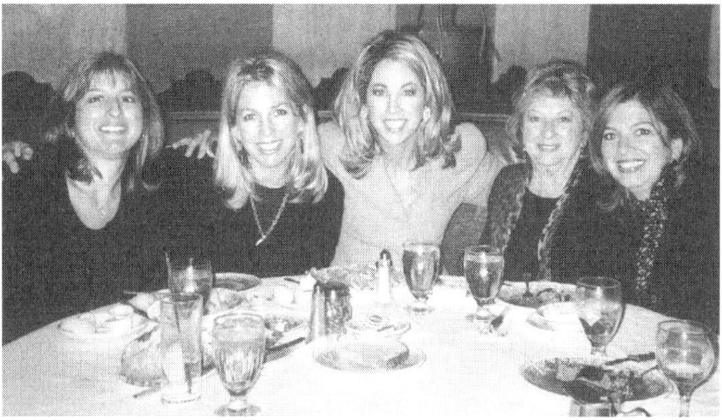

Hier sehen Sie mich mit meinen Schwestern und meiner Mutter: Donna (im achten Monat schwanger), Anne, ich, meine liebe kleine Mutter und Kristine. Wir sind gern zusammen, vor allem beim Essen.

gezeichnetes Körpertraining, um Fett zu verbrennen. Haben Sie bisher regelmäßig trainiert und sind verhältnismäßig gut in Form, könnte das der Startschuss für Ihren Stoffwechsel sein. Beginnen Sie gerade erst mit einem Trainingsprogramm, müssen Sie sich erst eine gute Fitness erarbeiten, bevor Sie mit einem Intervalltraining anfangen können. Diese Form des Körpertrainings ist sehr intensiv, und wenn Sie zu früh zu viel wollen, strengen Sie Ihre Knochen, Gelenke und Muskeln nur unnötig an und schaden ihnen.

Sie haben hart gearbeitet, um an den Punkt zu kommen, an dem Sie jetzt sind. Jetzt müssen Sie möglichst clever arbeiten. Vielleicht gefällt Ihnen eine Veränderung nicht, aber versuchen Sie es trotzdem einmal. Sie werden erstaunt sein, wie viel Spaß Sie dabei haben und wie befreiend es wirkt. Sie sind Ihrem Ziel schon so nahe, bleiben Sie dran!

Situation 3: Sie müssen 20 Pfund oder mehr abnehmen

Sie denken vielleicht, dieses Buch ist ausschließlich für jene glücklichen Menschen gedacht, die nur zehn Pfund oder weniger abnehmen müssen. Ganz und gar nicht. Ob Sie sieben Pfund oder 47 Pfund abnehmen wollen, Sie müssen irgendwo anfangen – und dieses Buch ist perfekt dafür. Weshalb? Mein Programm ist so aufgebaut, dass es gesunde Ess- und Trainingsgewohnheiten für ein ganzes Leben schafft. Ganz gleich, wie viel Sie abnehmen wollen, es muss sicher und wirksam geschehen. Nur so bleiben Sie vor einem Rückschlag verschont.

Falls Sie mehr als zehn Pfund abnehmen müssen, brauchen Sie dafür länger als 28 Tage – aber Sie werden froh sein, dass das so ist. Klar, eine so lange Zeit macht leicht mutlos, aber setzen Sie sich kleine Ziele. Nehmen Sie sich vor, zehn Pfund abzunehmen, dann wieder zehn Pfund und wieder und wieder – bis Sie Ihr ideales Gewicht erreicht haben. Kleine Ziele sind wunderbar, weil Sie schon bald ein Erfolgserlebnis haben. Mit jeden zehn Pfund, die Sie abnehmen, werden Sie sich ein bisschen besser fühlen. Und wenn Sie sich großartig fühlen, möchten Sie auch weitermachen. Sie werden Ihre Gewohnheiten ändern und mehr Obst und Gemüse und weniger Fastfood essen. Nachdem Sie kräftiger und fitter geworden sind, intensivieren Sie Ihr Workout und machen auch ein Intervalltraining, um einen Stillstand zu vermeiden. Sie werden ein neues Bewusstsein für Ihren Körper und Ihre Gesundheit haben und beides achten, und ich verspreche es Ihnen: Die Pfunde werden purzeln!

Vor einiger Zeit musste meine Mutter 20 Pfund abnehmen. Das Gewicht hatte sich im Lauf der Zeit gesteigert – und sie wusste, sie musste schlanker werden – wegen ihres hohen Cholesterinspiegels, ihres hohen Blutdrucks und weil es in ihrer Familie Herzkrankheiten gab (ihr Vater starb mit 44 an einem Herz-

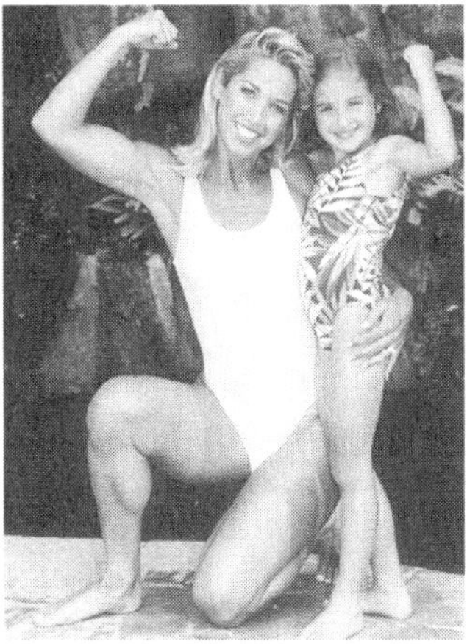

Hier lassen meine Tochter Katie und ich die Muskeln spielen; sie ähnelt mir ganz und gar.

infarkt). Zuerst hatte sie Angst davor und schob es immer wieder hinaus, deshalb ermutigte ich sie dazu, sich erst einmal zehn Pfund vorzunehmen. Das tat sie dann auch. Sie aß weniger Junkfood und machte jeden Morgen mit, wenn mein Fitnessprogramm im Fernsehen lief – und sie nahm die ersten zehn Pfund ab. Ihr Cholesterin ging, genau wie ihr Blutdruck, sogar um 20 Punkte zurück. Sie brauchte nur noch halb so viel Blutdruckmedikamente einzunehmen. Sie fühlte sich so ermutigt, dass sie beschloss, bei der Stange zu bleiben und auch noch die restlichen zehn Pfund abzunehmen.

Je mehr Sie abnehmen, desto mehr Spaß wird es Ihnen machen, Bewegung und gezieltes Körpertraining in Ihren Alltag einzubauen. Lassen Sie sich nicht entmutigen, wenn Sie mit dem Training beginnen. Laufen Sie eine Woche lang jeden Tag einen halben Kilometer, schaffen Sie in der nächsten Woche einen dreiviertel und vielleicht sogar schon einen ganzen. Das Training wird immer einfacher, und ehe Sie sich versehen, werden Sie meinen Trainingsplänen folgen. Denken Sie daran: Die ersten zehn Pfund abzunehmen verdient so viel Applaus wie die letzten zehn.

Situation 4: Sie haben vor kurzem ein Baby bekommen

Lassen Sie mich als Erstes gratulieren! Mutter zu sein ist wirklich ein freudiges Ereignis. Von der ersten Bewegung des Babys in Ihrem Bauch an verstehen Sie die Bedeutung von bedingungsloser Liebe und wissen, was im Leben wichtig ist. Aber es kann auch ein kleiner Schock kommen. Auf einmal haben Sie das Gefühl, einen neuen Körper zu haben, und Sie fragen sich, ob Sie je Ihren alten zurückbekommen.

Doch das geht. Ich weiß es – ich habe es selbst zweimal ausprobiert. Bei jeder meiner Schwangerschaften habe ich 30 Pfund zugenommen. Als ich die Klinik verließ, hatte ich nur zehn Pfund wieder verloren und mein Bauch war so groß und so weich, als ob ein weiteres Baby unterwegs wäre. Ich musste 20 Pfund abnehmen und hatte viel Mühe, meinen Bauch wieder in seine alte Größe und Form zu bringen. Langsam schmolzen die überflüssigen Pfunde dahin – doch die letzten zehn waren am schwierigsten. Doch mit etwas Schweiß und Ausdauer hatte ich Erfolg.

Ob Sie Ihr Baby vor zwei Monaten oder vor zwei Jahren bekommen haben, spielt keine Rolle: Sie werden erfolgreich sein. Ich glaube, am besten ist es, wenn man möglichst bald nach der Entbindung wieder abnimmt. Sonst häufen sich die Pfunde so leicht zu noch größeren Mengen an. Aber Sie können auch noch abnehmen und Ihren Körper wieder in Form bringen, wenn Ihr »Baby« schon in die Vorschule geht oder gar schon ein Teenager ist. Es ist *nie* zu spät, um zu beginnen. Der Vier-Wochen-Ernährungsplan in diesem Buch liefert sowohl stillenden als auch nichtstillenden Müttern eine gute, ausgewogene Ernährung. Wenn Sie stillen, müssen Sie pro Tag 500 Kalorien zugeben. Um Ihren Milchfluss zu verbessern, nehmen Sie diese 500 Kalorien über kalziumreiche Nahrungsmittel wie Joghurt oder Käse zu sich.

Liegt die Entbindung erst sehr kurze Zeit zurück, sollten Sie, bevor Sie mit einem Körpertrainingsprogramm beginnen, Ihren Frauenarzt fragen. Nach einer normalen Entbindung empfehlen die Ärzte meist, zwei bis vier Wochen zu warten, bevor man wieder voll aktiv wird. Nach einem Kaiserschnitt sollten Sie noch etwas länger warten – vielleicht in der vierten Woche mit langsamen Spaziergängen beginnen und sich im Lauf von sechs Wochen wieder zu voller Aktivität steigern. Hören Sie immer auf Ihren Körper. Tun Sie nicht zu früh zu viel.

Natürlich müssen Sie sich um Ihre Bauchmuskeln kümmern. Ihren Bauch nach der Geburt eines Babys wieder zu festigen, geht nicht anders als sonst auch – Sie müssen nur langsam beginnen und dürfen nicht ungeduldig werden. In diesem Buch finden Sie einige der besten Übungen nach einer Entbindung, wie den umgekehrten Crunch (Seite 229) und Sit-ups (Seite 230). Wie immer ist Ausdauer das Wichtigste. Sobald Ihr Arzt Ihnen das Okay gibt, fangen Sie mit regelmäßigen Sit-ups an, und gehen Sie dann allmählich weiter zu anderen Übungen für die Bauchmuskeln.

Müssen Sie Ihr Neugeborenes versorgen, fragen Sie sich wahrscheinlich: »Aber woher soll ich die Zeit für das Training nehmen?« Ich sage Ihnen, Sie müssen jede Gelegenheit wahrnehmen, die Sie erwischen können – und es gibt mehr Gelegenheiten, als Ihnen klar ist. Als ich meine zwei Töchter, Katie und Kelly, bekommen hatte, trainierte ich, während sie am Morgen ein Schläfchen hielten. Zweimal am Tag packte ich sie in den Kinderwagen und ging eine halbe Stunde spazieren.

Es ist nicht immer leicht. Aber denken Sie immer daran: Sie tun sich und Ihrer Familie etwas Gutes. Körpertraining gibt Ihnen Energie, und so werden Sie auch besser mit Ihren Aufgaben als junge Mutter fertig. Sie bringen Ihrem Baby und Ihren anderen Kindern bei, wie wichtig gute Gewohnheiten für die Gesundheit sind. Sie haben ein besseres Gefühl in Bezug auf sich selbst – und diese positiven Gefühle geben Sie auch an Ihre Kinder weiter.

Situation 5: Sie haben zehn Pfund zugenommen, weil Sie das Rauchen aufgegeben haben oder sich von einer Verletzung oder Operation erholen

Wenn Sie das Rauchen aufgegeben haben, kann ich Ihnen nur von ganzem Herzen gratulieren! Sie haben soeben den größten Einzelschritt hin zu einer besseren Gesundheit getan. Rauchen kostet jährlich Tausenden von Menschen das Leben. Was ist das Leben gegen ein paar Pfund? Lassen Sie sich also durch die paar Pfund, die Sie zugenommen haben, nicht verlocken, das Rauchen wieder zu beginnen.

Mein Plan zur Fettverbrennung kann Ihnen helfen, Ihr früheres Gewicht ohne den erneuten Griff zum Glimmstängel wiederzuerlangen. Der Schlüssel dazu? Körpertraining. Anstatt nach der Zigarette zu greifen, spazieren Sie lieber um die vier Ecken, joggen Sie, laufen Sie die Treppen hinauf und herunter, die Hauptsache, Sie bewegen sich. Ihr Körper setzt dann Endorphine frei, die Ihre Stimmung heben – das Gleiche, was die Zigarette (angeblich) für Sie getan hat. Anstelle von Nikotin, einem stimulierenden Stoff, der Sie in Gang hielt, setzen Sie jetzt körperliche Bewegung ein, das Sie ebenfalls anregt und ein ausgezeichneter Ersatz ist.

Viele ehemalige Raucher nehmen zu, weil sie die Zigaretten durch Nahrung ersetzen. Zur Anregung des Stoffwechsels empfehle ich, häufiger zu essen, greifen Sie also statt zur Zigarette zu gesunden Selleriestangen, saftigen Apfel- und Wassermelonenstücken oder einer Schüssel mit Cerealien. Legen Sie sich zu Hause und am Arbeitsplatz einen Vorrat mit gesunden Snacks an, damit Sie nicht zu dick machenden Knabbereien greifen, wenn Sie das Bedürfnis nach einer Zigarette überkommt. Mehr Ideen finden Sie in den Menüplänen für jeden Tag (ab Seite 73).

Erholen Sie sich gerade von einer Verletzung oder einer Operation? Dann konnten Sie sich wahrscheinlich ziemlich lange nicht ausgiebig bewegen. Ihr Körper hat vergessen, wie großartig es ist, sich zu bewegen und zu trainieren. Sobald Sie das Okay Ihres Arztes haben, dürfen Sie ganz langsam beginnen und mit Ihrem eigenen Tempo die Übungen durchführen, die Sie schaffen. Wenn Sie sich beispielsweise den Knöchel verletzt hatten, trainieren Sie Ihren Oberkörper, während der Knöchel sich erholt. Können Sie eine bestimmte Bewegung nicht machen, wählen Sie eine andere – nehmen Sie eine Verletzung nicht zum Vorwand, um überhaupt nicht zu trainieren. Besprechen Sie mit Ihrem Arzt oder Physiotherapeuten, welche Übungen für Sie geeignet sind, und trainieren Sie diese regelmäßig. Hauptsache Sie bewegen sich. Vielleicht geht nicht alles, aber lassen Sie sich nicht aufhalten. Sie können trotzdem etwas tun – ich weiß, dass Sie es können!

Behalten Sie immer Ihre speziellen Bedürfnisse im Auge. Ich werde Sie immer wieder erinnern, was in Ihrem Fall das Beste ist, aber nur Sie kennen Ihre Grenzen. Mein Plan ist so aufgebaut, dass er vielen Menschen dient. Sie können das auswählen, wobei Sie sich wohl fühlen und was bei Ihnen funktioniert. Ich will nicht, dass Sie sich auf eine fade Diät und langweiliges Training beschränken, sondern ich möchte, dass Sie viele interessante Nahrungsmittel und Trainingsvarianten erforschen und feststellen, wie gut Sie sich dann fühlen. So sieht Ihr Weg zu besserer Gesundheit aus – und zu einem besseren Körper.

Nächste Haltestelle – Anregung Ihres Stoffwechsels!

Ihre Formel für den Erfolg

Lisa wollte die zehn Pfund, die sie während der Schwangerschaft zugenommen hatte, wieder abnehmen, und sie schaffte es mit meinem 28-Tage-Programm.

Inzwischen fragen Sie sich wahrscheinlich, wann ich endlich auf den Kern komme, von dem ich dauernd spreche. Nun – hier ist er! Wenn Sie erst verstanden haben, wie das Programm funktioniert, erkläre ich Ihnen, weshalb Sie das Folgende unbedingt berücksichtigen sollten. Lesen Sie, was passieren wird:

- Sie werden Ihren Stoffwechsel immer voll auslasten, weil Sie drei ausgewogene Mahlzeiten und zwei Snacks am Tag essen – mit sehr viel ballaststoffreichen Früchten und Gemüsen.
- An Montagen, Mittwochen und Freitagen betreiben Sie 30 Minuten aerobes Training. Sie können Ihre Lieblingssportart wählen oder die Workouts durchführen, die ich für jeden Tag ausgearbeitet habe.
- An Dienstagen und Donnerstagen trainieren und festigen Sie Ihre Muskeln mit 30 Minuten Training mit Gewichten, Yoga oder mit Übungen nach der Pilates-Methode. Die Pilates-Methode wurde von Joseph Pilates geschaffen, der in den fünfziger Jahren Tänzer trainierte. Dazu gehören Dehn- und Kraftübungen am Boden, die sich auf die Bauchmuskeln und den Rumpf konzentrieren.
- Samstage sind Spieltage – die mag ich besonders gern! Sie verwenden 60 Minuten, um zu schwimmen, Rad zu fahren, Tennis zu spielen, auch um zu gärtnern – worauf immer Sie Lust haben.
- An Sonntagen haben Sie frei. Vielleicht macht es Ihnen dann Spaß, eine neue Sportart auszuprobieren, durch einen neuen Stadtteil zu strolchen oder Sie gönnen sich selbst eine Stunde Yoga und Meditation.

- Sie werden durch das »Herumhampeln« Hunderte von Extrakalorien verbrennen. Dieser Begriff kommt Ihnen wahrscheinlich merkwürdig vor, aber Sie werden später in diesem Kapitel verstehen, was ich meine. »Verwandeln Sie müßige Zeit in Zeit für Ihre Muskeln.«
- Sie verstärken Ihre Beweglichkeit und Ihre Belastbarkeit mit meinen »fünf Minuten für Körper und Geist« an Montagen, Mittwochen und Freitagen (oder wann immer Sie Lust dazu haben).

Weshalb dieses Programm funktioniert

Sie denken vielleicht: »Die hat gut reden, sie muss sich keine Sorgen um ihr Gewicht machen. Sie ist wahrscheinlich mit der Anlage zur Traumfigur geboren worden.« Ich wünschte, es wäre so! Aber glauben Sie mir, ich muss wie jeder andere dafür arbeiten, um meine Figur zu behalten. Aber ich gebe zu, dass es mir wesentlich leichter fällt, fit zu bleiben, seit ich weiß, wie ich meinen Stoffwechsel 24 Stunden am Tag richtig in Gang halten kann. Das ist nämlich das Geheimnis des Abnehmens.

Was ist eigentlich der Stoffwechsel? Es ist die Geschwindigkeit, mit der Ihr Körper Kalorien verbrennt, um Energie zu bekommen. Je höher Ihr Stoffwechsel ist, desto mehr Kalorien verbrennen Sie. So einfach ist das. Verschiedene Faktoren bestimmen das Tempo Ihres Stoffwechsels, darunter Ihre Essgewohnheiten, wie viel Sie sich bewegen und wie viel Muskelgewebe Sie besitzen.

Es stimmt, dass manche Menschen mit einem schnelleren Stoffwechsel geboren werden als andere. Deshalb können manche Menschen scheinbar essen, was sie wollen und

Es gibt zwei natürliche Wege, Ihren Stoffwechsel auf Touren zu bringen: Ernährung und Körpertraining.

nehmen nicht ein Gramm zu, während andere das Essen nur ansehen und schon Pfunde zulegen. Ihr Stoffwechsel wird normalerweise auch mit dem Alter langsamer, vor allem, weil Sie Muskelgewebe verlieren und sich weniger bewegen.

Glücklicherweise lässt sich Ihr Stoffwechsel verbessern, wenn Sie einige einfache Veränderungen in Ihrer Lebensweise vornehmen. Sie können Ihren Stoffwechsel auch durch eine dieser Crashdiäten massiv verändern. Wenn Sie die Kalorienzahl radikal reduzieren oder Mahlzeiten auslassen, verlangsamt sich Ihr Stoffwechsel, um Brennstoff zu sparen – so schützt Ihr Körper sich gegen das Verhungern. Nehmen Sie bei solchen Diäten ab, verlieren Sie Muskelgewebe und Wasser, aber kein *Fett*. Sobald Sie wieder zu Ihrer normalen Ernährung zurückkehren, nehmen Sie zu, und all die Pfunde, die Sie mühsam abgenommen haben, tauchen wieder auf – und oft noch mehr.

Bei diesen eiweißreichen Diäten funktioniert das nicht viel besser. Sie beschränken dabei die Aufnahme von Kohlenhydraten, die Energie liefern, und essen mehr Eiweiß (Proteine) und Fett. Sie nehmen vielleicht ab, weil Sie weniger Kalorien zu sich nehmen – nicht aufgrund irgendeiner geheimnisvollen Ernährungsformel. Da Sie vor allem Wasser verlieren, sind Sie vielleicht dehydriert (entwässert) und fühlen sich müde und schwindelig. Erhöhen Sie die Fettzufuhr, verstärken Sie das Risiko einer Herzkrankheit. Und Sie können erraten, was passiert, wenn Sie in die reale Welt des Brotes und anderer stärkehaltiger Nahrungsmittel zurückkehren – und das müssen Sie tun, denn es ist unmöglich, Kohlenhydrate ganz zu vermeiden. Die Kalorien summieren sich rasch, und die Pfunde setzen sich wieder fest – vor allem, wenn Sie sich nicht ausreichend bewegen.

Es gibt zwei grundlegende Bestandteile für einen erfolgreichen Plan zum Abnehmen: gesunde Ernährung und Körpertraining. Das Schlüsselwort ist das »UND«. Sie müssen sich bewegen, um die bewussten letzten zehn Pfund zu verlieren. Warum? Unzählige Studien zeigen, dass Kalorienreduzierung allein nicht zu einer dauerhaften Gewichtsabnahme führt; meine eigenen, unwissenschaftlichen Beobachtungen kommen zu demselben Ergebnis. Wenn Sie nicht durch Training Kalorien verbrennen, wird es Ihnen schwer fallen, das Kaloriendefizit zu schaffen, das Sie brauchen, um abzunehmen – und wie bereits erwähnt, benötigen Sie Muskeln, um einen kräftigen Stoffwechsel zu haben. Ich habe gesehen, dass es funktioniert – bei meinen Freunden, meiner Familie, meinen Zuschauern, die meine Fernsehsendungen verfolgen, und bei mir. Es wird auch bei Ihnen funktionieren!

Sind Sie bereit, Ihren Stoffwechsel zu verjüngen? Lassen Sie uns anfangen.

Körpertraining ist wichtig!

Meine Überzeugung
Unbestritten ist ein individuell angepasstes Körpertraining der Schlüssel zu dauerhafter Gewichtsabnahme. Es ist erprobt als Mittel zur Steigerung Ihres Stoffwechsels und zu erhöhtem Kalorienverbrauch.

Okay, ich gebe es zu: Training kann mühselig sein. Aber glauben Sie nicht eine Minute, dass ich Ihnen vorschlage, es sein zu lassen – es muss sein! Für jeden Grund, den Sie finden, um nicht zu trainieren, gibt es hundert bessere Gründe, um zu trainieren – mehr Selbstbewusstsein und geringeres Risiko von Herz-Kreislauf-Erkrankungen (Letzteres ist Killer Nummer eins bei Männern und Frauen), um nur zwei zu nennen! Oft würde ich am Morgen lieber auf der Couch sitzen und mit meinen Kindern irgendwelche Naschereien verspeisen. Aber ich weiß, wie viel besser ich mich nach dem Training fühle und wie viel ich damit für meinen

Körper und meine Stimmung erreiche. Selbst wenn ich mich durch die ersten fünf Minuten meines Workouts quäle, beginnt mein Körper fast immer, sich zu lockern, und ich bekomme neuen Schwung. Am Ende fühle ich mich wie neugeboren!

Was hält Sie auf?
Wie Sie Hindernisse aus dem Weg räumen

Termine, Elternabende, Windeln, Besorgungen – leicht steht unser ausgefüllter Alltag regelmäßigem Training im Weg. Erster Schritt: Erkennen Sie die Hindernisse. Finden Sie dann Schritt für Schritt Lösungen für das Problem. Hier sind einige Vorschläge, um Ihnen den Anfang zu erleichtern.

Problem: Ich habe keine Zeit, um zu trainieren.
Lösung: Wer hat schon Zeit? Wir müssen dem Training allerhöchste Priorität einräumen! Menschen, die erfolgreich trainieren, integrieren das Workout in ihren Tagesablauf. Machen Sie täglich eine Verabredung mit sich selbst (notieren Sie die Zeit in Ihrem Terminkalender) und halten Sie diese ein wie einen Zahnarzttermin oder eine geschäftliche Besprechung. Die Trainingstermine sind da, ohne Wenn und Aber.

Problem: Ich muss für meine Familie sorgen.
Lösung: Planen Sie Fitnessaktivitäten, an denen Ihre Kinder teilhaben können – fahren Sie Rad, spielen Sie Ball, gehen Sie Eislaufen, spielen Sie Bowling, inszenieren Sie einen improvisierten Tanzwettbewerb in Ihrem Wohnzimmer. Wenn Sie ein kleines Kind haben, packen Sie es in ein Tragetuch, und steigen Sie Treppen, machen Sie Power Walking im Einkaufszentrum.

Problem: Ich würde die Zeit lieber mit meinen Freunden verbringen.
Lösung: Planen Sie das Training als gesellschaftliches Ereignis. Organisieren Sie beim Tennis ein gemischtes Doppel, laden Sie Freunde zu einer Wanderung oder einem langen Spaziergang ein, schließen Sie sich mit Ihren Freunden dem örtlichen Fahrradclub an.

Problem: Ich bin zu müde.
Lösung: Na gut, dann trainieren Sie nur fünf Minuten. Das sind Sie sich schuldig. Die Chancen stehen jedoch gut, dass Sie nach fünf Minuten auch zehn durchhalten, und bevor Sie es merken, stehen Sie das ganze Workout durch. Die ersten fünf Minuten sind immer am schwersten, aber Sie werden erstaunt sein, was Sie erreichen, nachdem Sie erst einmal begonnen haben. Sie können die Müdigkeit vermeiden, indem Sie Ihren Körper immer mit ausreichend Brennstoff versorgen – essen Sie einen energiereichen Snack, zum Beispiel Graham-Crackers, fettarmen Joghurt oder Bananen.

Problem: Ich bin nicht ausreichend motiviert.
Lösung: Finden Sie jemanden, der mit Ihnen trainiert. Studien haben gezeigt, dass man leichter bei der Stange bleibt, wenn man mit einem motivierten Partner trainiert. Sie lassen Ihr Power Walking oder Ihre Verabredung im Fitnesscenter bestimmt nicht ausfallen, wenn Sie wissen, dass ein Freund oder eine Freundin an der Ecke auf Sie wartet. Hinterher fühlen Sie sich doppelt gut, weil Sie nicht nur ein fantastisches Workout hatten, sondern auch, weil Sie sich überwunden haben. Es kostet etwas Mühe, aber Sie schaffen es!

Erster Schritt: Verbrennen Sie Fett!

Jeder, der zehn Pfund abnehmen und ein langes, gesundes Leben genießen will, muss an irgendeiner Form von Herz-Kreislauftraining teilnehmen (jedes Training, bei dem Ihr Puls wenigstens 15 Minuten lang schneller schlägt). Das ist absolut wichtig, um Fett zu verbrennen und Ihren Stoffwechsel auf hohen Touren zu halten. Bei 30 Minuten Kickboxen werden zum Beispiel bis zu 400 Kalorien verbrannt. Noch besser: Ihr Stoffwechsel arbeitet noch zwei Stunden nach dem Ende des Trainings schnell, das heißt, Sie verbrennen weiter mehr Kalorien, ohne einen Finger zu rühren.

Ganz abgesehen von der Fettverbrennung brauchen Sie aerobes Training, um Ihr ganzes System am Laufen zu halten. Ein fittes, gut funktionierendes Herz steht im Mittelpunkt eines gesunden Körpers, und Training macht es stark. Von einem starken Herzen profitiert Ihr ganzer Körper, weil er mit mehr frischem Sauerstoff und Nährstoffen versorgt wird, bis hin zum letzten Organ, der letzten Zelle und dem letzten Muskel.

Wie Sie vorher schon gesehen haben, rate ich Ihnen nur zu dreimal 30 Minuten aerobem Training pro Woche. Das ist meine Menge, also weiß ich, dass es so funktioniert. Sie können die Fett vernichtenden Workouts nehmen, die ich auf den Seiten 235 bis 244 vorstelle, oder Ihre eigenen wählen. Wenn Sie Ihre Workouts flexibel halten, bleiben Sie leichter in Bewegung und motiviert – und verbrennen das Fett. Wählen Sie zur Abwechslung auch einmal eine der unten aufgeführten, Stoffwechsel anregenden Sportarten. Ich muss Sie nur bitten, wofür Sie sich auch entscheiden, halten Sie wenigstens 30 Minuten durch.

Setzen Sie sich in Bewegung und fangen Sie einfach an, Ihr Geist kommt schon hinterher.

Konzentrierte Workouts für das Herz

- Aerobictraining (entweder im Kurs oder mit Video)
- Inlineskaten
- Jogging
- Kickboxen
- Laufen
- Power Walking
- Radfahren
- Rudern
- Schwimmen
- Seilspringen
- Skilanglauf
- Tanzen
- Treppensteigen

Training muss keine lästige Pflicht sein! Und um das zu beweisen, planen Sie fürs Wochenende eine Aktivität, die Ihnen wirklich Spaß macht und Sie 60 Minuten lang in Bewegung hält –

barfuß am Strand spazieren, Tennis spielen, Skilanglauf, Eis laufen, Basketball spielen oder mit Ihren Kindern Rad fahren. Oder wenn Sie viele Aufgaben erledigen müssen, versuchen Sie es mit Rasenmähen, Gärtnern oder Hausputz. Denken Sie daran: Training = Bewegung – Bewegung = Training.

Sie brauchen weder Gymnastikanzug noch Turnschuhe, um erfolgreich zu trainieren. Mein Programm möchte Sie ermutigen, viele verschiedene Trainingsmethoden auszuprobieren. Vielfalt ist zur Anregung Ihrer Muskeln und Ihres Geistes wichtig. Wenn Sie jeden Tag genau das gleiche Training durchführen, passt sich Ihr Körper an und führt die Übungen schon »im Schlaf« durch. Das ärgerliche Ergebnis: Ihre Muskeln müssen nicht mehr so hart arbeiten, Sie machen nicht mehr so gute Fortschritte. Möglicherweise verbrennen Sie von Workout zu Workout weniger Kalorien.

Im Lauf der Jahre habe ich Tausende von Briefen erhalten, in denen mir Menschen erzählten, dass sie an drei Tagen in der Woche trainieren, aber kein Gramm abnehmen. Wenn ich nachfrage, welches Training sie durchführen, antworten die meisten: »Spazierengehen«. Spazierengehen ist ein ausgezeichnetes Training, doch wenn Sie jeden Tag die gleiche Strecke im gleichen Tempo laufen, wird Ihr Körper nach acht bis zwölf Wochen festgefahren sein. Jeder, der abnehmen oder festere Schenkel, Arme oder einen strafferen Bauch bekommen möchte, muss einige Veränderungen vornehmen und von der alltäglichen Routine wegkommen, um Ergebnisse zu sehen.

Das bringt mich zum Intervalltraining, einem der besten Trainings, um Fett zu verbrennen. Beim Intervalltraining wechseln Sie zwischen Abschnitten von hoher Intensität und Abschnitten von geringer Intensität. Sie können zum Beispiel drei Minuten im Spazierschritt gehen, gefolgt von drei Minuten Joggen, und diesen Wechsel Ihr ganzes Workout lang durchhalten. Viele Trainingsarten lassen sich mit Intervallen durchführen; es funktioniert auf dem Standfahrrad, mit dem Stepper oder einer Rudermaschine. Da Sie Ihre Herzfrequenz wirklich beschleunigen, verbrennt ein Intervalltraining mehr Kalorien als ein gleichmäßiges Training von mittlerer Intensität – und Ihr Stoffwechsel läuft noch bis zu vier Stunden nach dem Ende des Trainings auf vollen Touren. Mehr zu diesem Thema finden Sie in der Einleitung zu meinem Spazieren-/Joggen-Intervalltraining auf den Seiten 205 und 207.

Achtung: Intervalltraining ist nicht für jeden geeignet. Zumindest nicht vom Start weg. Wenn Sie nie zuvor trainiert haben oder seit Ihrem letzten Training einige Zeit vergangen ist, müssen Sie sich schrittweise aufbauen. In den ersten vier Wochen sollten Sie bei Aktivitäten mit geringer oder mäßiger Intensität bleiben, wie Walking, Jogging oder gemäßigtes Radfahren. Versuchen Sie nicht, zu früh zu viel zu tun. Sie werden nur entmutigt und bekommen Muskelkater. Es ist wichtiger, ausdauernd zu trainieren, als sich einmal in der Woche bis zur Erschöpfung anzustrengen!

Die Macht der 10

Es gibt viele Tage, an denen mir die Zeit zu knapp wird, und ich einfach kein ganzes Workout unterbringe. Was mache ich dann? Ich tue, was ich kann – und wenn es nur zehn Minuten sind. Es fällt schwer zu glauben, dass zehn Minuten irgendetwas bewirken können, aber es ist so. Nach Untersuchungen des Cooper Institute for Aerobics Research ist Ihr 30-Minuten-Workout fast genauso gesund, wenn Sie es in drei Zehn-Minuten-Stückchen über den Tag verteilen. Eine andere Untersuchung der Universität von Pittsburgh hat gezeigt, dass Menschen, die in Zehn-Minuten-Häppchen trainieren, insgesamt oft mehr tun als jene, die unbedingt 30 Minuten erreichen wollen. Ihr Ziel sollte immer ein 30-Minuten-Training für das Herz-Kreislaufsystem sein, doch ein 10-Minuten-Workout lohnt sicher den Versuch!

Denken Sie daran: Wenn Ihnen etwas nicht gefällt, tun Sie es nicht! Finden Sie also eine Sportart oder Sportarten, die am besten zu Ihrer Lebensweise und Ihrem Zeitplan passt beziehungsweise passen. Experimentieren Sie mit verschiedenen Workouts, bis Sie eines finden, das Ihnen wirklich gefällt – oder mit dem Sie wenigstens leben können. Vielfalt hilft, dass so viele Kalorien verbrannt werden wie möglich, aber es ist immer besser *irgendetwas* zu tun als gar nichts. Was Sie tun, ist nie so wichtig wie die Tatsache, dass Sie etwas tun.

Zweiter Schritt: Bauen Sie Ihre Muskeln auf!

Jeder Mensch sucht nach dem Zaubertrick zum Abnehmen, ob er nun in Form einer Pille, einer neuen Modediät oder eines teures Stück Plastiks, in das man sich beim Schlafen einwickelt, daherkommt. Ich werde immer gefragt, ob diese Dinge funktionieren. Meine Antwort: Machen Sie sich nichts vor! Der einzige Zaubertrick zum Abnehmen, den ich kenne, ist Krafttraining – Training mit Gewichten, um Ihre Muskeln aufzubauen und zu kräftigen.

Ein regelmäßiges und ausdauerndes Trainingsprogramm erhält und baut Muskelgewebe auf. Selbst in Ruhe verbrennen Muskeln doppelt so viel Kalorien wie Fett.

Muskeln bewirken Wunder bei Ihrem Stoffwechsel. Für jedes Pfund Muskeln, das Sie zulegen, verbrennen Sie 35 bis 50 Kalorien zusätzlich pro Tag. Der Grund? Muskeln verbrauchen mehr Energie als Fett. Deshalb verbrennt Ihr Körper umso mehr Fett, je mehr Muskeln Sie aufbauen. Bei einer Studie der Universität von Rhode Island verloren Frauen, die zweimal pro Woche Gewichte hoben, 2,5 Prozent Körperfett, während ihre Gegenstücke, die kein Krafttraining betrieben, kein Gramm verloren.

Bei meinem Programm wird an zwei Tagen pro Woche am Muskelaufbau gearbeitet. Ein Workout besteht aus den traditionellen Übungen des Trainings mit Gewichten. Dafür brauchen Sie ein Paar Hanteln. Beim anderen stehen sanftere durch Yoga und die Pilates-Methode inspirierte Übungen auf dem Programm, die ebenfalls kräftigere, biegsamere Muskeln aufbauen. Diese Bewegungen nützen Ihr eigenes Körpergewicht als Widerstand, deshalb brauchen Sie keine Geräte.

Denken Sie daran, dass der Aufbau von Muskeln nicht bedeutet, dass Sie mal aussehen werden wie Arnold Schwarzenegger. Es bedeutet, mehr Kalorien zu verbrennen und Ihrem Körper eine ganz neue Form zu geben. Ihre Arme und Beine werden sich fester anfühlen und die Haut straffer sein. Ihre Taille wird schmäler, und Ihr Bauch schrumpft. Ihre Kleider passen besser. Sie werden jünger aussehen und sich kräftiger fühlen!

Selbst wenn Sie nie zuvor trainiert oder noch nie mit Gewichten gearbeitet haben, können Sie mein Gewichtstraining zweimal pro Woche durchführen. Sie müssen dafür nicht Mitglied in einem Fitnessclub sein oder irgendwelche tollen Geräte besitzen. Sie können sogar, wenn Sie die grundlegenden Geräte, die nachstehend aufgeführt sind, nicht haben, irgendwelche Dinge verwenden, die Sie wahrscheinlich im Haus finden.

- Hanteln mit drei, fünf und acht Pfund (für die Drei-Pfund-Hanteln können Sie volle Suppendosen oder Wasserflaschen nehmen)
- Knöchelgewichte von ein oder zwei Pfund (nach Belieben) kann man durch einen stabilen Stuhl ersetzen
- ein Springseil
- eine Übungsmatte (nach Belieben)

Vergessen Sie nicht: Muskelaufbau ist ein Muss, wenn Sie abnehmen wollen. Wenn also das Krafttraining auch nicht gerade Ihr

Lieblingsteil in meinem Programm ist, müssen Sie es durchhalten, wenn Sie die bewussten zehn Pfund abnehmen und so gut wie möglich aussehen wollen. Das Ergebnis wird Ihnen gefallen, wenn Sie sich im Spiegel betrachten.

Dritter Schritt: Werden Sie gelenkig!

Dehnübungen sind eine wunderbare Art, den Tag anzufangen – damit begrüße ich jeden Morgen. Sobald ich aus dem Bett steige, bevor ich mir ein Glas Saft nehme oder den Fernseher einschalte, mache ich fünf Minuten lang meine Übungen für Körper und Geist. So werde ich wach, komme in die richtige Stimmung und werde meine morgendliche schlechte Laune los. Es ist eines der größten Geschenke, die ich mir selbst mache.

> Dehnübungen helfen Ihnen, besser zu spüren, wie Sie sich fühlen, innerlich und äußerlich. Dehnen Sie die Wehwehchen und den Stress weg!

Die Dehnübungen, die ich morgens durchführe, haben keine Ähnlichkeiten mit denen, an die Sie sich aus Ihrer Schulzeit erinnern. Sie basieren auf ganzheitlichen Methoden wie Yoga, Tai Chi und Qi Gong. Sie sollen dazu dienen, lange, bewegliche Muskeln zu schaffen, den Kreislauf anzuregen und dem Geist den Frieden zu geben, der für ein gesundes, ausgeglichenes Leben nötig ist.

Diesen Teil des Programms würden Sie wahrscheinlich am liebsten weglassen. Sie verbrennen dabei nicht viele Kalorien, also was soll's? Falsch! Die Beweglichkeit zu trainieren ist wichtig, wenn Sie älter werden. Wenn Sie Dehnübungen machen, wird Blut, das lebenswichtige Nährstoffe zu Muskeln und Sehnen bringt, durch den Körper gepumpt. Diese Nährstoffe halten den Körper gesund. Neue Untersuchungen, die der Kraftexperte Wayne Westcott durchgeführt hat, zeigen, dass Dehnübungen auch beim Muskelaufbau helfen – und das führt zu einem schnelleren Stoffwechsel. Und dann ist da noch der geistige Aspekt. Während eine Bewegung fließend in die nächste übergeht – und Sie Ihr Bewusstsein durch tiefes Atmen nach innen konzentrieren –, zapfen Sie Ihren inneren Vorrat an positiver Energie an und vertreiben negative Vorstellungen.

Sie können meine Geist-Körper-Übungen morgens als Erstes durchführen, vor oder nach Ihrem Workout oder am Abend, um den angestauten Stress des Arbeitstages wieder loszuwerden. Wenn ich unterwegs bin, mache ich sie gern nach einem anstrengenden Fototermin oder einem öffentlichen Auftritt – bevor ich mich in ein Geschäftsessen stürze. Zu Hause mache ich sie manchmal, nachdem ich die Kinder zu Bett gebracht habe, um einen guten Übergang von der Hektik des Tages zur Schlafenszeit zu bekommen. Und das Beste daran ist: Sie können diese Übungen überall durchführen.

Sie sollten diese Übungen mindestens dreimal pro Woche in Ihr Programm einbauen. Das Ganze dauert nur fünf Minuten, und Sie werden fast augenblicklich einen Unterschied spüren. Wenn Blut und Sauerstoff durch Ihren Körper gepumpt werden, fühlen Sie sich voller Energie und lebendig. Beine, Rücken, Hals und Schultern werden sich lockern, Schmerzen und Steifheit lassen nach. Sie verlängern Ihre Muskeln, dadurch sehen Sie größer und schmäler aus, vor allem Ihre Schenkel scheinen sich zu strecken. Sie fühlen sich ruhig und gesammelt, nicht verspannt und gehetzt. Wenn Sie über irgendetwas in Ihrem Leben beunruhigt sind, bilden diese sanften Übungen ein fantastisches Heilmittel.

Am Ende des Workouts für jeden Tag habe ich auch einige Dehnübungen zum Abkühlen hinzugefügt. Wenn Sie sich dehnen, werden in Ihren Muskeln Gifte frei, die sich während Ihres Workouts angesammelt haben, und nährstoffreiches Blut wird zu Ihren Gelenken transportiert. Mit einigen Dehnübungen nach dem Workout bleiben Ihre Muskeln auch weich, Sie bekommen keinen Muskelkater und minimieren die Verletzungsgefahr. Wenn das keine nützlich verwendete Zeit ist!

Vierter Schritt: Hampeln Sie herum!

Wie die meisten von Ihnen esse ich gern. Aber wenn ich das essen würde, was ich gern möchte, müsste ich mich unentwegt bewegen, um die Kalorien wieder zu verbrennen. Ich bin kein Trainingsfanatiker – bei einem Vollzeitjob und zwei Kindern kann ich das gar nicht sein. Wie ich bereits gesagt habe, habe ich nur 30 Minuten »offizielles« Training pro Tag. Mein Geheimnis: Jede Minute zählt, und ich verteile Mini-Workouts (ich sage dazu Herumhampeln) über den Tag.

> Kleine schnelle Übungen können mehr Einfluss auf Ihr Gewicht, Ihre Energie und sogar Ihre Denkfähigkeit haben, als Sie glauben!

Lachen Sie nicht. Hampeln hilft – und es gibt Studien, die das beweisen. In einer Studie an der Mayo Clinic in Rochester, Minnesota, gab man einer Gruppe von Freiwilligen im Alter zwischen 20 und 35 acht Wochen lang täglich 1000 zusätzliche Kalorien. Am Ende der Studie hatten manche Teilnehmer fast 15 Pfund zugenommen, andere dagegen kaum zwei. Den Unterschied machte nach Aussage der Forscher das Herumhampeln. Die Leute, die weniger zunahmen, waren ruhelos – sie standen ständig auf und dehnten sich, schoben ihre Stühle durch die Gegend und zappelten mit den Beinen. Selbst kleine Bewegungen verbrennen Kalorien, die sonst als Fett gespeichert werden würden.

Es gibt natürlich noch andere Vorteile: Wenn Sie aufstehen und sich bewegen, verbessern Sie Ihren Kreislauf, vor allem im Unterkörper und den Beinen, wo das Blut sich leicht staut. Ihren Kreislauf anzuregen kann Ihnen sofort einen Energieschub geben. Auch die Trägheit wird bekämpft, und Sie werden wacher, ganz gleich, ob Sie am Schreibtisch oder im Flugzeug wie angenagelt sitzen.

Ich lasse keine Gelegenheit aus, um mich zu bewegen, selbst wenn ich Fernsehen schaue oder im Berufsverkehr stecke. Während der Werbung mache ich leichte Übungen für die Muskeln. Wenn ich im Stau stehe, halte ich mich am Lenkrad fest und mache Übungen für die Bauchmuskeln. Wenn ich telefoniere, laufe ich dabei hin und her. Während ich die Zähne putze oder die Haare föne, mache ich Kniebeugen oder stehe auf einem Bein. Sie verstehen, was ich meine – Sie brauchen nicht viel Zeit, um Kalorien zu verbrennen.

Ich bin eigentlich kein Zappelphilipp, ich musste es mir angewöhnen, mich zu bewegen. Und genau das werden Sie in den nächsten vier Wochen tun. Bewegen Sie sich möglichst einmal jede Stunde. Sicher werden Ihre Kollegen Sie merkwürdig ansehen, wenn Sie am Kopierer ein paar Übungen machen. Aber wen kümmert's? Sie tun sich etwas Gutes!

Wenn Sie dran bleiben, werden Sie sich bald daran gewöhnt haben – an die Hampelei. Sie verbrennen hunderte zusätzlicher Kalorien, ohne es auch nur zu merken. Sie müssen nur umherspazieren, hin- und herlaufen, mit den Zehen klopfen, das Gesäß zusammenpressen, Ihren Rücken dehnen oder Ihren Bauch einziehen. Schon, wenn Sie nur von Ihrem Stuhl aufstehen, werden Sie mehr Kalorien verbrennen. Fangen Sie gleich an: Stehen Sie auf, und strecken Sie beide Arme über den Kopf. Dann marschieren Sie fünf Minuten auf der Stelle, langen nach oben und dehnen sich noch einmal zum Himmel. Das war's. Ein herrlich einfacher Weg, um täglich 500 Extrakalorien zu verbrennen. Finden Sie nicht auch?

Richtig essen

Erinnern Sie sich an all die verrückten Diäten, die Sie in der Vergangenheit ausprobiert haben? Nur Reis, nur Saft, nur Proteine, nur Bohnensprossen. Sicher, Sie haben einige Pfund abgenommen, aber sieht man heute noch etwas davon? Sie sind alle wieder da. Wie bereits gesagt, ist bei Crashdiäten der Misserfolg vorprogrammiert, weil sie Ihren Körper zum Fettspeichern anregen. Sie bringen nichts, fallen Sie nicht darauf herein.

Der Ernährungsplan, den ich Ihnen hier präsentiere, ist keine Diät. Er hilft Ihnen, Ihre Ernährung zu ändern, um für den Rest Ihres Lebens schlank und gesund zu bleiben. Sie werden nicht nur erfahren, was Sie essen sollen, sondern auch wann und wie Sie essen sollen – das ist genauso wichtig. Sie dürfen aber nicht nach vier Wochen wieder zu Ihren alten schlechten Gewohnheiten zurückkehren. Doch ich bin sicher, wenn Sie die herrlichen Rezepte ausprobiert und die großartigen Ergebnisse gesehen haben, werden Sie immer so essen wollen.

Der Ernährungsplan ist einfach, realistisch und nicht unvernünftig streng. Mit Unterstützung der Ernährungswissenschaftlerin Leslie Bonci habe ich schnelle, einfache Rezepte für 28 Tage zusammengestellt. Zu Beginn jeder Woche präsentieren wir Ihnen Einkaufslisten, damit Sie alles beisammen haben. Und zu den Menüplänen gehören auch Naschereien (ja, sogar Schokoriegel und Plätzchen). Gelegentlich Ihren Gelüsten nachzugeben ist die einzige Möglichkeit, um dem Programm treu zu bleiben – und nicht wieder die Pfündchen zu sammeln.

Ballaststoffe sind die Grundlage meines Fett verbrennenden Menüplans. Obst, Gemüse, Vollkornprodukte und Hülsenfrüchte verringern Ihr Risiko für Krebs oder Herz-Kreislauferkrankungen. Mit Ballaststoffen fühlen Sie sich schnell satt, deshalb sind sie so gut, wenn man schlank werden will. Eine Studie, die vom Ernährungszentrum des amerikanischen Landwirtschaftsministeriums in Beltsville, Maryland, durchgeführt wurde, hat gezeigt, dass dank der Ballaststoffe die Nahrung schneller den Verdauungsapparat passiert, und der Körper so daran gehindert wird, mehr Kalorien aufzunehmen. Für jedes Gramm Ballaststoffe, das Sie aufnehmen, können Sie neun Kalorien von Ihrer gesamten Kalorienmenge abziehen. Wenn Sie Ihre tägliche Ballaststoffmenge von 13 (täglicher Durchschnitt bei den meisten Menschen) auf 26 Gramm erhöhen, können Sie etwa 90 Kalorien abziehen. Sie können noch mehr Ballaststoffe aufnehmen, wenn Sie ballaststoffarme Snacks durch ballaststoffreiche (siehe Seite 340 bis 345) ersetzen.

An jedem Tag dieses Ernährungsplans werden sie etwa 1500 Kalorien zu sich nehmen, und zwar verteilt wie folgt:

Frühstück –	300 Kalorien
Snack am Vormittag –	100 Kalorien
Mittagessen –	400 Kalorien
Snack am Nachmittag –	200 Kalorien
Abendessen –	500 Kalorien

Sie sehen, zu jedem täglichen Menü gehören drei Mahlzeiten und zwei Snacks. Kleinere, häufigere Mahlzeiten sind ausgezeichnet, um Ihren Stoffwechsel in Topform zu halten. Ihr Körper verarbeitet die Nahrung so sorgfältiger, und es besteht weniger Gefahr, dass sie als Fett gespeichert wird. So bleibt auch der Blutzuckerspiegel etwa auf dem gleichen Niveau, und Sie vermeiden dadurch Stimmungsumschwünge und Heißhungeranfälle. Außerdem sind Sie weniger versucht, ein Workout auszulassen, wenn Ihre Energie nicht absackt.

Bei diesem Ernährungsplan geht es um gute Ernährung, nicht darum, Hunger zu leiden. Ihr Körper verbrennt die Kalorien besser, wenn er ausgewogen ernährt wird, deshalb enthält jede Mahlzeit eine gesunde Mischung aus Proteinen (etwa 25 Prozent der Gesamtkalorien), Kohlenhydraten (etwa 50 Prozent der Gesamtkalorien) und Fetten (etwa 25 Prozent der Gesamtkalorien). Männer und stillende Frauen sollten etwa 500 zusätzliche Kalorien pro Tag zu sich nehmen. Nehmen Sie etwas größere Portionen oder gönnen Sie sich einige zusätzliche Snacks aus der Liste auf Seite 345.

Für alle anderen lautet das Schlüsselwort Mäßigung. Achten Sie auf die Größe Ihrer Mahlzeit. Die Portionen bei uns werden immer größer. »Groß« ist nicht länger groß genug – vor allem Fastfood-Restaurants werben mit Super- und Riesenportionen, bei allem – von Pommes frites bis zu Eiscreme. Ein grundlegender Gedanke des Ernährungsplanes ist die Rückkehr zu vernünftigen Portionen. Verwenden Sie folgende Tabelle als Richtlinie:

1 Portion Fleisch, Geflügel oder Fisch = etwa 80 Gramm – Größe eines Kartenspiels oder einer Computermaus
1 Portion Gemüse = etwa 200 Gramm
1 Portion stärkehaltiger Nahrungsmittel und Getreide, zum Beispiel Cerealien, Kartoffeln, gekochter Reis = etwa 180 Gramm – nicht größer als ein Tennisball
1 Portion Fett, zum Beispiel Butter, Olivenöl, Mayonnaise = etwa 1 Esslöffel beziehungsweise die Größe Ihres Daumens
1 Portion Brot = eine Scheibe von der Größe einer CD-Hülle

Ich weiß natürlich, dass Sie auch in den nächsten vier Wochen in Restaurants essen und sich irgendwo unterwegs schnell etwas kaufen werden. Doch Sie müssen nicht gleich alles verderben, nur weil Sie Ihre Mahlzeit nicht selbst zubereiten. Achten Sie nur auf die Portionsgröße, und wählen Sie gesunde, fettarme Nahrungsmittel, wie sie im Ernährungsplan verwendet werden. Nehmen Sie gegrilltes Fleisch und Gemüse, vermeiden Sie dicke Saucen, und bestellen Sie das Salatdressing getrennt. Versuchen Sie bei jeder Mahlzeit das Verhältnis von Kohlenhydraten, Proteinen und Fett einzuhalten. Wenn Sie eine riesige Portion serviert bekommen, schieben Sie die Hälfte gleich zur Seite.

Hungrig? Versuchen Sie es mit diesen natürlichen Appetitzüglern

Machen Sie einen Spaziergang: Es ist bewiesen, dass ein Spaziergang vor dem Essen Ihren Appetit zügeln kann. Und noch besser, Ihr Stoffwechsel wird angeregt. Also setzen Sie sich in Bewegung!

Essen Sie Zitrusfrüchte: Diese Früchte enthalten Pektin, das ist ein Stoff, der hilft, Ihren Appetit zu verringern. Versuchen Sie also, die Hungeranfälle am späten Vormittag oder kurz vor dem Essen mit einer Grapefruit, einer Orange oder Mandarine zu besänftigen.

Trinken Sie ausreichend: Wasser füllt den Magen, trinken Sie deshalb ein großes Glas, oder auch zwei, zehn Minuten vor dem Essen.

Putzen Sie sich Ihre Zähne: Wenn Sie sich nach einer Nachspeise sehnen, kann Zahnpaste mit Minze Ihre süßen Gelüste befriedigen, und Ihr Mund wird sich so sauber anfühlen, dass Sie gar nichts knabbern wollen.

Da niemand perfekt ist, und auch keine zwei Tage einander gleichen, sollten Sie sich auf die gesamte Kalorienkontrolle konzentrieren. Es gibt Tage, an denen Ihnen ein Ausrutscher passiert. Vielleicht werden Sie auf der Geburtstagsparty eines Kollegen das Opfer eines Tortenstücks, oder Sie essen eben doch von der herrlichen Käselasagne Ihrer Mutter. Lassen Sie sich dadurch nicht entmutigen. Nur nicht aufgeben! Gleichen Sie den Fehler einfach durch etwas längeres Training oder weniger Kalorien am nächsten Tag aus. Solange die Bilanz am Ende der Woche stimmt, sind Sie noch in großartiger Form. Wir müssen bei all unseren Tätigkeiten flexibel sein – auch bei unserer Art zu essen!

Ich habe zwar keine alkoholischen Getränke in meinen Menüplan aufgenommen, aber Sie können sich ein- oder zweimal pro Woche ein Glas Wein gönnen. Ein Viertel (0,25 Liter) trockener Rotwein hat etwa 150 Kalorien – und Sie brauchen nur einen Spaziergang von 10 Minuten, um sie wieder zu verbrennen. Aber Sie sollten sich mäßigen: Studien weisen darauf hin, dass durch Alkohol unser Körper vermutlich Fett langsamer verbrennt. Außerdem essen wir zu Wein gern sehr fette Knabbereien wie Erdnüsse oder Chips. Vorsicht ist also geboten.

Wenn Sie sich ausgewogen ernähren – wie Sie es in den nächsten vier Wochen tun –, nehmen Sie die meisten Nährstoffe in ausreichendem Maß zu sich. Doch ein Multivitaminpräparat ist als zusätzliche Versicherung immer empfehlenswert. Da die meisten Multivitamintabletten nicht den hundertprozentigen Tagesbedarf an Kalzium, Magnesium oder Folsäure enthalten, empfehlen viele Experten noch den einen oder anderen dieser Nährstoffe als Nahrungsergänzung einzunehmen.

Vielleicht denken Sie jetzt: »Toll! Vier Wochen langweiliges, geschmackloses fettarmes Essen.« Doch da täuschen Sie sich gewaltig. Sie werden in den nächsten 28 Tagen entdecken, dass gesundes Essen aufregend, verlockend und bereichernd sein kann – wenn Sie wissen, wie Sie es machen müssen. Hier sind vier grundsätzliche Tipps, die jede Mahlzeit zu einem Fest für die Sinne machen:

1 **Farbe macht Appetit:** Vielfalt ist die Würze des Lebens, und sie ist auch der Schlüssel zu gesunder Ernährung! Denken Sie also an den Farbkreis, wenn Sie Ihren Einkaufswagen füllen. Dekorieren Sie Ihren Teller mit »Farbklecksen«. Versuchen Sie es mit gerösteten Süßkartoffeln, einem Schwertfischsteak und einem Spinatsalat mit Kirschtomaten anstatt mit Reis, Hühnchen und Blumenkohl. Mischen Sie Erbsen, gelbe Paprika und Bohnensprossen in einer Pfanne. Krönen Sie Joghurt mit Heidelbeeren, Banane und Kiwi. Denken Sie wie Picasso!

2 **Würzen Sie Ihr Leben:** Fett hilft, das Aroma in Nahrungsmitteln deutlich zu machen, das heißt, wenn Sie fettarm kochen, müssen Sie das Fett durch viele Gewürze ersetzen. Jetzt sollten Sie wirklich Freundschaft mit Ihrem Gewürzregal schließen. Geben Sie auf einen Bratapfel Zimt, Muskat, Piment oder Vanille. Verführen Sie Ihre Geschmacksknospen mit thailändischen und indischen Gewürzen wie Curry und Kreuzkümmel. Verwenden Sie frische Kräuter wie Rosmarin und Basilikum, um Ihre Pastasauce aufzupeppen. Sie können sich auf dem Fensterbrett einen Kräutergarten anlegen.
3 **Mampfen und Knuspern:** Wenn Sie ein eher langweiliges Gericht interessanter gestalten wollen, muss es kernig, knusprig, knackig und cremig sein. Um das Essen wirklich zu genießen, müssen Sie auch erfahren, wie es sich im Mund anfühlt. Geben Sie ein paar Nüsse unter grünen Salat, oder streuen Sie Nüsse über Ihren Joghurt. Reichen Sie knackigen Sellerie und Möhren zu einem glatten Hummus-Dip. Die Struktur gibt der Nahrung eine neue Dimension, seien Sie also erfinderisch.
4 **»Aromatherapie«:** Ist Ihnen schon einmal aufgefallen, wie Ihnen schon beim Geruch von frischem Brot das Wasser im Mund zusammenläuft? Ein Gericht, das köstlich duftet, ist ein viel größerer Genuss als ein geruchloses oder »komisch« riechendes. Hier finden Sie ein paar himmlische Gerüche, die Sie »welch ein Genuss« denken lassen anstatt »langweilig« oder »fade«:

frischer Rosmarin und andere Kräuter
Knoblauch in Olivenöl
frisch aufgeschnittene Grapefruit
Himbeerblättertee
Zitronenschale
ein Zweiglein frische Minze

Schlaue Tipps zum Essen

Es dauert etwa 15 bis 20 Minuten, nachdem Sie zu essen begonnen haben, bevor Ihr Körper weiß, dass es jetzt reicht. Wenn Sie schnell essen, verschlingen Sie möglicherweise hunderte von Extrakalorien, bevor Ihr Gehirn das Signal »Schluss!« von Ihrem Magen bekommt. Hier ein paar Tipps, damit Sie langsamer essen und jeden Bissen genießen.

- Legen Sie zwischen den Bissen die Gabel ab, und kauen Sie langsam.
- Nehmen Sie Ihre Mahlzeiten mit Freunden, der Familie oder Kollegen ein, und nehmen Sie sich Zeit zwischen den einzelnen Bissen.
- Studien zeigen, dass Menschen leichter langsam essen, wenn sie dabei entspannende Musik hören. Legen Sie klassische Musik auf (mein Favorit ist Bach), und nähren Sie Ihren Geist zur gleichen Zeit wie Ihren Körper.
- Essen Sie bewusst, nicht nebenbei. Sie sollten sich darauf freuen und nicht die Mahlzeit schnell im Stehen neben der Spüle oder unterwegs verzehren. Lassen Sie sich nicht vom Fernseher, Telefon oder einer E-Mail stören. Wenn Sie aus einer Tüte oder einer Styroporschachtel essen, betrügen Sie sich um einen Genuss. Nehmen Sie das Gericht aus der Tüte oder dem Behälter, geben Sie es auf einen Teller oder in eine Schüssel, setzen Sie sich hin, nehmen Sie bei jedem kleinsten Häppchen die Farben, die Düfte und den Geschmack wahr.

Goldene Regeln

Beth nahm die letzten zehn Pfund in 28 Tagen ab – ihre Taille wurde um zehn Zentimeter schmäler!

Essen Sie das nicht. Essen Sie jenes nicht. Jeder populäre Plan zum Abnehmen scheint mit Verboten gespickt zu sein. Mein Plan gehört nicht dazu. Der wichtigste Hinweis in meinem Programm lautet: Tun Sie das!

Die Top 10 unter den Nahrungsmitteln

Viele Menschen glauben, dass sie ihr gesamtes Nährstoffbedürfnis mit Nahrungsergänzungsstoffen abdecken könnten. Sie sollten die Macht von Mutter Natur nicht unterschätzen! Gesunde Nahrung liefert uns zahllose Vorteile, die eine Pille nicht bringt. Nachfolgend finden Sie zehn Stars unter den Lebensmitteln – dazu einige interessante Ideen, um sie in Ihre Mahlzeiten einzubauen.

Supernahrungsmittel: ***Soja***

Spezielle Vorzüge: Studien lassen vermuten, dass Soja das Risiko für Brustkrebs, Osteoporose und Herzkrankheiten verringern kann, außerdem verringern sich während der Wechseljahre die Hitzewallungen.

So mogeln Sie Soja unter Ihr Essen: Rühren Sie Tofu in ein pfannengerührtes Gericht, krümeln Sie Sojaeiweiß in eine Pastasauce, nehmen Sie leckere geröstete oder gekochte Sojabohnen als Snack, geben Sie Sojamilch in Ihren Kaffee.

Supernahrungsmittel: ***Thunfisch***

Spezielle Vorzüge: Die Omega-3-Fettsäuren in Thunfisch, Lachs und anderen »öligen« Fischen helfen, das LDL-Cholesterin (das »schlechte«) zu senken und lindern Krämpfe während der Menstruation.

So mogeln Sie Thunfisch unter Ihr Essen: Mischen Sie Thunfisch aus der Dose in eine Schüssel Pasta, geben Sie ihn an einen Salat, stecken Sie Würfel von Thunfischsteak und Gemüse auf Spieße und grillen Sie diese.

Supernahrungsmittel: ***entrahmte Milch***

Spezielle Vorzüge: Fettarme Milchprodukte (entrahmte Milch, fettarmer Joghurt und fettarmer Käse) sind reich an Kalzium, das wichtig ist für die Kraft Ihrer Knochen, Zähne und Muskeln. Sie enthalten auch Kalium, das bei der Regulierung des Blutdrucks hilft.

So mogeln Sie Milch unter Ihr Essen: Trinken Sie einen Milchkaffee mit entrahmter Milch anstatt schwarzem Kaffee, geben Sie Milch statt Fruchtsaft an einen Brei.

Supernahrungsmittel: ***Möhren***
Spezielle Vorzüge: Bugs Bunny ist kein Dummerchen – das Betakarotin der Möhren ist ausgezeichnet für Ihre Augen, hilft, Ihre Arterien freizuhalten und kann Tumoren am Wachsen hindern.
So mogeln Sie Möhren unter Ihr Essen: Nehmen Sie Möhrensticks als Snack, geben Sie gestiftelte Möhren in Dosensuppen oder auf Sandwiches.

Supernahrungsmittel: ***Heidelbeeren***
Spezielle Vorzüge: Tiefrote oder -blaue Nahrungsmittel (Heidelbeeren, Kirschen, Erdbeeren, Rotkohl, Rote Bete, Himbeeren, Cranberries und rote Weintrauben) enthalten verschiedene Pflanzenstoffe, die man mit gesenktem Krebs- und Herzinfarktrisiko in Verbindung bringt.
So mogeln Sie Heidelbeeren unter Ihr Essen: Geben Sie die Beeren in einen Brei, streuen Sie die Früchte über Cerealien oder Waffeln, mischen Sie die Beeren unter einen Salat, den Sie mit Himbeeressig anmachen.

Supernahrungsmittel: ***Avocados***
Spezielle Vorzüge: Ja, sie enthalten sehr viel Fett, aber es ist die gute einfach gesättigte Art (das heißt, eine Art, die nicht Ihre Arterien blockiert). Neuere Untersuchungen zeigen tatsächlich, dass Avocados Ihr Herz schützen können, weil sie den LDL-Spiegel senken. Einfach gesättigte Fettsäuren machen auch Ihre Haut weicher und Ihr Haar glänzender.
So mogeln Sie Avocados unter Ihr Essen: Legen Sie Scheiben auf ein Gemüsesandwich, rühren Sie Würfel in eine Hühnersuppe mit Reis, tauchen Sie Tortillachips in Guacamole.

Supernahrungsmittel: *Spinat*
Spezielle Vorzüge: Spinat und andere dunkelgrüne Blattgemüse sind reich an Knochen festigendem Kalzium, an Folsäure, die vor Herzkrankheiten und Geburtsschäden schützen kann, sowie an Vitamin K, das zur richtigen Blutgerinnung notwendig ist.
So mogeln Sie Spinat unter Ihr Essen: Legen Sie Spinatblätter statt Kopfsalat auf Sandwiches, rühren Sie ein paar Blätter in heiße

Suppen ein, dünsten Sie ihn mit Zwiebeln, und servieren Sie diese Mischung zu einer Ofenkartoffel.

Supernahrungsmittel: ***Kiwi***
Spezielle Vorzüge: Eine Kiwi enthält mehr Vitamin C als eine Orange, sie ist auch eine gute Quelle für Kalium, das zum richtigen Funktionieren Ihrer Muskeln beiträgt.
So mogeln Sie Kiwi unter Ihr Essen: Halbieren und herauslöffeln, Scheiben in eine Schüssel mit Cerealien geben, verschönern Sie einen Salat aus Zitrusfrüchten damit.

Supernahrungsmittel: ***Knoblauch***
Spezielle Vorzüge: Täglich eine halbe Zehe kann helfen, gegen Krebs zu schützen, einige Studien weisen auch darauf hin, dass Knoblauch den Cholesterinspiegel senken kann.
So mogeln Sie Knoblauch unter Ihr Essen: Braten Sie Knoblauch und Grüne Bohnen kurz in Olivenöl, reiben Sie getoastetes Brot mit einer Knoblauchzehe ein, und garnieren Sie es dann mit zerkleinerten Tomaten, Zwiebeln und Knoblauch, machen Sie Löcher in eine Hähnchenbrust, und stecken Sie Knoblauchstücke hinein, um das Fleisch beim Garen zu würzen.

Supernahrungsmittel: ***Brokkoli***
Spezielle Vorzüge: Dieser Kreuzblütler steckt voller krebsbekämpfender Nährstoffe wie Betakarotin, Vitamin C, Stickstoffverbindungen und sekundärer Pflanzenstoffe.
So mogeln Sie Brokkoli in Ihr Essen: Streuen Sie fein zerkleinerte Röschen auf Pasta, Reis, Suppen, Salate oder Eier, dämpfen Sie Brokkoli leicht, und geben Sie ihn zusammen mit Hummus in eine Weizenvollkorn-Pita.

Supernahrungsmittel: *Leinsamen*
Spezielle Vorzüge: Leinsamen enthält Linolensäure und pflanzliche Östrogene, die vielleicht das Krebsrisiko senken. Forschungen halten es auch für möglich, dass er vor Herzkrankheiten schützen kann.
So mogeln Sie Leinsamen in Ihr Essen: Im Mixer oder in der Kaffeemühle mahlen und über Cerealien, Salate und Jogurt streuen.

Zehn Regeln, die Sie von den letzten 10 Pfund befreien

Der einzige Weg, um die letzten zehn Pfund abzunehmen, ist ein aktives Herangehen ans Abnehmen. Und dazu sollten Sie die folgenden zehn einfachen Regeln in Ihren Alltag integrieren. Auch wenn Sie gern sofort loslegen möchten, nehmen Sie sich die zehn Minuten, um diese wichtigen Tipps zu lesen. Vielleicht finden Sie das Geheimnis für Ihren Erfolg auf den nächsten paar Seiten.

1. Führen Sie ein Nahrungsmittel- und Trainingstagebuch

Die Forschung bestätigt, dass Sie eine schlechte Wahl bei den Nahrungsmitteln und nutzlose Kalorien am besten vermeiden, wenn Sie genau aufschreiben, was Sie essen. Zwei Würfel Zucker im Kaffee, ein Löffel voll Erdnussbutter, zwei Pralinen von Ihrer Kollegin – das alles summiert sich. Perfektes Beispiel: Eine meiner Freundinnen ist kaugummisüchtig. Sie liebt das Zeug. Doch als sie die Kalorien pro Streifen aufschrieb und die Anzahl Streifen, die sie pro Tag in den Mund schiebt, war sie erstaunt, wie viele Kalorien zusammenkamen.

Ich habe Ihnen ja schon erklärt, dass mein Ernährungsplan nicht allzu streng ist. Ich möchte Ihnen die kleinen Genüsse nicht wegnehmen oder sagen: »Nahrungsmittel, die dick machen, kommen nicht in Frage.« Aber ich möchte, dass Ihnen bewusst wird, wo die Extrakalorien herkommen. Und dafür ist die beste Methode, genau darauf zu achten, was Sie essen. Sie sind wahrscheinlich erstaunt, wie viele Kalorien Sie zu sich nehmen – und wenn Sie entdecken, welche Nahrungsmittel die eigentlichen Schuldigen sind, ist das der erste Schritt, um sie zu verbannen.

Haben Sie Ihren Stoffwechsel erst einmal in Fahrt gebracht, machen solche kleinen Naschereien wie Kaugummi vielleicht nicht mehr so viel aus. In den nächsten vier Wochen sollten Sie aber schon vorsichtig sein.

Über Ihre Workouts Buch zu führen kann ebenfalls nützlich sein. Wenn Sie in Ihren Notizen blättern und sehen, welche Fortschritte Sie gemacht haben, spüren Sie, dass Sie etwas erreicht haben, und Sie sind motiviert, weiterzumachen. Nehmen Sie sich daher ein paar Minuten Zeit, um nach jedem Workout die Details aufzuschreiben – wie viele Kilometer Sie spaziert sind, wie viele Sit-ups Sie gemacht haben, wie lange Sie Ihre Dehnübungen gemacht haben. Vergessen Sie auch die Kleinigkeiten nicht, wie etwa zu Fuß zum Briefkasten gehen oder vier Treppen hoch klettern. Alles zählt!

2. Schlafen Sie mehr

Wir hören ständig, dass die meisten Menschen nicht genug schlafen. Leider kann das ernste Folgen mit sich bringen. Wenn Sie zu wenig schlafen, bekommen Sie leichter eine Erkältung oder werden schneller Opfer eines Verkehrsunfalls. Auch Ihre Arbeitsleistung kann darunter leiden. Für uns ist im Moment allerdings die Tatsache wichtiger, dass ein müder Körper schwerer Muskelgewebe aufbaut und Fett verbrennt. Sie führen die Bewegungen zwar aus, aber durch Ihr träges Tempo wird das Workout weniger wirksam. Wenn Sie an diesem Punkt zu anregenden Mitteln wie Cola oder Schokolade greifen, geben Sie Ihrem unglücklichen Körper mehr Kalorien und noch mehr Schlaflosigkeit.

Schlafexperten sagen, dass für die meisten Menschen acht Stunden ideal sind, und meine Erfahrung bestätigt das. Sie sollten immer versuchen, wenigstens acht Stunden pro Nacht zu schlafen – und in den nächsten vier Wochen ganz besonders. Um meine vollen acht Stunden Schlaf zu bekommen, gehe ich früh zu Bett, etwa um 22 Uhr. Wenn Sie Schwierigkeiten haben, sich auf eine frühere Zeit zum Zubettgehen einzustellen, dimmen Sie eine Stunde vorher die Lichter, und schalten Sie leise Musik an. Am späteren Nachmittag die Sonne zu vermeiden verhindert übermäßige Anregung. Ein wenig warme Milch hilft beim Einschlafen. Und wenn Sie irgendeine Ihrer Lieblingssendungen im Fernsehen nicht mehr sehen können, um zu einer vernünftigen Zeit ins Bett zu kommen, denken Sie daran, dass Sie es für eine gute Sache tun – für sich selbst!

3. Frühstücken Sie

Es erscheint unlogisch, wenn Sie abnehmen wollen, aber es ist ein großer Fehler, zu irgendeiner Tageszeit Mahlzeiten wegzulassen. Sie brauchen am Morgen die Energie aus der Nahrung, um Ihren Körper in Schwung zu bringen. Und ich meine nicht nur Kaffee und eine Scheibe Toast. Machen Sie sich ein ausgewogenes Frühstück, zu dem etwas Proteinhaltiges genauso gehört wie Obst und Ballaststoffe. Das Essen weckt Ihren Stoffwechsel, und Sie fangen sofort an, mehr Kalorien zu verbrennen.

Was ist, wenn Sie beim Aufwachen keinen Hunger haben? Nehmen Sie eine Kleinigkeit zu sich – ein halbes Brötchen, ein Glas Saft, eine Banane –, aber lassen Sie die Mahlzeit nicht ganz ausfallen. Sie können sich selbst das Frühstücken beibringen, indem Sie mit kleinen Snacks beginnen. Wir brauchen etwa sieben bis zehn Tage, bis wir eine neue Gewohnheit angenommen haben. In der dritten Woche sollten Sie sich also schon daran gewöhnt haben und sich vielleicht sogar schon auf Ihre morgendlichen Energielieferanten freuen.

Genauso wichtig ist es, Ihre Kalorien nicht für ein großes Festmahl am Ende des Tages aufzusparen. Denn dadurch rauben Sie nicht nur Ihrem Geist und Ihren Muskeln während des Tages Energie, sondern Sie irritieren auch Ihren Stoffwechsel, der viel wirkungsvoller arbeitet, wenn er eine stete, gleichmäßige Brennstoffzufuhr hat. Sobald Sie die Kalorien zurückhalten, die Ihr Körper zum Überleben braucht, steigt er auf sein Schutzprogramm vor dem Verhungern um – und speichert so viele Kalorien wie möglich, um das Überleben zu sichern, und hält die Extrapfunde ganz fest an ihrem Platz.

4. Zählen Sie bis fünf

Um abzunehmen – und gesund zu bleiben – müssen Sie wenigstens fünf Portionen Obst und Gemüse täglich essen. Beides ist kalorienarm, liefert Energie und kann helfen, Ihr Herzinfarkt- und Krebsrisiko zu senken. Roh sind die meisten Obst- und Gemüsesorten wahre Ballaststoffbomben. Und das hilft Ihnen, wie in Kapitel 2 erläutert, beim Abnehmen, weil die Ballaststoffe die Aufnahme von Fett und Kalorien blockieren. Ein weiteres Plus!

Obwohl viele von uns Obst und Gemüse nicht so gern mögen, wie sie sollten, ist es relativ einfach, fünf Portionen am Tag zu sich zu nehmen. Die Portionsgrößen bei Obst und Gemüse sind wesentlich kleiner als bei anderen Nahrungsmitteln. Für eine volle Portion Obst müssen Sie nur eine halbe Banane oder einen kleinen Apfel essen oder 0,175 Liter Orangensaft trinken. Eine Portion Brokkoli (180 Gramm) entspricht etwa zwei großen Röschen. Ich kann leicht bei einer Mahlzeit dreimal so viel davon essen!

Es gibt viele Möglichkeiten, wie Sie mehr Obst und Gemüse in Ihre Ernährung aufnehmen können. Hier einige meiner Lieblingsstrategien: frische Spinatblätter, geriebene Möhren oder rote Paprika auf ein Sandwich häufen, zerkleinerte Gemüse in ein Omelett rühren, Tiefkühlgemüse zu einer Suppe aus der Dose geben, Mango, Banane oder Beeren (oder alle drei) in das morgendliche Müsli streuen. In den nächsten 28 Tagen haben Sie es leicht, denn mein Menüplan ist voll mit Obst und Gemüse. Um

Ihnen zu zeigen, wie einfach es ist, die erwähnten fünf Portionen pro Tag zu sich zu nehmen, sind Obst und Gemüse fett gedruckt.

5. Trinken Sie mehr Wasser

Wasser vollbringt wirklich wahre Wunder. Alles daran ist gut für Sie. Wasser hilft bei der Regulierung Ihrer Körpertemperatur und dient dem perfekten Funktionieren Ihres Verdauungssystems. Ihr Körper braucht Wasser, um Gifte auszuspülen – giftige Nebenprodukte des Verdauungsprozesses. Wasser zerlegt auch Fett, und Ihre Muskeln brauchen es, um richtig zu arbeiten und Kraft zu bekommen. Es kann auch Ihren Appetit zügeln und macht Ihre Haut weich und dehnbar.

Traditionell heißt es, man solle acht bis zehn Gläser pro Tag trinken, aber Sie brauchen dann nicht aufzuhören – trinken Sie so viel Sie mögen. Idealerweise sollten Sie 0,042 Liter pro Kilogramm Körpergewicht täglich zu sich nehmen. Das heißt eine Frau mit rund 60 Kilogramm Körpergewicht sollte 2,5 Liter Wasser pro Tag trinken. Beim Training brauchen Sie sogar noch mehr, um Ihre Körpertemperatur zu regulieren und Ihre Muskeln funktionsfähig zu erhalten – beim Schwitzen verlieren Sie schließlich Flüssigkeit.

2,5 Liter klingt wahrscheinlich schrecklich viel, aber glauben Sie mir, man kann das schaffen. Wie? Nehmen Sie Wasser überall mit hin. Ich fülle jeden Morgen fünf Flaschen Wasser für den ganzen Tag. Eine Flasche habe ich immer dabei. Die anderen deponiere ich in meinem Auto, meinem Büro und meiner Trainingstasche. Das dauert zwar ein paar Minuten, aber dann habe ich immer Wasser in Reichweite und kann sehen, wie viel ich trinke. Wenn Sie sich erst einmal daran gewöhnt haben, regelmäßig Wasser zu trinken, werden Sie es nicht mehr ohne aushalten.

Wenn Wasser Ihnen zu langweilig ist und Sie unbedingt ein Aroma brauchen, probieren Sie es mit einem der kalorienarmen

Sportgetränke, oder bereiten Sie sich zur Abwechslung einen Liter entkoffeinierten Eistee zu. Ich mag gelegentlich auch ein Glas Mineralwasser mit etwas frischem Limetten-, Zitronen- oder Grapefruitsaft.

6. Essen Sie, auch wenn Sie keinen Hunger haben

Wir alle wissen, wie es ist, wenn man vor Hunger fast umkommt. Vielleicht mussten Sie eilig zu einem Arzttermin und haben das Mittagessen verpasst. Oder Sie sind auf dem Heimweg von der Arbeit im Stau hängen geblieben und erst sehr spät zum Abendessen gekommen. Wie bereits erwähnt, ist das Auslassen einer Mahlzeit – gleichgültig, ob durch einen dummen Zufall oder absichtlich – die beste Möglichkeit, um Ihren Plan zum Abnehmen durcheinander zu bringen. Wenn Sie nach einer »Hungerphase« wieder etwas essen, besteht die Gefahr, dass Sie sich voll stopfen und schnelle Snacks nehmen, die dick machen und wenig Nährstoffe enthalten, etwa Kartoffelchips oder Fastfood. Anschließend fühlen Sie sich voll und unbehaglich. Ihre Couch zieht Sie magisch an. Und Training? Vergessen Sie's.

Ich weiß, es widerspricht allem, was man Ihnen je beigebracht hat. Doch damit Ihr Körper wirksam Kalorien verbrennt – und um zu vermeiden, dass Sie nach einer ausgelassenen Mahlzeit zu viel essen –, sollten Sie Ihrem Körper den ganzen Tag lang kleine Mengen Nahrung zuführen. Sie haben dann nie das Gefühl, wirklich hungrig zu sein, aber das ist gut so. Es bedeutet nämlich, dass Sie Ihren Blutzuckerspiegel auf einem gesunden, gleichmäßigen Niveau halten.

Auf einer Skala von 5 bis 10 (1 kurz vor dem Verhungern, 10 der Zustand nach einem großen Festmahl) sollten Sie immer auf eine 5 abzielen. Achten Sie darauf, nie zu hungrig oder zu satt zu sein. Das bedarf einer gewissen Planung. Nehmen Sie eine Portion gesunder Knabbereien mit zur Arbeit, etwa Möhren, frisches Obst, Käse oder Sojanüsse. Legen Sie sich im Büro einen kleinen Vorrat von Suppendrinks, Graham-Crackers oder Obst in der Dose an. Sorgen Sie dafür, dass Sie für Tage, an denen es sehr eilt, immer etwas zum Frühstücken haben, was Sie auch mitnehmen können: Müsliriegel mit wenig Fett oder Joghurt. Ein fettarmer Müsliriegel oder etwas Ähnliches sollte immer für Notfälle in Ihrer Handtasche sein.

7. Setzen Sie sich vor dem Abendessen in Bewegung

Ich mache am späten Nachmittag oder unmittelbar vor dem Abendessen gern Power Walking oder spiele mit meinen Töchtern. Nach einem langen Arbeitstag machen mich ein rascher Spaziergang am Fluss oder Fangen spielen mit den Kindern wieder munter und bauen Stress ab. Und das ist noch nicht alles: Eine Studie des Cooper Institute for Aerobics Research zeigt, dass körperliche Bewegung vor dem Abendessen – schon ein Spaziergang von 10 Minuten – Ihren Appetit zügelt, sodass Sie dann weniger essen. Darüber hinaus gibt er auch Ihrem Stoffwechsel einen Kick, der dann gut auf die folgende Mahlzeit vorbereitet ist. Wenn Sie das intensivere Training für den Tag schon beendet haben, sollten Sie vor dem Abendessen einen kurzen Spaziergang machen, ein Stückchen Rad fahren, durch Ihr Wohnzimmer tanzen, 10 Minuten Yoga üben oder die Körper-Geist-Übungen durchführen – alles, was ein paar Kalorien verbrennt und den Kreislauf in Schwung bringt!

8. Verhängen Sie eine abendliche Küchensperre

Die Experten sind sich nicht einig, ob Essen am Abend dick macht. Ich glaube das schon, und hier sind meine Gründe dafür. Während des Tages stehen Sie immer wieder auf und bewegen sich – Sie heben im Büro Kartons, Sie rennen, um den Bus noch zu erreichen –, deshalb braucht Ihr Körper ständig Brennstoff. Doch am Abend verlangsamen sich die Körperfunktionen, wenn Sie nach Hause kommen und sich auf das Zubettgehen vorbereiten. Auch Ihr Stoffwechsel verlangsamt sich. Nehmen Sie also vor dem Schlafengehen eine große Mahlzeit zu sich, wird die Nahrung wohl eher gespeichert als zur Energiegewinnung verbrannt. Schalten Sie also um 20 Uhr das Licht in der Küche aus, und sagen Sie sich selbst, dass die Küche bis zum Morgen geschlossen ist. So verhindern Sie Snacks spät am Abend und stellen sicher, dass Sie nicht im Schlaf Pfunde zulegen.

9. Atmen Sie

Ihr Körper braucht Sauerstoff, um zu überleben und zu gedeihen. Ohne ausreichenden Sauerstoff arbeiten Ihre Muskeln nicht richtig, und Sie fühlen sich schlapp und müde – ein echtes Hindernis für Training und Gewichtsabnahme. Beginnen Sie jeden Morgen mit drei tiefen Atemzügen: nicht Ihre normale Alltagsatmung, sondern lange, tiefe Atemzüge, die Ihre Lungen mit Luft voll pumpen. Während des ganzen Tages sollten Sie alle zwei Stunden zwei weitere tiefe Atemzüge machen. Gehen Sie, wenn möglich, nach draußen, damit Sie frische, saubere Luft atmen. Oder öffnen Sie ein Fenster, und halten Sie den Kopf nach draußen. Weiten Sie Ihre Lungen. Atem ist Leben – nehmen Sie sich Ihren Anteil!

10. Lächeln, lachen und den Tag genießen

Eine leichtere, lebendigere Lebensweise ohne die letzten zehn Pfund heißt nicht nur trainieren und Sellerie knabbern. Um bleibende Ergebnisse zu erzielen, müssen Sie sich auf alle Bereiche Ihres Lebens konzentrieren. Sie sollten also, während Sie an Ihrem Körper arbeiten, auch Ihre Einstellungen zu allem Möglichen überprüfen. Denken Sie daran, häufiger zu lächeln – machen Sie es zur ersten Tätigkeit am Morgen. Entspannen Sie sich, und genießen Sie die kleinen Schönheiten des Lebens – einen herrlichen Sonnenuntergang, einen Blumenstrauß, ein gutes Buch, das Gespräch mit einer alten Freundin. Seien Sie stolz auf Ihre täglichen Leistungen, und feiern Sie die gesunden Veränderungen. Versuchen Sie, jeden Tag einmal aus ganzem Herzen zu lachen. Sie wissen ja, Lachen ist die beste Medizin. Viele Experten glauben, dass Sie damit Ihr Immunsystem stützen und Melancholie vertreiben können, außerdem wirkt es Wunder für Ihre Bauchmuskeln. Und versuchen Sie vor allem, all das in Ihrem Leben zu achten, für das Sie dankbar sein sollten. Sie werden erstaunt sein, wie viel schöner die Welt ist und wie viel leichter Sie Ihr Idealgewicht erreichen, wenn Sie zu allen Tätigkeiten eine positive Einstellung haben.

2
Ihr Vier-Wochen-Plan

Kimberley hat mit dem Programm in dreieinhalb Monaten fast 50 Pfund abgenommen.
»Ich bin auf dem Weg zu meinem Ziel – 70 Pfund abzunehmen. Ohne Denise hätte ich das nicht geschafft.«

Ihre erste Woche

	Wochenüberblick
Montag:	Herz-Kreislauftraining – Intervalltraining Spazierengehen/Joggen (30 Minuten) Geist-Körper-Übungen (5 Minuten)
Dienstag:	Muskeltraining – Gewichttraining (30 Minuten)
Mittwoch:	Herz-Kreislauftraining – Training mit leichten Gewichten (30 Minuten) Geist-Körper-Übungen (5 Minuten)
Donnerstag:	Muskeltraining – Yoga und Pilates-Methode (30 Minuten)
Freitag:	Herz-Kreislauftraining – dreifach gemischt mit Training zur Muskelspannung (30 Minuten) Geist-Körper-Übungen (5 Minuten)
Samstag:	Spieltag (60 Minuten)
Sonntag:	Verjüngungstag

Nachdem Sie jetzt mit Ihren Zielen und unserer Erfolgsformel vertraut sind, können wir anfangen. Die 28 kommenden Tage sind eine Herausforderung für Sie, aber Sie können es schaffen – heute, morgen und den Rest Ihres Lebens.

In dieser Woche müssen Sie sehr viel neue Informationen aufnehmen. Sie werden eine neue Art zu essen und zu trainieren lernen, deshalb sollten Sie etwas zusätzliche Zeit einkalkulieren, um einkaufen zu gehen, Mahlzeiten zuzubereiten und neue Übungen zu lernen. Vielleicht möchten Sie am Abend bereits den Plan für den nächsten Tag studieren und manche Mahlzeiten und Snacks im Voraus fertig machen. Dann wachen Sie am nächsten Morgen mit klarem Kopf auf und starten in Ihr Abnehmprogramm.

In Bezug auf die Workouts sieht jede Woche gleich aus. Wie bereits erwähnt stehen fünf innovative Workouts im Mittelpunkt, um Fett zu verbrennen und Muskeln aufzubauen.

Montags, mittwochs und freitags gibt es aerobes Training, um Fett zu verbrennen. Sie können meine Vorschläge annehmen oder sie durch ein Herz-Kreislauftraining Ihrer Wahl ersetzen.

Dienstag und Donnerstag sind dem Muskelaufbau gewidmet. Diese Workouts zielen auf verschiedene Art auf unterschiedliche Muskelgruppen ab.

Am Samstag können Sie irgendeine entspannende körperliche Tätigkeit wählen, und Sonntag ist Ihr freier Tag.

Schon bald werden Sie alles im Kopf haben und bei Ihren Workouts nicht mehr unterbrechen müssen, um ins Buch zu sehen.

In den nächsten sieben Tagen werden Sie auch das Herumhampeln üben. Ihr Ziel sollte es sein, einmal pro Stunde ein solches Mini-Workout einzubauen, doch jetzt führen Sie diese kleinen Trainings schrittweise in Ihren Tag ein. Stellen Sie sich vor, Sie trainieren, von Ihrem Stuhl aufzustehen.

Die Woche eins ist auch die Zeit, in der Sie Ihre Ess- und Lebensgewohnheiten ändern. Erinnern Sie sich an die Regeln im vorhergehenden Kapitel? Nehmen Sie Ihr Abendessen so früh wie möglich ein. Wenn Sie dazu keine Möglichkeit haben, essen Sie etwas Leichtes, und halten Sie Ihre Zeiten am nächsten Tag wieder ein.

Bevor Sie mit dem Programm beginnen, nehmen Sie ein leeres Notizbuch und stellen einige Listen zusammen. Als Erstes möchte ich, dass Sie über all die Gründe nachdenken, weshalb Sie es in der Vergangenheit schwierig fanden, richtig zu essen oder zu trainieren. Schreiben Sie alles auf, und überlegen Sie sich zu jedem einzelnen Punkt eine Lösung. Dann notieren Sie Ihre speziellen Ziele für die nächsten vier Wochen. Wir wissen schon, dass Sie zehn Pfund abnehmen möchten. Möchten Sie auch straffere Schenkel bekommen? Ihre Bauchmuskulatur festigen? Stress abbauen? Ein besseres Gefühl mit sich selbst haben? Als Letztes suchen Sie fünf Ihrer besten Eigenschaften – all die Gründe, weshalb Sie eine gute Mutter, Freundin/Freund, Ehefrau oder Ehemann, Schwester oder Bruder sind. Denken Sie positiv!

In den nächsten vier Wochen verwenden Sie dieses Notizbuch, um genau über Ihre Ernährung und Ihre Workouts Buch zu führen. Sie brauchen für die Eintragungen nur ein paar Minuten, aber Ihr Tagebuch hilft Ihnen sehr gut, Fallen zu entdecken und Ihre Fortschritte aufzuzeichnen.

Gedanke der Woche: Haben Sie eine positive Einstellung!

Seit Jahren fragen mich meine Freunde, wie ich es mache, immer eine positive Ausstrahlung zu haben und scheinbar immer gut gelaunt zu sein. Ich habe in meinem Kopf die Entscheidung getroffen, so zu sein. Das Leben ist zu kurz, um es an negative Gedanken zu verschwenden. Jeder kann das Glücklichsein wählen. Sie müssen die Chance nur ergreifen!

Es scheint einiges dafür zu sprechen, dass jeder von uns mit einer gewissen Grundeinstellung geboren wird. Wenn Sie ein glücklicher Mensch sind, werden Sie immer ein glücklicher Mensch sein; und wenn Sie ein Miesepeter sind ... Trotz gelegentlicher Höhen und Tiefen kehren wir im Grunde immer wieder zu unserer Ausgangseinstellung zurück. Glücklicherweise glauben viele Experten, dass man daran etwas ändern kann – so ähnlich, wie Sie Ihren Stoffwechsel anregen oder Ihren Cholesterinspiegel senken können. Erster Schritt? Konzentrieren Sie sich auf das Positive.

Eine positive Einstellung wird mit vielen gesundheitlichen Vorzügen in Verbindung gebracht, darunter ein geringeres Risiko für Herzkrankheiten und ein stärkeres Immunsystem. Positive Menschen sind in Gesellschaft wesentlich gefragter. Andere Menschen sehen zu ihnen auf, scharen sich um sie, fragen sie um Rat. Sie bekommen Stellenangebote und Gehaltserhöhungen und werden Mentoren anderer. Sie stehen bei Partys oft im Mittelpunkt.

Ich verspreche keine Wunder. Aber ich verspreche Ihnen, dass eine Änderung Ihrer Einstellung Ihre Lebensqualität erhöht. Begeisterung ist ansteckend, und die positive Energie, die Sie ausstrahlen, erhalten Sie zehnfach zurück.

Achten Sie in den nächsten Wochen darauf, wie Sie in bestimmten Situationen reagieren. Wenn die Aussage eines Kollegen Sie verletzt oder ein anderer Autofahrer Sie schneidet, ärgern Sie sich nicht, und ergehen Sie sich nicht in Selbstmitleid. Es ist Verschwendung von Zeit und Energie! *Sie* sind Herr Ihrer Gefühle. Wann immer ich spüre, dass meine Nackenhaare sich aufstellen, atme ich dreimal tief durch und sage mir: »Du hast die Kontrolle.« Dann löse ich die Spannung: Ich stelle mir vor, auf einer tropischen Insel meine Zehen in den warmen Sand zu graben. Ich entspanne meine Schultern, löse meine Gesichtsmuskeln und rolle meinen Kopf einige Male. Wenn möglich, mache ich einen Spaziergang.

Während Sie am Abnehmen arbeiten, werde ich Ihnen immer wieder positive Bemerkungen mit auf den Weg geben und Sie an all das Gute und das Potenzial, das in Ihnen steckt, erinnern. Sie *können* abnehmen. Sie *können* 30 Minuten trainieren. Sie *können* gesunde Mahlzeiten zu sich nehmen. Sie *können* der/diejenige sein, der/die Sie sein wollen – ich glaube fest daran. Jetzt sind Sie dran.

Jahrelange Erfahrung sagt mir, dass Erfolg sich am sichersten einstellt, wenn Sie Ihre Fortschritte aufzeichnen. Am Ende jeder Woche steht ein persönlicher Erfolgsreport und das große Wiegen. Das Ziel am Ende der vierten Woche ist zehn Pfund weniger – doch Sie sollten auch in Zentimetern denken. Wenn Sie das

Programm durchführen, bauen Sie Muskelmasse auf, die mehr wiegt als Fett. Doch ganz gleich, was die Waage sagt, Sie werden schlanker und straffer aussehen.

Bevor Sie beginnen, möchte ich, dass Sie Ihr Gewicht notieren. Danach sollen Sie sich nur noch einmal pro Woche wiegen. Da Sie Fett abnehmen und Muskeln aufbauen, kann die Waage nicht alle positiven Veränderungen Ihres Körpers feststellen. Außerdem schwankt das Gewicht mancher Frauen aufgrund von Flüssigkeitsansammlungen im Verlauf des Menstruationszyklus um bis zu vier Pfund. Auch Männer können mehr oder weniger Wasser speichern, je nachdem, wie viel sie trinken und schwitzen.

Ich habe mein 28-Tage-Programm mit vielen Menschen – Männern und Frauen – durchgeführt. Die durchschnittliche Abnahme betrug zehn Pfund; bei einigen Frauen waren es eher nur acht, manche Männer schafften sogar 14. Jeder Körper ist anders. Aber alle wurden um einige Zentimeter schmäler, vor allem um die Taille. Deshalb möchte ich, dass Sie sich am Anfang und

Wiegen und Maß nehmen: vorher

Füllen Sie folgende Liste am Morgen von Tag 1 aus. Wenn Sie damit fertig sind, sehen Sie die Zahlen nicht mehr an, bis die vier Wochen um sind.

Gewicht: ______ Pfund

Maße

1. Oberarm rechts	______ cm
Oberarm links	______ cm
2. Brust (an der höchsten Stelle)	______ cm
3. Taille	______ cm
4. Hüften (an der breitesten Stelle)	______ cm
5. Schenkel (an der breitesten Stelle)	______ cm

am Ende des Programms auch messen. Vielleicht hätten Sie es auch gern, dass jemand ein »Vorher«-Foto von Ihnen in Shorts oder im Badeanzug aufnimmt, damit Sie den Unterschied, den ein bisschen Training und gesunde Ernährung ausmachen, wirklich sehen können.

Woche 1 – Speiseplan

Gesundes Essen erfordert einige Vorbereitung und Planung. Je nachdem, wie Sie Vorräte lagern können, kaufen Sie ein. Wenn Sie Platz genug haben, sollten Sie haltbare Lebensmittel und Tiefkühlkost gleich für alle vier Wochen kaufen, sodass Sie nur frische Produkte – Obst und Gemüse, Milchprodukte und eventuell Fleisch und Milchprodukte ergänzen müssen. Versuchen Sie, den Einkauf so Zeit sparend wie möglich zu gestalten. Und machen Sie sich vor allem immer einen Einkaufszettel, damit Sie nicht zu Lebensmitteln greifen, die beispielsweise mehr Fett oder mehr Kalorien enthalten, als in den Rezepten vorgesehen.

Denken Sie positiv, und seien Sie optimistisch – Bewegungen können Gefühle auslösen!

Lesen Sie vor dem Einkauf die Rezepte durch. Vielleicht sind irgendwo Nahrungsmittel verwendet, die Sie nicht mögen oder gegen die Sie allergisch sind. Es ist in Ordnung, ein Gericht durch ein anderes zu ersetzen oder Rezepte leicht abzuändern, versuchen Sie nur die Kalorienzahl und die Ausgewogenheit der Nahrungsmittelgruppen beizubehalten (eine Nährwerttabelle leistet dabei gute Dienste). Da die meisten Rezepte für eine Person gedacht sind, müssen Sie die Mengen in der Einkaufsliste entsprechend ändern, wenn Sie für Ihre Familie kochen. Falls Sie die eine oder andere Zutat nicht im Supermarkt finden, fragen Sie im Bioladen oder im Reformhaus nach. Manche Zutaten finden Sie in türkischen und griechischen Läden. Wie versprochen: Ihr Speiseplan für die nächsten 28 Tage ist so gesund wie abwechslungsreich und spannend (wagen Sie sich ruhig auch an Nahrungsmittel heran, die Sie noch nicht kennen). Also dann: Auf die Plätze, fertig, los!

Zum Tag 1

Meine Überzeugung
Werden Sie zur positivsten und begeisterungsfähigsten Person, die Sie kennen. Eine optimistische Sichtweise eröffnet Ihnen oft Möglichkeiten, die sonst unter Selbstzweifeln verborgen bleiben.

Die Strategie: Heute ist für Sie der erste Tag mit einem neuen, vitalen und gesunden Selbst! Wenn Sie Ihre ersten aeroben Übungen machen, die ersten Bissen vom gesunden Essen nehmen und zum ersten Mal die Mini-Workouts (das Herumhampeln) versuchen, denken Sie daran, dass Sie in den nächsten Wochen mehr als nur abnehmen. Sie gewinnen Energie, gute Gesundheit und vor allem eine bessere Einstellung zu sich und Ihrem Leben. Haben Sie ein bisschen Angst vor dem, was da auf Sie zukommt, konzentrieren Sie sich einfach auf heute und nur auf heute. Jeden Tag nur einen Schritt weiterzugehen verhindert, dass Sie sich überfordert fühlen. Außerdem werden Sie die kleinen täglichen Erfolge schätzen lernen.
Hier sind noch einige Last-Minute-Tipps, um heute – und die folgenden 27 Tage – etwas einfacher für Sie zu machen.

1 Bereiten Sie Ihr Ernährungs- und Trainingstagebuch vor. Vielleicht möchten Sie es immer bei sich tragen, um sich unterwegs Notizen machen zu können. Oder legen Sie es auf Ihren Nachttisch, und zeichnen Sie vor dem Schlafen Ihren erfolgreichen Tag auf – es ist herrlich von dem zu träumen, was man erreicht hat und noch erreichen wird.
2 Wenn Sie bei einem Workout nicht durchhalten, machen Sie langsamer und nur die Übungen, die Sie schaffen. Die Bewe-

gung ist die Hauptsache, also bewegen Sie sich! Beim nächsten Workout machen Sie etwas mehr und dann wieder etwas mehr, und schon bald können Sie sich gar nicht mehr an die Zeit erinnern, als Sie ein 30-Minuten-Workout nicht durchgehalten haben.

3 Planen Sie voraus. Tragen Sie sich Termine für Ihre Workouts in den Kalender ein, und behandeln Sie diese wie wichtige Besprechungen, die Sie nicht ausfallen lassen dürfen. Die richtige Einstellung verhindert, dass Sie das Training versäumen. Denken Sie immer an eine einfache Gleichung:
Bewegung + gesundes Essen = Ihr neues Selbst.

4 Bewegen Sie sich also, wann immer Sie können, wie immer Sie können. Folgen Sie meinen Anregungen, oder erfinden Sie Ihre eigenen Bewegungsmöglichkeiten. Durchdenken Sie Ihren Tag, und wenn Sie still sitzen, überlegen Sie, wie Sie Ihren Stoffwechsel wieder anregen könnten. Schon bald wird Ihnen die Bewegung zur zweiten Natur werden.

5 Vermeiden Sie eine andere Versuchung: Wiegen Sie sich nur jeweils am Montagmorgen. Sie finden Anleitungen dazu am Ende jeder Woche, die Ihnen helfen, Ihre Fortschritte aufzuzeichnen. Sie werden nur frustriert, wenn Sie sich zu früh wiegen. Der Plan zum Abnehmen ist auf 28 Tage angelegt, nicht auf einen Tag. Also, bis nächsten Montag ruht die Waage!

Sind Sie bereit? Machen Sie sich auf und gehen Sie Ihren Weg zu einem neuen, leichteren, gesünderen Selbst!

- Beginnen Sie sofort mit dem Verbrennen von Fett! Ich möchte, dass Sie sich bewegen, 30 Minuten bewegen, und zwar mit irgendeinem aeroben Training, das Sie mögen. Wenn Sie lieber eine vorgegebene Übungsabfolge haben, gehen Sie zu den Seiten 207 bis 208 für ein den Stoffwechsel anregendes Spazieren-/Joggen-Intervalltraining. Spazieren ist einfach eine erstaunliche Übung. Jeder kann spazieren, überall, zu jeder Zeit.

Sie brauchen nur zwei Beine und ein Paar feste Laufschuhe. Wenn Sie nicht draußen laufen wollen, können Sie dieses Workout auch auf dem Laufband machen.

- Bewegen Sie sich andauernd, machen Sie beispielsweise beim Zähneputzen Kniebeugen oder beim Kochen oder an der roten Ampel Übungen für den Bauch (Seite 280).

Täglicher Tipp: Machen Sie Ihren Füßen eine Freude! Mit guten Trainingsschuhen macht jedes Training mehr Spaß. Guter Sitz und eine richtige Stütze sind entscheidend für die möglichst geringe Belastung der Gelenke und geringe Verletzungsgefahr. Weiche Einlegesohlen helfen Ihnen, durchzuhalten. Schweiß aufsaugende, dicke Socken (keine Baumwolle) sorgen dafür, dass Ihre Füße sich wohl fühlen und keine Blasen bekommen.

Bei allen Menüplänen sind Obst und Gemüse **fett** gedruckt, sodass Sie auf einen Blick erkennen können, wie viel Sie von diesen gesunden Nahrungsmitteln zu sich nehmen.

Tag 1 – Montag

Frühstück

Leckerer Frühstücksbrei

110 g fettarmer Fruchtjoghurt
75 g frische **Beeren**, **Pfirsichscheiben**
oder **Banane** oder
75 g ungesüßte TK-**Beeren**
1/8 l **Orangensaft**
25 g geröstete Weizenkleie
1 Scheibe Mehrkornbrot
1/2 Teelöffel Butter

Joghurt, Früchte, Saft und Kleie im Mixer zu einer glatten Masse verrühren. Das Brot toasten und mit der Butter bestreichen.

Kalorien	*280*
Fett	*6,5 g*
Kalzium	*253 mg*
Ballaststoffe	*12 g*

Snack am Vormittag

1 **Birne**

Kalorien	*60*
Fett	*0 g*
Kalzium	*12 mg*
Ballaststoffe	*3 g*

Mittagessen

Sandwich mit Portobelo-Pilz

1 großer **Portobello-Pilz** (oder Austernpilz)
1 Teelöffel **Knoblauch**, zerkleinert
1 Teelöffel Olivenöl
1 Spritzer Worcestersauce
1 Spritzer **Zitronensaft**
1 Vollkornbrötchen
1 Stück geröstete rote **Paprika**
1 Scheibe Provolone-Käse
150 g **Erdbeeren**

Den Pilz mit Knoblauch, Öl, Worcestersauce und Zitronensaft etwa 5 Minuten auf jeder Seite braten. Zudecken und 10 Minuten köcheln lassen, bis er weich ist. Auf einem Vollkornbrötchen mit gerösteter Paprika und Käse servieren. Erdbeeren als Nachtisch.

Kalorien	*350*
Fett	*15 g*
Kalzium	*282 mg*
Ballaststoffe	*3,5 g*

Snack am Nachmittag

1 Müsliriegel

Kalorien	*220*
Fett	*5 g*
Kalzium	*350 mg*
Ballaststoffe	*2 g*

(Auf die Nährwertliste des Riegels schauen!)

Abendessen

Ingwer-Rindfleisch

125 g dünn geschnittene Rinderlende
(oder Schweinefilet)
1 Teelöffel Olivenöl
1/2 Teelöffel geriebener Ingwer
180 g gemischtes TK-**Gemüse**
70 g Eiernudeln
1 Esslöffel Erdnussbutter
1 Esslöffel zerkleinerte **Lauchzwiebeln**
1 Prise Chili
1 Teelöffel Sojasauce

Das Rindfleisch in einer beschichteten Pfanne mit Olivenöl und Ingwer anbraten, bis es innen rosa ist, etwa 5 Minuten (Schweinefleisch durchbraten). Das Gemüse in wenig Wasser bissfest dünsten und abgießen. Die Nudeln nach den Angaben auf der Packung zubereiten. Abgießen und mit Erdnussbutter, Lauchzwiebeln, Chili, Sojasauce und dem Gemüse mischen. Das Fleisch und die Gemüsemischung auf die Nudeln geben.

Kalorien	*620*
Fett	*19 g*
Kalzium	*73 mg*
Ballaststoffe	*6,5 g*

Gesamtkalorien für Tag 1	1530
Gesamtfett	45,5 g (26 % der Kalorien)
Gesamtkalzium	1010 mg
Gesamtballaststoffe	26,5 g

Zum Tag 2

Meine Überzeugung

Jeder Mensch, der zehn Pfund abgenommen hat, musste auch das hartnäckige erste Pfund abnehmen, haben Sie Geduld – und machen Sie weiter!

Die Strategie: Heute entwickeln wir Ihre Muskeln mit Übungen aus dem traditionellen Krafttraining wie etwa Liegestütze und Kniebeugen. Wenn Sie Anfänger sind, machen Sie die Übungen ohne Gewichte, bis Sie sich dabei gut fühlen. Wenn Sie sich bereit fühlen, führen Sie die Übungen noch einmal mit leichten Hanteln aus (jede etwa 3 Pfund). Falls Sie schon zuvor Training mit Gewichten gemacht haben, nehmen Sie die Gewichte so schwer, dass der Muskel, auf den abgezielt wird, nach der letzten Wiederholung müde ist – aber nicht so sehr, dass Sie außer Puste geraten. Atmen Sie beim Anheben des Gewichts aus und beim Senken ein. Bereit? Wählen Sie aus den Übungen aus dem Kapitel »Gewichtstraining« (siehe ab Seite 213), oder nehmen Sie Ihre eigenen. Versuchen Sie heute viermal Mini-Workouts.

Täglicher Tipp: Konzentrieren Sie Ihre Gedanken auf die Muskeln. Bei Übungen mit Gewichten ist es verlockend, die Gedanken schweifen zu lassen, zu Ihrer gegenwärtigen Beziehung oder zu einem Projekt, das im Büro nächste Woche fällig wird. Aber, wenn Sie sich auf den Muskel konzentrieren, den Sie durcharbeiten, erzielen Sie bessere Ergebnisse und fühlen besser, wie Sie Ihrem Körper etwas Gutes tun.

Tag 2 – Dienstag

Frühstück

2 Vollkorn-Waffeln mit 2 Esslöffeln hellem Sirup
1/4 l Milch

Kalorien	*310*
Fett	*5,8 g*
Kalzium	*456 mg*
Ballaststoffe	*2 g*

Snack am Vormittag

10 getrocknete **Aprikosenhälften**

Kalorien	*83*
Fett	*0,2 g*
Kalzium	*16 mg*
Ballaststoffe	*3 g*

Mittagessen

Truthahn-Focaccia

1 Scheibe Focaccia (7,5 x 7,5 x 2,5 cm)
1 **Tomate** in Scheiben
2 Blätter **Endiviensalat**
80 g geräucherte Truthahnbrust
1 Esslöffel Himbeersenf
1 mittelgroßer **Pfirsich**

Kalorien	*343*
Fett	*7,6 g*
Kalzium	*70 mg*
Ballaststoffe	*3,3 g*

Snack am Nachmittag

7 Müslikekse mit 50 g Hüttenkäse (20 % F.i.Tr.)

Kalorien	*200*
Fett	*5 g*
Kalzium	*40 mg*
Ballaststoffe	*4 g*

Abendessen

Gemüsefondue

1 Esslöffel Butter
1 Esslöffel Mehl
0,1 l Milch
Weißer Pfeffer
Paprika
Zwiebelpulver
115 g fettarmer Cheddar-Käse
1 Würfel Gemüsebrühe
350 g rohe Gemüse, in Stücke geschnitten
(**Brokkoli, Blumenkohl,**
Zucchini, Pilze, junge **Möhren**)
1/8 l Zitronensorbet
150 g frische **Erdbeeren**

Die Butter zerlassen, Mehl und Milch einrühren. Rühren, bis eine glatte, dicke Masse entsteht. Mit Pfeffer, Paprika und Zwiebelpulver abschmecken. Cheddar-Käse zugeben und rühren, bis er geschmolzen ist. 1/4 l Wasser aufkochen, Gemüsebrühe und Gemüse zugeben und leicht erhitzen. Die Gemüse mit Fonduegabeln in das Käsefondue stippen. Sorbet und Beeren als erfrischendes Dessert.

Kalorien	*645*
Fett	*29 g*
Kalzium	*1088 mg*
Ballaststoffe	*14,7 g*

Gesamtkalorien für Tag 2	1581
Gesamtfett	47,8 g (etwa 1/3 der Kalorien)
Gesamtkalzium	1670 mg
Gesamtballaststoffe	23 g

Zum Tag 3

Meine Überzeugung
Nicht das Essen ist der Feind, sondern das Stillsitzen.

Strategie: Wieder ein herrlicher Morgen! Lächeln Sie, während Sie zwei Minuten lang glücklich an den Tag denken, der vor Ihnen liegt, und an die großartige Arbeit, die Sie leisten.

- Zeit für ein weiteres aerobes Training. Wie am Tag 1 wählen Sie für 30 Minuten Ihr Lieblings-Herz-Kreislauftraining. Oder Sie führen mein Fett verbrennendes Workout der Seiten 235 bis 244 durch. Dieses Workout hält Sie mit einer Mischung aus Herz und Muskeln trainierenden Übungen 30 Minuten in Bewegung. Auf zum Schwitzen!
- Heute sollten Sie sechsmal herumhampeln. Blättern Sie in den Mini-Workouts (Seite 280 bis 291), um Ideen zu bekommen.

Täglicher Tipp: Auch wenn Sie von den neuen Übungen Muskelkater bekommen haben, geben Sie nicht auf. Bewegen Sie sich stattdessen. Studien zeigen, dass Weitermachen am besten gegen Muskelkater hilft. Durch Dehnübungen oder einen Spaziergang werden Nährstoffe in Ihre Muskeln gepumpt, die eine Besserung beschleunigen. Training = sich schneller besser fühlen. Warum probieren Sie es nicht aus?

Tag 3 – Mittwoch

Frühstück

1 kleiner, fettarmer Muffin mit 1 Teelöffel Butter
1/4 l fettarme Milch

Kalorien	*290*
Fett	*6 g*
Kalzium	*292 mg*
Ballaststoffe	*4 g*

Snack am Vormittag

150 g gemischte **Beeren**, frisch oder tiefgefroren
1 Zwieback

Kalorien	*110*
Fett	*1,5 g*
Kalzium	*27 mg*
Ballaststoffe	*8 g*

Mittagessen

Gemüseburger mit Feta und Spinat

Pflanzenöl
1 Gemüseburger auf Sojabasis
50 g frische **Spinatblätter**
55 g fettarmer Feta-Käse
2 Esslöffel Salsa
1 Vollkornbrötchen
1/2 **Grapefruit**

Eine beschichtete Pfanne mit etwas Pflanzenöl einfetten und den Gemüseburger leicht anbraten. Mit Spinat, Feta und Salsa garnieren. Auf einem Vollkornbrötchen servieren. Grapefruitspalten als Dessert.

Kalorien	*415*
Fett	*16 g*
Kalzium	*430 mg*
Ballaststoffe	*9 g*

Snack am Nachmittag

1 Stück einfacher Apfelkuchen (Hefeteig)

Kalorien	*150*
Fett	*3 g*
Kalzium	*50 mg*
Ballaststoffe	*2 g*

Abendessen

Rosmarin-Hähnchen

1/2 Hähnchenbrust
1 Teelöffel Olivenöl
Knoblauchpulver
oder eine halbe zerkleinerte **Knoblauch**zehe
1/4 Teelöffel getrockneter
oder 1 Teelöffel frischer Rosmarin
150 g **Zuckererbsen**
4 kleine rote **Kartoffeln**

Den Backofen 180 °C (Umluft 160 °C, Gas Stufe 2) vorheizen. Die Hähnchenbrust mit Olivenöl bestreichen und mit Knoblauch und Rosmarin bestreuen. Mit Folie abdecken und backen, bis das Fleisch gar ist (etwa 20 Minuten). Die Zuckererbsen dämpfen, bis sie knackig-zart sind. Kartoffeln kochen und mit Olivenöl, Knoblauchpulver und Rosmarin würzen.

Kalorien	*510*
Fett	*14 g*
Kalzium	*94 mg*
Ballaststoffe	*7 g*

Gesamtkalorien für Tag 3	1475
Gesamtfett	40,5 g (etwa 25 % der Kalorien)
Gesamtkalzium	874 mg
Gesamtballaststoffe	30 g

Zum Tag 4

Meine Überzeugung
Die Verwandlung von dick zu schlank ist in jedem Alter möglich.

Strategie: Heute beginnen wir, Muskeln aufzubauen! Meine Yoga- und von der Pilates-Methode angeregten Übungen (siehe Yoga und Pilates-Methode, Seite 245 bis 266) können die Form Ihres Körpers wirklich verändern. Es handelt sich dabei um eine sanftere Form des Krafttrainings, Sie brauchen keine Gewichte dafür. Die Ergebnisse werden Ihnen gefallen: kräftige, dehnbare Muskeln, lange, schlanke Glieder, besseres Gleichgewicht und gute Haltung. In dieser halben Stunde sollen Sie auch die Verbindung zwischen Geist und Muskeln wieder herstellen. Sorgen Sie dafür, dass Sie nicht gestört werden. Diese Übungen konzentrieren sich auf das Gleichgewicht und die tiefe Atmung. Dadurch lenken sie Ihr Bewusstsein nach innen, um Ihre Seele zu bereichern, und sie bringen auch mehr geistige Klarheit als ein schnelles Workout, etwa ein Intervalltraining. Ich mache diese Übungen mehrmals pro Woche, um meinen Körper und meinen Geist im Gleichgewicht zu halten. Ich weiß, dass auch Sie diese Übungen im Lauf der Zeit nicht mehr missen möchten.

Machen Sie Mini-Workouts (siehe Seite 280 bis 291). Ich bezeichne das als meine unsichtbaren Übungen! Versuchen Sie heute, acht zusammenzubekommen. Schon bald werden Sie sie unbewusst durchführen.

Täglicher Tipp: Wenn Sie gerade aufrecht stehen, sehen Sie um zehn Pfund schlanker aus – und um zehn Jahre jünger. Üben Sie also, Ihre Bauchmuskeln einzuziehen und die Schultern zurückzunehmen. Stellen Sie sich vor, dass oben an Ihrem Kopf eine Schnur befestigt ist, die Sie in Richtung Decke zieht. Der Himmel ist die Grenze!

Tag 4 – Donnerstag

Frühstück

Joghurtparfait

110 g fettarmer Joghurt
75 g frische oder TK-**Heidelbeeren**
1 Esslöffel Frühstücksflocken

Geben Sie die Zutaten schichtweise in ein großes Glas.

Kalorien	*320*
Fett	*3 g*
Kalzium	*355 mg*
Ballaststoffe	*4 g*

Snack am Vormittag

1 Müsliriegel

Kalorien	*115*
Fett	*4 g*
Kalzium	*0 mg*
Ballaststoffe	*1 g*

(Auf die Nährwertliste auf der Verpackung schauen!)

Mittagessen

Krebssandwich

110 g Krebsfleisch
1 Esslöffel Mayonnaise, fettarm
1 Esslöffel Cocktailsauce
1 Weizenvollkornbrötchen
2 **Salatblätter**
1 **Apfel**

Krebsfleisch, Mayonnaise und Cocktailsauce mischen. Das Brötchen toasten und den Krebssalat und die Salatblätter darauf legen. Genießen Sie den Apfel als Dessert.

Kalorien	*500*
Fett	*7 g*
Kalzium	*190 mg*
Ballaststoffe	*16 g*

Snack am Nachmittag

1 Esslöffel Erdnussbutter und 1 Stange **Staudensellerie**

Kalorien	*100*
Fett	*8 g*
Kalzium	*6 mg*
Ballaststoffe	*2 g*

Abendessen

Tortellini mit Salat

85 g Tortellini mit fettarmem Käse
1 Hand voll gemischter **Blattsalat**
2 Esslöffel Craisins (getrocknete **Cranberries**)
2 Esslöffel Zitrusvinaigrette
1/8 l Pastasauce

Die Tortellini nach den Angaben auf der Packung zubereiten. Den gemischten Blattsalat, die Craisins und die Vinaigrette mischen. Die Sauce warm machen und über die Pasta geben.

Kalorien	*500*
Fett	*10 g*
Kalzium	*300 mg*
Ballaststoffe	*6 g*

Gesamtkalorien für Tag 4	1535
Gesamtfett	32 g (etwa 18 % der Kalorien)
Gesamtkalzium	851 mg
Gesamtballaststoffe	28 g

Zum Tag 5

Meine Überzeugung
Es geht Ihnen so, wie Sie denken. Weshalb denken Sie nicht gesund, fit und glücklich?

Strategie: Zeit für weitere 30 Minuten Fett verbrennendes Training! Heute ist Circuittraining angesagt – eine Mischung aus kurzen aeroben Übungen und Übungen mit Gewichten zum Muskelaufbau. Zwei Workouts in einem! Dabei soll Ihre Pulsfrequenz hoch bleiben, gehen Sie also rasch von einer Bewegung zur nächsten. Beispiel: Sie beginnen mit drei Minuten Seilspringen, machen dann eine Serie einer Trizeps-Übung, gehen über zu einer Minute entspannender Yogaübung. Anschließend steigern Sie Ihre Pulsfrequenz wieder mit Sprüngen.

Heute sollten Sie zehn Mini-Workouts versuchen.

Täglicher Tipp: Trainieren Sie Ihre Arme, während Sie Lebensmittel einkaufen! Sie müssen die Taschen sowieso schleppen, weshalb bauen Sie nicht gleichzeitig Ihren Bizeps auf? Arme anziehen und wieder strecken, während Sie die Lebensmittel zum Auto und dann ins Haus tragen. Konservendosen sind ausgezeichnete Gewichte!

Tag 5 – Freitag

Frühstück

Sandwich mit Erdnussbutter und Gelee

1 Esslöffel Erdnussbutter
1 Esslöffel, Gelee (oder Honig oder Marmelade)
2 Scheiben Vollkornbrot
1 Stück **Banane** (etwa 12 cm lang)

Das Sandwich mit den drei ersten Zutaten zubereiten. Die Banane dazu essen.

Kalorien	*390*
Fett	*11 g*
Kalzium	*50 mg*
Ballaststoffe	*9 g*

Snack am Vormittag

1 Müsliriegel

Kalorien	*115*
Fett	*4 g*
Kalzium	*0 mg*
Ballaststoffe	*1 g*

(Auf die Nährwertliste der Verpackung schauen!)

Mittagessen

Suppe und Piroggen

3 Käse-Kartoffel-Piroggen
50 g **Spinatblätter**
1/4 l **Tomaten**- oder **Tomaten-Basilikum**-Suppe
1 **Nektarine**

Die Piroggen nach der Anleitung auf der Packung zubereiten. Spinatblätter in die Suppe geben und erhitzen. Die saftige Nektarine ist ein leckeres Dessert.

Kalorien	*320*
Fett	*5 g*
Kalzium	*100 mg*
Ballaststoffe	*8 g*

Snack am Nachmittag

250 g fettarmer Joghurt
75 g **Beeren**
1 Esslöffel Marmelade
3 Esslöffel Müslimischung

Beeren, Marmelade und Müslimischung auf den Joghurt geben.

Kalorien	*380*
Fett	*5 g*
Kalzium	*390 mg*
Ballaststoffe	*4 g*

Abendessen

Thunfisch-Teriyaki

1 **Süßkartoffel**
110 g Thunfischsteak
2 Esslöffel Ingwer-Teriyakisauce
115 g Grüne **Bohnen**
1 Teelöffel Olivenöl
1 Teelöffel **Knoblauch**, zerkleinert
Orangensaft
Zimt

Die Süßkartoffel backen. Beide Seiten des Thunfischsteaks mit Teriyakisauce bestreichen. Den Fisch grillen, bis er gar ist, etwa 5 Minuten auf jeder Seite. Die Bohnen mit Olivenöl und Knoblauch etwa 5 Minuten dünsten. Die Kartoffel mit einem Spritzer Orangensaft und einer Prise Zimt servieren.

Kalorien	*380*
Fett	*6 g*
Kalzium	*125 mg*
Ballaststoffe	*3 g*

Gesamtkalorien für Tag 5	1585
Gesamtfett	31 g (etwa 19 % der Kalorien)
Gesamtkalzium	665 mg
Gesamtballaststoffe	25 g

Zum Tag 6

Meine Überzeugung
Wer rastet, der rostet!

Strategie: Freuen Sie sich – es ist Spieltag! Heute sollten Sie eine Stunde lang einer Freizeitaktivität nachgehen, bei der Sie sich bewegen. Am besten wäre es im Freien, damit Sie auch die frische Luft und die Sonne genießen. Gehen Sie Inlineskaten, spielen Sie Tennis, fahren Sie Rad, schwimmen Sie, oder erforschen Sie mit Freunden oder Ihren Kindern einen neuen Wanderweg. An Samstagen gehen mein Mann Jeff und ich gern mit den Kindern zum Spielplatz. Wir werfen Ringe, spielen Fangen und rennen herum. Wenn die Kinder auf der Schaukel sind, mache ich ein Mini-Workout, während ich ein Auge auf sie habe. Parkbänke sind ideal für Treppenübungen. Oder ich stehe auf einer Bordsteinkante und strecke meine Waden. Wenn das Wetter schlecht ist, können Sie zum Eislaufen gehen oder Bowling spielen. Training bedeutet nicht, dass Sie sich allein langweilen müssen. Auch Gärtnern oder Wandern gehören zu den wünschenswerten samstäglichen Aktivitäten. Sogar ein intensives Tischtennisspiel zählt. Ich wünsche Ihnen viel Spaß beim Spielen.

Ich weiß, dass heute Spieltag ist, trotzdem sollten Sie die Mini-Workouts nicht vergessen. Heute peilen wir zwölfmal an. Vorschläge finden Sie auf den Seiten 280 bis 291.

Täglicher Tipp: Wenn die ganze Familie trainiert, verbringen Sie wertvolle Zeit mit Ihren Kindern, und Sie bringen Ihnen bei, wie wichtig Training und eine gesunde Lebensweise sind. Jeder hat einen Gewinn!

Tag 6 – Samstag

Frühstück

Gemüseomelette

2 Eier
Pflanzenöl
75 g gemischtes TK-**Gemüse**
1 Esslöffel geriebener Parmesankäse
1 Scheibe Vollkornbrot
1 Teelöffel Butter
1 Teelöffel Marmelade

Die Eier leicht verschlagen. Die Omelettepfanne mit Pflanzenöl fetten und die Eier hineingeben. Die Eier leicht stocken lassen, dann Gemüse und Käse hinzufügen. Etwa 2 Minuten garen, bis die Eier fest sind. Dazu Toastbrot mit Butter und Marmelade servieren.

Kalorien	*350*
Fett	*17 g*
Kalzium	*180 mg*
Ballaststoffe	*6 g*

Snack am Vormittag

1/4 l Himbeerblättertee mit einem Spritzer **Cranberrysaft**

Kalorien	*20*
Fett	*0 g*
Kalzium	*0 mg*
Ballaststoffe	*0 g*

Mittagessen

Hüttenkäseparfait

180 g Hüttenkäse
75 g **Ananasstücke**
75 g gemischte **Beeren**
1 Esslöffel Mandelblätter
1 Mehrkorn-Bagel

Hüttenkäse, Ananas, Beeren und Mandeln schichtweise in eine Schüssel einfüllen. Mit einem getoasteten Bagel servieren.

Kalorien	*520*
Fett	*13 g*
Kalzium	*308 mg*
Ballaststoffe	*5 g*

Snack am Nachmittag

4 Esslöffel **Hummus** mit 70 g jungen **Möhren**

Kalorien	*135*
Fett	*5 g*
Kalzium	*50 mg*
Ballaststoffe	*5 g*

Abendessen

Geröstete Schweinelende

110 g Schweinelende
50 g **Zwiebel**, zerkleinert
1/8 l **Apfelsaft** oder **Cidre**
70 g **Möhrenstücke**
1 **Granny-Smith-Apfel**, geschält und in Spalten geschnitten
1 kleine **Kartoffel**, gewürfelt
Rosmarin
Zwiebelpulver
Pfeffer
180 g **Brokkoli**
Zitronensaft

Den Backofen auf 180 °C (Umluft 160 °C, Gas Stufe 2) vorheizen. In einer Pfanne die Schweinelende mit den Zwiebeln und dem Apfelsaft anbräunen. In eine ofenfeste Form geben. Möhren, Apfelstücke und Kartoffelwürfel hinzufügen. Mit etwas Rosmarin, Zwiebelpulver und Pfeffer würzen. Mit Folie abdecken und 30 Minuten backen, bis das Fleisch gar ist. Brokkoli dämpfen und mit reichlich Zitronensaft beträufeln.

Kalorien	*490*
Fett	*13 g*
Kalzium	*116 mg*
Ballaststoffe	*11 g*

Gesamtkalorien für Tag 6	1515
Gesamtfett	48 g (etwa 29 % der Kalorien)
Gesamtkalzium	653 mg
Gesamtballaststoffe	27 g

Zum Tag 7

Meine Überzeugung
Wenn Sie voller Zuversicht an eine Tätigkeit herangehen, werden Sie alle Erwartungen übertreffen.

Strategie: Sie haben es geschafft! Sie haben die erste Woche durchgestanden. Wenn Sie müde sind, nehmen Sie sich den Tag frei – Sie haben es sich verdient. Noch besser wäre es, die gute Arbeit fortzusetzen und sich zu bewegen … aber unternehmen Sie nichts zu Anstrengendes. An Sonntagen probiere ich gern etwas Neues aus, oder ich widme mich eine ganze Stunde dem Yoga oder der Meditation. Ich nütze den Tag auch, um die darauf folgende Woche zu organisieren. Man kann sich überlegen, was man einkaufen muss und einiges für die Gerichte der nächsten Tage vorbereiten, damit das Kochen dann so schnell und einfach wie möglich geht. Oft koche ich ein Hähnchen oder mache eine große Gemüselasagne, die ich in Einzelportionen aufteile und einfriere. Oder ich schneide einige frische Gemüse, wie Möhren, Sellerie, Gurken und rote Paprika, damit ich in der Woche abends nicht so viel Zeit dafür verbrauche. Ich nehme mir auch fünf Minuten, um meine Workouts für die kommende Woche zu planen. Dann trage ich sie sofort in meinen Terminkalender ein – so stelle ich sicher, dass sie wirklich stattfinden.

Heute sollten Sie insgesamt 14 Mini-Workouts machen. Damit sollten Sie ungefähr jede Stunde vom Aufstehen bis zum Zubettgehen einmal aktiv werden. Ich mache es wenigstens so oft an einem Tag – meiner Ansicht nach ist es eine der besten Maßnahmen gegen den Altersspeck.

Täglicher Tipp: Trinken Sie so viel Wasser wie möglich. Wasser ist lebenswichtig. Selbst am Ruhetag sollten Sie viel trinken, denn Wasser ist nicht nur beim Training wichtig. Es ist ein Fehler, zu warten, bis Sie Durst haben – dann sind Sie schon dehydriert. Gehen Sie gleich in die Küche, und gießen Sie sich ein großes Glas Wasser ein. Prost!

Tag 7 – Sonntag

Frühstück

80 g Multikornflocken
50 g **Rosinen**
1/4 l Milch

Kalorien	*260*
Fett	*3 g*
Kalzium	*340 mg*
Ballaststoffe	*6 g*

Snack am Vormittag

8 fettarme Müslikekse
1/4 l Kräutertee

Kalorien	*140*
Fett	*3 g*
Kalzium	*0 mg*
Ballaststoffe	*4 g*

Mittagessen

Überbackene Spinat-Tomaten-Feta-Pita

1 Vollkornpita
1 Teelöffel Olivenöl
50 g **Blattspinat**
1 **Tomate,** in Scheiben
30 g Fetakäse, zerkrümelt
1 **Orange**

Die Pita mit Olivenöl bestreichen und mit Spinat, Tomate und Feta belegen. Grillen, bis der Käse geschmolzen ist. Die Orange in Spalten zerlegen und dazu servieren.

Kalorien	*460*
Fett	*19 g*
Kalzium	*370 mg*
Ballaststoffe	*8 g*

Snack am Nachmittag

13 Tortillachips
4 Esslöffel fettfreier **Bohnen-Dip**
2 Esslöffel Salsa

Kalorien	*170*
Fett	*1 g*
Kalzium	*40 mg*
Ballaststoffe	*4 g*

Abendessen

Hähnchen nach Jägerart

Pflanzenöl
110 g Hähnchenbrust ohne Haut und Knochen
1/8 l Pastasauce
70 g kleine Nudeln
1 Hand voll **Romanasalat**
1/2 orangefarbene, gelbe oder rote **Paprika**
80 g **Ananasstücke**
1 Esslöffel geriebener Parmesankäse
2 Esslöffel Vinaigrette

Den Backofen auf 180 °C (Umluft 160 °C, Gas Stufe 2) vorheizen. Ofenfeste Form mit Pflanzenöl fetten. Die Hähnchenbrust hineingeben und mit Pastasauce übergießen. Mit Folie abdecken und das Ganze 20 Minuten backen, bis das Hähnchen gar ist. Während das Hähnchen im Ofen ist, die Nudeln nach der Anleitung auf der Packung kochen. Aus den restlichen fünf Zutaten einen Salat zubereiten. Die Hähnchenmischung auf die Nudeln geben.

Kalorien	*550*
Fett	*10 g*
Kalzium	*190 mg*
Ballaststoffe	*5 g*

Gesamtkalorien für Tag 7	1580
Gesamtfett	26 g (etwa 20 % der Kalorien)
Gesamtkalzium	940 mg
Gesamtballaststoffe	27 g

Woche 1 – wöchentliches Wiegen

Wie ist es Ihnen in der ersten Woche ergangen? Hoffentlich großartig, und ich denke, Sie spüren schon, wie gut Ihnen die neuen gesunden Ess- und Trainingsgewohnheiten tun. Wenn Sie etwas Muskelkater hatten, ist das ganz normal und geht rasch wieder vorbei. Trinken Sie viel Wasser, und bewegen Sie sich, und dehnen Sie sich weiter, damit das Blut besser zirkuliert und die Schmerzen so gering wie möglich sind.

Jetzt müssen Sie Ihren Fortschritt überprüfen. Steigen Sie morgen (Montag – Tag 8) früh als Erstes auf die Waage, am besten nackt, bevor Sie etwas essen oder trinken.

Woche 1 – Aufzeichnung des Gewichts

Tag 8: ______. Pfund

Ich hoffe, Sie hatten auf der Waage ein Erfolgserlebnis. Mein Ziel ist, dass Sie etwa zweieinhalb Pfund pro Woche abnehmen. Machen Sie sich keine Sorgen, wenn Sie das nicht erreicht haben: Halten Sie weiter an meinem Ernährungs- und Trainingsprogramm fest, und Ihr Körper wird bald reagieren. Vielleicht haben Sie zu spät am Abend gegessen. Versuchen Sie Ihr Abendessen möglichst früh einzunehmen, damit Sie noch einige der Kalorien verbrennen, bevor Sie einschlafen. Wenn Sie Schwierigkeiten haben, am Abend nicht mehr in die Küche zu gehen, probieren Sie es mit meinem Lieblingstrick: Putzen Sie die Zähne gleich nach dem Essen, damit Sie das Gefühl haben, für die Nacht fertig zu sein. Außerdem schmeckt das Essen nicht mehr so gut, nachdem Sie Zahnpasta im Mund hatten.

Sie sollten nicht nur eine Gewichtsabnahme feststellen, sondern auch eine Festigung Ihrer Muskeln. Und wahrscheinlich haben Sie auch mehr Energie! Jetzt sollten die richtige

Ernährung und das Training schon Teil Ihres Alltags geworden sein. Wenn Sie ein Workout ausgelassen oder beim Essen einmal total über die Stränge geschlagen haben, denken Sie daran: Die erste Woche ist immer die schwerste. Machen Sie also in Woche 2 besser weiter.

Geben Sie sich selbst das Versprechen, dabei zu bleiben. Sie werden dann viel glücklicher sein. Es lohnt sich! Ein kleiner Erfolg bringt Begeisterung und stärkere Motivation. Schritt für Schritt werden Sie Ihr Ziel erreichen. Sie werden diese zehn Pfund abnehmen, und zwar für immer. Sie werden sich besser fühlen denn je!

Ihre zweite Woche

Tom führte mein Programm fünf Monate durch und nahm insgesamt fast 50 Pfund ab – 13 im ersten Monat. Sein Taillenumfang wurde um zehn Zentimeter geringer, und sein Cholesterin ging von 200 auf 136. »Ich fühle mich großartig, dank Denise.«

Wochenüberblick

Montag:	Herz-Kreislauftraining – Intervalltraining Spazierengehen/Joggen (30 Minuten) Geist-Körper-Übungen (5 Minuten)
Dienstag:	Muskeltraining – Gewichttraining (30 Minuten)
Mittwoch:	Herz-Kreislauftraining – Training mit leichten Gewichten (30 Minuten) Geist-Körper-Übungen (5 Minuten)
Donnerstag:	Muskeltraining – Yoga und Pilates-Methode (30 Minuten)
Freitag:	Herz-Kreislauftraining – dreifach gemischt mit muskelaufbauendem Circuittraining (30 Minuten) Geist-Körper-Übungen (5 Minuten)
Samstag:	Spieltag (60 Minuten)
Sonntag:	Verjüngungstag

Sie sollten stolz auf sich sein! Woche 1 ist vorbei, und Sie machen schon Fortschritte. Sie beginnen, sich schlanker, fester und energiegeladener zu fühlen; vielleicht freuen Sie sich schon auf Ihre Workouts. Und ohne Zweifel ist Ihnen das Sich-dauernd-Bewegen zur lieben Gewohnheit geworden. Doch Erfolg bedeutet nicht, dass Sie es jetzt gemächlicher angehen können. Ganz im Gegenteil. Diese Woche werden Sie sich das Ziel etwas höher stecken, das Tempo während der aeroben Workouts steigern und neue Übungen zum Muskelaufbau hinzufügen. Sie sind bereit, Ihrem Stoffwechsel wirklich Zunder zu geben? Also los!

Gedanke der Woche: Lernen Sie, sich selbst zu mögen!

Das Schicksal hat mir keinen fitten Körper, keinen liebenden Ehemann und keine erfolgreiche Karriere in die Wiege gelegt. Natürlich hatte ich Glück. Aber ich habe auch hart dafür gearbeitet. Oft wollte ich aufgeben, hatte das Gefühl, dass sich alles nicht lohnt. Doch ich hielt durch und habe »Nein« als Antwort nicht akzeptiert – und es hat sich ausgezahlt.

Mein Durchbruch kam 1984, als ich Fitnessberaterin für die *Today*-Show von NBC wurde. Damals gab es nirgends im Frühstücksfernsehen ein Fitnessprogramm, doch ich hatte das Gefühl, dass es ein Erfolg werden könnte. Nach meinem ersten Auftritt in der Sendung bekam der Sender mehr als 10000 Briefe. Ich war gut angekommen.

Um sich selbst zu mögen, müssen Sie als Erstes akzeptieren, dass niemand perfekt ist. Jeder hat Tage, an denen er sich dick fühlt. Oder Tage mit hässlichen Haaren. Tage, an denen man sich immer wieder umzieht und einem das Spiegelbild, das man sieht, trotzdem nicht gefällt. Das gehört zum Leben. Sie dürfen nicht erwarten, dass Ihre Einstellung sich über Nacht um hundert Prozent ändert. Aber Sie können mit kleinen Schrittchen auf ein besseres Selbstbild zugehen. Sie sind eine Persönlichkeit – überzeugen Sie sich selbst davon, und andere werden es auch glauben!

Wie verwandeln Sie negative Gedanken in positive? Hören Sie auf, sich ständig mit dem herumzuschlagen, was Sie nicht sind, konzentrieren Sie sich auf das, was Sie sind. Verbannen Sie Ausdrücke wie etwa »Hängebauch« aus Ihrem Wortschatz. Fachleute sagen, dass Sie Ihre Unzufriedenheit nicht einmal aussprechen müssen und andere Ihre Unsicherheit trotzdem bemerken. Ihre hängenden Mundwinkel und Ihre eingesunkene Haltung signalisieren: »Ich mag mich nicht«. Großer Fehler!

Nehmen Sie sich in dieser Woche etwas Zeit, und erinnern Sie sich daran, dass Sie ein unglaubliches, einzigartiges Individuum sind, das sehr viel zu bieten hat. Applaudieren Sie Ihren Besonderheiten. Denken Sie nicht »dick«, denken Sie »klug, lustig, interessant, motiviert, großzügig, hübsch«.

Wenn Sie spüren, dass die alten Zweifel und Unsicherheiten wieder in Ihnen hochsteigen, führen Sie ein kleines positives Selbstgespräch. Sagen Sie sich Ihre fünf besten Eigenschaften im Kopf oder auch laut her, oder schreiben Sie alle in ein Notizbuch. Zweifeln Sie noch immer, bitten Sie eine Person Ihres Vertrauens um Hilfe bei Ihrer Liste. Was meint er oder sie, welche Ihre besten Eigenschaften sind? Sehen Sie sich die Liste jeden Abend vor dem Zubettgehen an. Oder tragen Sie den Zettel immer bei sich, dann können Sie ihn herausholen und lesen, sobald Ihnen selbstkritische Gedanken durch den Kopf schießen.

Lassen Sie Selbstzweifel nicht zu einer Prophezeiung werden, die sich automatisch erfüllt. Unternehmen Sie bewusste Anstrengungen, um sich nicht länger selbst schlecht zu machen, sowohl in Ihren Gedanken als auch in Gesprächen mit anderen. Betreten Sie einen Raum voller Selbstvertrauen – halten Sie das Kinn hoch, nehmen Sie die Schultern zurück – und lächeln Sie. Ein großes, intensives Lächeln!

Seien Sie positiv, seien Sie stolz! Jeder Tag, an dem Sie Ihre neuen Gewohnheiten üben, wird Sie gesünder, glücklicher, stärker und energiegeladener machen. Vertrauen in Ihre Fähigkeiten wird Ihnen mehr helfen, Ihr Idealgewicht zu halten, als alle Diäten. Sie sind ein einzigartiges und außergewöhnliches Wesen – es gibt Sie nur einmal! Feiern Sie den Menschen, der Sie sind, und den, der Sie werden wollen. Ihr Strahlen wird sich auf Ihre Mitmenschen übertragen.

Woche 2 – Speiseplan

Auf geht es in die nächste Woche! Viel Erfolg!

Zum Tag 8

Meine Überzeugung
Die Körperhaltung spricht Bände; achten Sie darauf, dass Ihre Selbstvertrauen signalisiert.

Strategie: Heute bringen Sie Ihren Stoffwechsel mit 30 Minuten Fett verbrennender aerober Übungen in Schwung. Machen Sie mein Spazieren-/Joggen-Intervalltraining (Seite 208), oder wählen Sie Ihre Lieblingssportart. Wollen Sie Ihr eigener Herr sein, müssen Sie daran denken, Ihr Workout abwechslungsreich zu gestalten. Hatten Sie am Samstag Power Walking, ist heute Radfahren dran. Oder verstärken Sie die Wirkung des Workouts auf Ihren Stoffwechsel, indem Sie die Intensität steigern. Je härter Sie arbeiten, desto mehr Kalorien verbrennen Sie.

Verbessern Sie mit Ihren Mini-Workouts (Seite 280 bis 291) Ihre Haltung. Strecken Sie beim Sitzen oder Stehen Ihre Wirbelsäule. Stehen Sie auf, und dehnen Sie sich. Aufrechte Haltung steht Ihnen!

Täglicher Tipp: Um Ihren Spaziergang noch besser zu nützen, achten Sie auf Ihre Haltung. Nehmen Sie die Brust nach oben und die Schultern zurück. Ziehen Sie den Bauch ein, und machen Sie kein Hohlkreuz. Ihre Füße sollten etwa hüftbreit auseinander sein und die Zehen gerade nach vorn zeigen. Setzen Sie den Absatz auf, rollen Sie den Fuß dann ab, und stoßen Sie sich mit den Zehen ab. Halten Sie die Arme im 90-Grad-Winkel gebeugt und die Ellbogen eng am Körper. Bewegen Sie die Arme wirklich! Je mehr Muskeln Sie einsetzen, desto mehr Kalorien verbrennen Sie. Zur Straffung Ihres Gesäßes, pressen Sie es beim Spazierengehen zusammen. Genau das tue ich auch.

Tag 8 – Montag

Frühstück

Burrito mit Rührei

2 Eier
1 Esslöffel fettarme Milch
Pflanzenöl
2 Esslöffel Salsa
1 Weizen- oder Weizenvollkorn-Tortilla
1 halbe Canteloupe-**Melone**

Die Eier mit Milch verrühren. Eine beschichtete Pfanne mit etwas Pflanzenöl fetten und die Eier garen, bis sie gestockt sind. Die Eier und die Salsa in die Tortilla geben. Dazu die frische Melone servieren.

Kalorien	*335*
Fett	*13 g*
Kalzium	*135 mg*
Ballaststoffe	*2 g*

Snack am Vormittag

1 **Grapefruit,** geschält

Kalorien	*80*
Fett	*0,2 g*
Kalzium	*28 mg*
Ballaststoffe	*12 g*

Mittagessen

Gemüsesandwich mit Suppe

1 Vollkornbrötchen
Olivenöl
1 **Tomate**, in Scheiben
5 Stängel frisches **Basilikum**
30 g Mozzarella
90 g **Brokkoli**
1/4 l **Minestrone**
1 **Pfirsich**

Das Brötchen halbieren und mit Olivenöl bestreichen. Grillen, bis es leicht gebräunt ist. Jede Hälfte mit Tomate, Basilikum und Mozzarella belegen. Brokkoliröschen in die Suppe geben und erhitzen. Die Mahlzeit mit einem Pfirsich abschließen.

Kalorien	*380*
Fett	*12 g*
Kalzium	*255 mg*
Ballaststoffe	*13 g*

Snack am Nachmittag

1 kleiner fettarmer Kleie-Muffin

Kalorien	*200*
Fett	*3 g*
Kalzium	*66 mg*
Ballaststoffe	*4 g*

Abendessen

Shrimps-Gemüse-Kebab

50 g brauner Reis
3 große Shrimps
2 **Pilze**
75 g rote **Zwiebeln,** in Stücken
1/2 kleiner **Zucchino,** in Stücken
1/2 rote, gelbe oder grüne **Paprika,** in Stücken
2 Esslöffel Zitronen-Pfeffer-Vinaigrette
1/2 reife **Mango** in Streifen

Den Reis nach der Anleitung auf der Packung zubereiten. Während der Reis gart, die Shrimps, Pilze, Zwiebel-, Zucchino- und Pfefferstücke auf einen Spieß stecken. Mit der Vinaigrette bestreichen. Grillen, bis die Shrimps rosa werden. Auf dem Reis servieren. Die Mango als kühles, tropisches Dessert genießen.

Kalorien	*570*
Fett	*12 g*
Kalzium	*117 mg*
Ballaststoffe	*7 g*

Gesamtkalorien für Tag 8	1565
Gesamtfett	40,2 g (etwa 24 % der Kalorien)
Gesamtkalzium	601 mg
Gesamtballaststoffe	38 g

Zum Tag 9

Meine Überzeugung
Gewichtheben ist der schnellste Weg, um Ihre Figur zu verbessern. Die Gewichte, die Sie heben, sind ihr Gewicht in Gold wert!

Strategie: Heute bringen Sie Ihren Stoffwechsel mit meinem Krafttraining auf den Seiten 213 bis 233 in Trab. Achten Sie bei den einzelnen Übungen auf die Form. Für die betroffene Muskelgruppe soll die volle Bewegung durchgeführt werden. Wenn Sie Übungen für den Bizeps machen, heben Sie das Gewicht die volle Strecke, dann senken Sie es wieder ganz bis zur Ausgangsposition.

Sie erkennen inzwischen die Vorzüge der Mini-Workouts. Sie verbrennen nicht nur Kalorien, Sie halten die Muskeln auch locker – keine Steifheit und keine Probleme beim Aufstehen. Wenn Sie das nächste Mal Ihrer Freundin am Telefon erzählen, wie gut Sie sich fühlen, setzen Sie sich an die Wand, als ob Sie auf einem Stuhl sitzen, aber tun das ohne Stuhl (»Sitzen an der Wand«, Seite 283). Eine großartige Übung für die Schenkel!

Täglicher Tipp: Wenn Sie statt Obstsaft ganze Früchte und Gemüse zu sich nehmen, verstärken Sie die Aufnahme von Ballaststoffen. Durch das Entsaften wird der Ballaststoffgehalt der Früchte verringert. Schneiden Sie einen Apfel in Spalten oder schälen Sie eine Grapefruit, um Ihrem Tag mehr Ballaststoffe – und Aroma – zu geben.

Tag 9 – Dienstag

Frühstück

Gebackener Apfel

1 **Granny-Smith-Apfel**
80 ml **Orangensaft**
25 g Haferflocken
4 Esslöffel geröstete Weizenkleie
2 Teelöffel Butter, zerlassen
1 Esslöffel brauner Zucker
Zimt
110 g fettarmer Vanillejoghurt

Den Backofen auf 180 °C (Umluft 160 °C, Gas Stufe 2) vorheizen. Den Apfel schälen, in Scheiben schneiden und in eine ofenfeste Form geben. Orangensaft darüber gießen. In einer Schüssel Haferflocken, Weizenkleie, Butter, braunen Zucker und Zimt mischen. Die Hafermischung über den Apfel streuen. 15 bis 20 Minuten backen. Joghurt darüber geben. Ein herrlicher Tagesbeginn!

Kalorien	*470*
Fett	*11 g*
Kalzium	*198 mg*
Ballaststoffe	*9 g*

Snack am Vormittag

1/4 l Kräutertee mit einem Spritzer **Orangensaft**

Kalorien	*20*
Fett	*0 g*
Kalzium	*0 mg*
Ballaststoffe	*0 g*

Mittagessen

Bouillabaisse

1 Portion Bouillabaisse (etwa
3/8 l fertige Suppe)
140 g kleine Shrimps, aufgetaut
1 Vollkornbrötchen
1 Teelöffel Butter
75 g **Ananasstücke**

Die Bouillabaisse nach der Anleitung auf der Packung zubereiten. Die Shrimps zugeben und 2 bis 3 Minuten garen, bis die Shrimps rosa sind. Mit einem Brötchen und Butter servieren. Als Dessert: Ananas.

Kalorien	*450*
Fett	*12 g*
Kalzium	*155 mg*
Ballaststoffe	*5 g*

Snack am Nachmittag

3 Stücke Müslifruchtriegel mit 1/8 l Milch

Kalorien	*130*
Fett	*7 g*
Kalzium	*80 mg*
Ballaststoffe	*3 g*

(Auf die Nährwertliste auf der Verpackung schauen!)

Abendessen

Filet Mignon

110 g Filet Mignon
1 **Knoblauchzehe**, zerkleinert
Italienisches Gewürz
Worcestersauce
180 g **Brokkoli**
2 Teelöffel Olivenöl
1 Teelöffel Sesamsamen
1 Ofen**kartoffel**
Olivenöl
Knoblauchpulver

Das Filet in Knoblauch, Italienischem Gewürz und Worcestersauce marinieren. Grillen, bis es in der Mitte rosa ist. Den Brokkoli in Olivenöl kurz anbraten und mit Sesamsamen bestreuen. Die Ofenkartoffel in Spalten schneiden, leicht mit Olivenöl bestreichen und mit Knoblauchpulver bestreuen. Eine herzhafte Mahlzeit für einen hart arbeitenden Menschen!

Kalorien	*510*
Fett	*21 g*
Kalzium	*106 mg*
Ballaststoffe	*10 g*

Gesamtkalorien für Tag 9	1463
Gesamtfett	51 g (etwa 26 % der Kalorien)
Gesamtkalzium	649 mg
Gesamtballaststoffe	27 g

Zum Tag 10

Meine Überzeugung
Nichts lohnt sich mehr, als auf sich selbst Acht zu geben.

Strategie: Raus aus den Federn! Lächeln Sie nicht nur – lachen Sie laut!

Ja, ich wette, inzwischen spüren Sie wirklich, wie gut Ihnen das regelmäßige Training tut. Sie fühlen sich stärker, schlanker, lebendiger. Sie schlafen gut. Ihre Haut hat einen sanften Glanz. Also, bewegen Sie sich weiter. Heutige Dosis: 30 Minuten aerobes Training zum Fettverbrennen. Führen Sie meine Übungen der Seiten 235 bis 244 durch oder irgendein Puls beschleunigendes Training Ihrer Wahl.

Wenn Sie noch keines der Mini-Workouts von den Seiten 280 bis 291 ausprobiert haben, tun Sie es heute!

Täglicher Tipp: Trainieren Sie, wann immer es geht, im Freien, um auch frische Luft und Sonne zu genießen. Vergessen Sie den Sonnenschutz nicht! Sie werden mehr Spaß am Training haben, und Ihre Einstellung zum Leben wird viel besser sein.

Tag 10 – Donnerstag

Frühstück

Pfirsichbrei

110 g Zitronenjoghurt
1/8 l entrahmte Milch
75 g **Pfirsiche** in Scheiben, frisch oder tiefgefroren
1/8 l **Orangensaft**
4 Esslöffel Weizenkleie
3 Eiswürfel
1 Zwieback

Die Zutaten – bis auf den Zwieback – im Mixer zu einem nährstoffreichen Frühstücksgetränk verrühren. Mit dem Zwieback servieren.

Kalorien	*400*
Fett	*5 g*
Kalzium	*333 mg*
Ballaststoffe	*8 g*

Snack am Vormittag

150 g **Himbeeren**, frisch oder gefroren

Kalorien	*60*
Fett	*0 g*
Kalzium	*0 mg*
Ballaststoffe	*8 g*

Mittagessen

Putenburger

110 g Hackfleisch von der Putenbrust
oder 1 fertiger Putenburger
Soja-, Teriyaki- oder Worcestersauce
Knoblauchpulver
Oregano
1 Vollkornbrötchen
2 Scheiben geröstete rote **Paprika**
1 Esslöffel Senf
150 g blaue **Trauben**

Putenhackfleisch, Sauce, Knoblauchpulver und Oregano mischen und zu einem Burger formen. Grillen oder braten und auf dem Vollkornbrötchen mit gerösteter roter Paprika und Senf servieren. Die Trauben als Dessert.

Kalorien	*380*
Fett	*14 g*
Kalzium	*77 mg*
Ballaststoffe	*3 g*

Snack am Nachmittag

Nützen Sie diesen Snack am Nachmittag doppelt. Spazieren Sie zum nächsten Eisladen – Sie werden den doppelten Vorteil daraus ziehen!

1 kleines Joghurteis

Kalorien	*100*
Fett	*1 g*
Kalzium	*112 mg*
Ballaststoffe	*0 g*

Abendessen

Gemüse-Quesadillas

1 Teelöffel Olivenöl
1 **Knoblauchzehe**, zerkleinert
30 g **Zwiebel**, zerkleinert
25 g **Pilze**, zerkleinert
45 g **Zucchini**, zerkleinert
45 g **Brokkoli**, zerkleinert
45 g **Blumenkohl**, zerkleinert
150 g **Tomaten** aus der Dose, zerkleinert
2 Weizentortillas
60 g Gouda (zwei Scheiben)

Olivenöl erhitzen und den Knoblauch anbraten, bis er glasig ist. Zwiebeln, Pilze, Zucchini, Brokkoli, Blumenkohl und Tomaten zugeben. Garen, bis sie weich sind. Die Gemüsemischung auf zwei Tortillas verteilen und auf jede 30 g Gouda geben. Kurz in den Grill legen, damit der Käse schmilzt.

Kalorien	*580*
Fett	*27 g*
Kalzium	*622 mg*
Ballaststoffe	*7 g*

Gesamtkalorien für Tag 10	1520
Gesamtfett	47 g (etwa 24 % der Kalorien)
Gesamtkalzium	1144 mg
Gesamtballaststoffe	28 g

Zum Tag 11

Meine Überzeugung
Richtiges Essen hat nichts mit Willenskraft zu tun, Sie müssen die schlechten Gewohnheiten ändern.

Strategie: Es ist Zeit, die Muskeln zu dehnen! Gehen Sie zu den Kraftübungen, die auf Yoga und der Pilates-Methode basieren, auf den Seiten 245 bis 266. Konzentrieren Sie sich beim Arbeiten auf die Festigung der Bauchmuskeln. Ihr Körper wird gut koordiniert, und Ihnen wird die Zusammenarbeit Ihrer Muskeln als Ganzes deutlicher werden. Schon bald werden Sie sich mit größerer Leichtigkeit und Eleganz bewegen – einem Tänzer ähnlicher! Auch Ihre Haltung sollte sich verbessern. Training hilft nicht nur beim Abnehmen, es schafft auch einen gesunden, glücklichen Körper, vom Kopf bis zu den Zehen.

Machen Sie Ihre Mini-Workouts! Sie können jetzt, beim Lesen, einige Male das Bein anheben oder mit den Zehen auf den Boden klopfen. Es zählt, wenn Sie sich bewegen!

Täglicher Tipp: Vergessen Sie nicht zu atmen – den ganzen Tag und vor allem während der Workouts. Tiefes Atmen hilft, Ihren Geist in der Gegenwart zu halten, und so können Sie Ihr Workout besser ausnützen. Atmen Sie durch die Nase ein, um Energie spendenden Sauerstoff zu den Muskeln zu bringen. Atmen Sie langsam durch den Mund aus, um Stress abzubauen und Spannungen im ganzen Körper zu lösen. Sie sollten das Geräusch Ihres Atems hören können, wenn Sauerstoff in Ihren Körper aufgenommen wird oder ihn verlässt. Stellen Sie sich vor, dass Sie Energie einatmen und Stress ausatmen.

Tag 11 – Donnerstag

Frühstück

80 g Früchtemüsli, ohne Zucker
1/4 l fettarme Milch
1 **Banane**

Kalorien	*400*
Fett	*5 g*
Kalzium	*200 mg*
Ballaststoffe	*7 g*

Snack am Vormittag

1 **Birne**

Kalorien	*60*
Fett	*0 g*
Kalzium	*12 mg*
Ballaststoffe	*3 g*

Mittagessen

Lachssandwich

90 g Lachs aus der Dose, abgegossen
3 Esslöffel Senfsauce
1 Weizenvollkornbrötchen, getoastet
1 **Tomate**, in Scheiben
2 Stangen **Staudensellerie**, in kleine Stücke geschnitten
1 **Mandarine**

Lachs und Senfsauce mischen. Gleichmäßig auf die zwei Brötchenhälften verteilen und mit Tomatenscheiben garnieren. Mit Sellerie servieren. Als Dessert eine erfrischende Mandarine.

Kalorien	*360*
Fett	*10 g*
Kalzium	*320 mg*
Ballaststoffe	*8 g*

Snack am Nachmittag

1 kleine Packung Popcorn für die Mikrowelle

Kalorien	*160*
Fett	*4 g*
Kalzium	*3 mg*
Ballaststoffe	*8 g*

Abendessen

Pasta Puttanesca

30 g Linguini
180 ml Pastasauce
1 Esslöffel Kapern
1 Anchovis, fein gehackt,
oder 1 Teelöffel Anchoviscreme (nach Belieben)
Rote Chiliflocken
1 Hand voll gemischter **Blattsalat**
1 **Mandarine**
2 Esslöffel Zitrusvinaigrette

Linguini nach der Anleitung auf der Packung zubereiten. Pastasauce erhitzen, mit Kapern, Anchovis und roten Chiliflocken abschmecken. Die Sauce über die gekochten Linguini geben. Die Blattsalate mit Mandarine und Vinaigrette anmachen.

Kalorien	*570*
Fett	*10 g*
Kalzium	*330 mg*
Ballaststoffe	*5 g*

Gesamtkalorien für Tag 11	1550
Gesamtfett	29 g (18 % der Kalorien)
Gesamtkalzium	865 mg
Gesamtballaststoffe	31 g

Zum Tag 12

Meine Überzeugung
Wenn Sie ein Workout beendet haben,
fühlen Sie sich nicht einfach nur besser –
Sie sind zufriedener mit sich selbst.

Strategie: Heute rücken wir dem Fett zu Leibe! Schlagen Sie das Circuittraining auf den Seiten 267 bis 297 auf. Oder betreiben Sie 30 Minuten Ihren aeroben Lieblingssport. Vergessen Sie nicht: Um möglichst viele Kalorien zu verbrennen, müssen Sie bei Ihrem Workout abwechseln. Erfinden Sie Ihr eigenes, Kalorien verbrennendes Circuittraining. Wenn Sie joggen, rennen Sie einen Hügel hinauf, machen 15 Liegestütze, spurten zum nächsten Baum, springen hoch und berühren einen Ast. Versuchen Sie so viel verschiedene Bewegungen wie möglich zu integrieren, um viele Muskelfasern einzubeziehen.

Heute ergänzen Sie ein weiteres Mini-Workout, um auf insgesamt 16 zu kommen – eines für jede Stunde, die Sie wach sind. Fangen Sie jetzt an: Stehen Sie auf, atmen Sie tief, und dehnen Sie sich. So ist's recht!

Täglicher Tipp: Sehen Sie vom Boden aus fern. Es ist der beste Sitzplatz in der Wohnung, vor allem wenn Sie trainieren wollen. So bald Sie die Worte hören »Bleiben Sie dran«, beginnen Sie, sich zu bewegen. Während jedes Werbeblocks führen Sie eine 15er-Wiederholung der folgenden Übungen durch: Beinhebungen, Liegestützen, Trizeps-Trimmer und Sit-ups. Wer hat gesagt, dass Fernsehen Zeitverschwendung ist?

Tag 12 – Freitag

Frühstück

1 Vollkornbagel
60 g fettarmer Hüttenkäse
75 g **Ananas**stücke
Zimt
1/4 l Kräutertee

Den Bagel auseinander schneiden und jede Seite mit Hüttenkäse bestreichen, Ananasstücke darauf legen und mit Zimt bestreuen. Dazu eine aromareiche Tasse Tee trinken!

Kalorien	*350*
Fett	*2,5 g*
Kalzium	*100 mg*
Ballaststoffe	*4 g*

Snack am Vormittag

1 Müsliriegel

Kalorien	*220*
Fett	*5 g*
Kalzium	*350 mg*
Ballaststoffe	*2 g*

(Auf die Nährwertliste auf der Verpackung schauen!)

Mittagessen

Quesadilla mit Schwarzen Bohnen

2 Maismehltortillas
2/3 Tasse Schwarze **Bohnen**
1 Esslöffel Salsa
1 Esslöffel **Lauchzwiebeln,** fein zerkleinert
1 Esslöffel Sour Cream, light
2 Esslöffel fettarmer Cheddar-Käse, gerieben
1 **Nektarine**

Die Tortillas in der Mikrowelle oder dem Backofen leicht aufwärmen. Die warmen Tortillas in eine Grillpfanne legen und auf jede Schwarze Bohnen, Salsa, Zwiebeln, Sour Cream und Käse geben. Grillen, bis der Käse schmilzt. Als Dessert gibt es eine saftige Nektarine.

Kalorien	*490*
Fett	*15 g*
Kalzium	*660 mg*
Ballaststoffe	*15 g*

Snack am Nachmittag

1/2 **Grapefruit**

Kalorien	*40*
Fett	*0 g*
Kalzium	*0 mg*
Ballaststoffe	*6 g*

Abendessen

Hähnchen mit Parmesan

1 Teelöffel Olivenöl
1/2 Hähnchenbrust (110 g)
1/8 l Pastasauce
2 Esslöffel Parmesan
50 g Couscous
250 g **Spargel**
1 Teelöffel Sesamöl
1/2 Teelöffel geriebener Ingwer
1/2 **Knoblauchzehe**, zerkleinert

Den Backofen auf 180 °C (Umluft 160 °C, Gas Stufe 2) vorheizen. Olivenöl in eine beschichtete Pfanne geben und das Hähnchen leicht anbräunen. In eine Auflaufform geben und mit Pastasauce und Käse bedecken. 20 Minuten backen, bis das Fleisch gar ist. Während das Hähnchen gart, den Couscous nach Anleitung auf der Packung zubereiten und den Spargel zusammen mit Ingwer und Knoblauch in Sesamöl anbraten, bis er knackig-zart ist. Das Hähnchen auf den Couscous platzieren, den Spargel dazu servieren.

Kalorien	*540*
Fett	*19 g*
Kalzium	*270 mg*
Ballaststoffe	*7 g*

Gesamtkalorien für Tag 12	1640
Gesamtfett	41,5 g (etwa 24 % der Kalorien)
Gesamtkalzium	1069 mg
Gesamtballaststoffe	34 g

Zum Tag 13

Meine Überzeugung
Fahren Sie nicht mit dem Auto, wenn Sie laufen oder Rad fahren können. Dabei verbrennen Sie nicht nur Kalorien, sondern haben auch noch Spaß.

Strategie: Es ist Samstag! Zeit um ins Freie zu gehen und zu spielen. Tun Sie alles, was Sie wollen. Versuchen Sie einen Querfeldeinlauf, oder fahren Sie mit dem Mountainbike. Spielen Sie 18 Löcher Golf (selbstverständlich laufen Sie – fahren kommt überhaupt nicht in Frage). Und wie sieht's eigentlich mit Federball aus? Achten Sie nur darauf, dass Sie 60 Minuten in Bewegung sind. Wenn Sie länger als eine Stunde draußen trainieren, sollten Sie Wasser und einen gesunden Snack mitnehmen. Genießen Sie den Tag!

Ich weiß, dass heute Spieltag ist. Aber vergessen Sie die Mini-Workouts nicht! Sie waren die ganze Woche großartig, halten Sie die Flamme am Brennen.

Täglicher Tipp: Tanzen Sie Ihr Abendessen weg! Ob Sie am Samstagabend ausgehen oder zu Hause bleiben. Legen Sie Ihre Lieblingsmelodien auf. Der Rhythmus wird Ihre Füße in Bewegung halten, gar nicht zu reden von den Kalorien, die er verbrennt.

Tag 13 – Samstag

Frühstück

Sandwich mit gebratenem Ei

1 Ei
Pflanzenöl
Tabasco
2 Scheiben Mehrkornbrot, getoastet
1/4 **Canteloupe-Melone**

Das Ei in Pflanzenöl braten. Einen Spritzer Tabasco als Würze zugeben. Das Ganze auf Mehrkorntoast servieren. Dazu frische Melone.

Kalorien	*250*
Fett	*7 g*
Kalzium	*80 mg*
Ballaststoffe	*7 g*

Snack am Vormittag

150 g frische gemischte **Beeren**
mit 2 Esslöffeln fettarmer Sahne garniert

Kalorien	*65*
Fett	*1 g*
Kalzium	*0 mg*
Ballaststoffe	*3 g*

Mittagessen

Spinatsalat

150 g junger **Blattspinat**
100 g kleine Shrimps
2 Esslöffel Cashewkerne
2 Esslöffel Zitrusvinaigrette
1 Vollkornbrötchen
110 g **Apfelmus**

Spinat, Shrimps, Cashewkerne und Vinaigrette mischen. Mit dem Brötchen servieren. Das Apfelmus ist für Ihren süßen Zahn.

Kalorien	*470*
Fett	*13 g*
Kalzium	*240 mg*
Ballaststoffe	*7 g*

Snack am Nachmittag

1 kleiner, fettarmer Kleie-Muffin

Kalorien	*200*
Fett	*3 g*
Kalzium	*60 mg*
Ballaststoffe	*4 g*

Abendessen

Ofenkartoffel mit Gemüse

1 fertige Ofen**kartoffel**
2 Esslöffel Sour Cream, light
Zwiebelpulver
150 g gemischte Gemüse: **Brokkoli, Möhren, Blumenkohl** und **Pilze**
1 Teelöffel Olivenöl
60 g Gouda in Scheiben

Das Innere aus der Ofenkartoffel mit dem Löffel herausnehmen und mit Sour Cream und Zwiebelpulver mischen. Die Füllung in die Kartoffelschale zurückgeben. Das Gemüse in Olivenöl sautieren, bis es knackig-zart ist. Das Gemüse auf die Kartoffel geben und mit Käse garnieren. Grillen, bis der Käse geschmolzen ist.

Kalorien	*540*
Fett	*22 g*
Kalzium	*500 mg*
Ballaststoffe	*9 g*

Gesamtkalorien für Tag 13	1525
Gesamtfett	46 g (etwa 27 % der Kalorien)
Gesamtkalzium	880 mg
Gesamtballaststoffe	30 g

Zum Tag 14

Meine Überzeugung
Betrachten Sie Ihren Körper nicht als Feind, sondern als Ihren besten Freund.

Strategie: Herzlichen Glückwunsch! Sie haben auch die zweite Woche geschafft. Das war doch gar nicht so schlimm, oder? Heute können Sie tun, was Sie gern möchten. Zu Hause faulenzen oder einen gemütlichen Spaziergang machen. Oder noch besser, verwöhnen Sie sich. An freien Tagen stelle ich gern Kerzen in meinem Badezimmer auf und entspanne in einem warmen Bad mit Lavendelöl. Manchmal muss man nichts tun, um dann wieder produktiver zu sein. Sie haben die Ruhe verdient!

Ich weiß, dass Sie heute frei haben, aber machen Sie trotzdem Ihre Mini-Workouts. Jede Kleinigkeit nützt.

Täglicher Tipp: Legen Sie am Fensterbrett einen Kräutergarten an. Frische Kräuter geben vielen Gerichten Duft und Aroma. Würzen Sie Salate, Pasta, Geflügel – und vieles mehr – mit Petersilie, Schnittlauch, Basilikum oder Salbei. Oder schneiden Sie ein paar hübsche Zweige ab und stellen Sie diese in eine Vase. Sie können den Duft den ganzen Tag genießen, und er wird Sie inspirieren, Ihre Mahlzeiten besonders sorgfältig zuzubereiten.

Tag 14 – Sonntag

Frühstück

Reispudding

120 g gekochter brauner Reis
1/8 l fettarme Milch
2 Esslöffel geröstete Weizenkleie
1 Ei, verschlagen
2 Esslöffel **Rosinen**
1 Esslöffel Zucker, Honig oder Sirup

Alle Zutaten in einem Topf verrühren und 5 bis 7 Minuten erhitzen (in der Mikrowelle etwa 2 Minuten).

Kalorien	*390*
Fett	*5 g*
Kalzium	*190 mg*
Ballaststoffe	*5 g*

Snack am Vormittag

10 getrocknete **Aprikosenhälften**

Kalorien	*83*
Fett	*0,2 g*
Kalzium	*16 mg*
Ballaststoffe	*3 g*

Mittagessen

Aubergine mit Parmesan

1/4 **Aubergine**, geschält und in Scheiben
von etwa 1/2 cm Dicke (wenn Sie Aubergine nicht mögen,
nehmen Sie einen **Zucchino** von 15 cm Länge)
2 Esslöffel Olivenöl
1/8 l Pastasauce
2 Esslöffel fettarmer geriebener Mozzarella
2 Esslöffel geriebener Parmesan
1 Vollkornbrötchen
Knoblauchpulver

Den Backofen auf 180 °C (Umluft 160 °C, Gas Stufe 2) vorheizen. Aubergine mit Küchenpapier trockentupfen und mit 1 Teelöffel Olivenöl auf beiden Seiten bestreichen. 5 Minuten grillen. Auberginenscheiben, Sauce und zweierlei Käse schichtweise in eine kleine Auflaufform geben. 15 Minuten backen. Mit Knoblauchtoast servieren: Vollkornbrötchen halbieren und mit dem restlichen Olivenöl bestreichen und mit Knoblauchpulver bestreuen, dann leicht grillen.

Kalorien	*450*
Fett	*20 g*
Kalzium	*270 mg*
Ballaststoffe	*4 g*

Snack am Nachmittag

1 **Grapefruit**

Kalorien	*80*
Fett	*0 g*
Kalzium	*0 mg*
Ballaststoffe	*12 g*

Abendessen

Putenbrust mit Honigsenf

2 Esslöffel Wasser
110 g Putenbrust ohne Haut
1 Esslöffel Honig
1 Esslöffel körniger Senf
Zitronensaft
3 kleine **Kartoffeln**, gekocht
fettarme Milch
Knoblauchpulver
2 Esslöffel Frischkäse, light
150 g gemischte **Gemüse**, gedämpft
Vinaigrette

Den Backofen auf 180 °C (Umluft 160 °C, Gas Stufe 2) vorheizen. Wasser in eine Auflaufform gießen und die Putenbrust hinzufügen. Honig, Senf und einen Spritzer Zitronensaft mischen. Über das Fleisch geben. Mit Folie abdecken und 20 bis 25 Minuten backen. Die Kartoffeln mit der Milch, dem Knoblauch und dem Frischkäse zerdrücken. Auf die gedämpften Gemüse einen Spritzer Vinaigrette geben.

Kalorien	*550*
Fett	*6 g*
Kalzium	*200 mg*
Ballaststoffe	*10 g*

Gesamtkalorien für Tag 14	1553
Gesamtfett	31,2 g (etwa 18 % der Kalorien)
Gesamtkalzium	676 mg
Gesamtballaststoffe	34 g

Woche 2 – wöchentliches Wiegen

Die Hälfte der Zeit haben Sie schon hinter sich. Wie fühlen Sie sich? Ich hoffe großartig. Ihr Körper beginnt, kräftiger zu werden, Sie verwandeln sich in eine fitte und gesunde Person.

Jetzt ist es Zeit, Ihren Fortschritt zu überprüfen. Steigen Sie morgen (Montag – Tag 15) früh als Erstes auf die Waage, am besten nackt, bevor Sie etwas gegessen oder getrunken haben.

Woche 2 – Aufzeichnung des Gewichts

Tag 15: ______. Pfund

Hoffentlich sehen Sie einen Fortschritt. Haben Sie seit Tag 1 etwa fünf Pfund abgenommen? Wenn das der Fall ist, klappt alles prima. Auch wenn Sie nur drei Pfund abgenommen haben, sollten Sie stolz auf sich sein. Denn Tatsache ist doch, dass Sie sich verbessern. Sie müssen immer daran denken, wir arbeiten daran, Körperfett zu verlieren – wirklich überschüssiges Fett, nicht nur Wasser. Deshalb ist der Vorteil in jedem Fall groß, selbst wenn die Zahlen noch klein sind.

Nur Geduld – die Ergebnisse kommen, wenn Sie dabeibleiben. Ich weiß, dass Sie manchmal versucht sind, aufzugeben oder ein kleines bisschen zu mogeln … also dann, tun Sie sich einmal in der Woche etwas Gutes. Vielleicht Freitag oder Samstag Abend. Es ist okay, so etwas einmal pro Woche zu tun, aber nicht öfter. Wenn Sie nämlich häufiger »betrügen«, verlieren Sie die Grundlage und haben nicht den Erfolg, den Sie haben möchten, und von dem ich weiß, dass Sie ihn auch haben können.

Wenn Sie ab und an einmal straucheln, Schwamm drüber, machen Sie besser weiter. Konzentrieren Sie sich auf Ihren Fortschritt – Sie können es schaffen. Denken Sie immer dran, Sie haben jeden Tag eine Erfolgschance, auch wenn es manchmal nur

Kleinigkeiten sind. Jeder kleine Erfolg trägt zum nächsten kleinen Erfolg bei. Jeder ist ein Baustein zu Ihrem großen Ziel positiver Gewohnheiten.

Versprechen Sie sich selbst Unterstützung beim Erreichen Ihres Zieles, schreiben Sie das auf. Nichts wie los – Sie werden besser aussehen und sich besser fühlen denn je!

Ihre dritte Woche

Wendy hat nach der Geburt ihres Babys 40 Pfund abgenommen. Sie hat vier Monate nach meinem Plan gelebt.

Wochenüberblick

Montag:	Herz-Kreislauftraining – Intervalltraining Spazierengehen/Joggen (30 Minuten) Geist-Körper-Übungen (5 Minuten)
Dienstag:	Muskeltraining – Gewichttraining (30 Minuten)
Mittwoch:	Herz-Kreislauftraining – Training mit leichten Gewichten (30 Minuten) Geist-Körper-Übungen (5 Minuten)
Donnerstag:	Muskeltraining – Yoga und Pilates-Methode (30 Minuten)
Freitag:	Herz-Kreislauftraining – dreifach gemischt mit muskelaufbauendem Circuittraining (30 Minuten) Geist-Körper-Übungen (5 Minuten)
Samstag:	Spieltag (60 Minuten)
Sonntag:	Verjüngungstag

Das Schlimmste ist geschafft! In Woche 3 fangen Sie wirklich an, Ergebnisse zu sehen. Mehr Ausdauer und Durchhaltevermögen. Kräftigere Muskeln. Lockerer sitzende Kleider. Hören Sie jetzt nicht auf – das Ende ist in Sicht. Behalten Sie Ihre gesunden Essgewohnheiten bei. Setzen Sie sich bei Ihren Workouts wirklich voll ein. Und sprechen Sie sich Mut zu. Sie werden nicht aufgeben. Sie wollen das. Sie schaffen das! Glauben Sie daran, und es wird eintreffen.

Gedanke der Woche: Halten Sie ein und riechen Sie die Rosen

Ich weiß, was Sie jetzt denken: »Eben hat Denise mir gesagt, dass ich dauernd trainieren soll, und jetzt sagt sie, dass ich für Blumen eine Auszeit nehmen soll«?

Lassen Sie mich das erklären. Ein gutes Leben sollte voll Arbeit, gut organisiert und auf ein Ziel gerichtet sein. Aber manchmal muss man die angenehmen Momente und günstigen Gelegenheiten in den Terminplan zwängen. Stellen Sie sich vor, Sie sind beim Power Walking und sehen einen herrlichen Fliederbusch, an dem eben die Knospen aufbrechen. Sie könnten natürlich einfach vorbeigehen, um Ihr Tempo nicht zu unterbrechen – aber es kann genauso lohnend sein, einen Moment anzuhalten, um den Duft dieser perfekten, kleinen lilafarbenen Blütenblätter einzuatmen. Wenn Sie weitermachen, sehen, riechen und spüren Sie die wunderbaren Dinge um Sie herum. Ihr Körper atmet freier, und auch Ihr Geist ist frisch gelüftet. Durch das kurze Unterbrechen haben Sie etwas viel Wichtigeres gewonnen – eine neue Achtung für die Welt, die all Ihre Aktivitäten des Tages inspirieren wird.

Ein kurzes Ausbrechen aus Ihrem Alltag kann unzählige Vorteile für Ihr Befinden und Ihre Gesundheit bringen. Wussten Sie, dass Ausschlag, Pickel, Schlaflosigkeit, Zähneknirschen, Verdauungsstörungen und sogar Gewichtszunahme ein Ergebnis von Stress sind? Noch schwerer wiegt, dass manche Experten glauben, Stress kann zu Herzkrankheiten beitragen. Anstatt sich Sorgen um den voll gepfropften Tag zu machen, der auf Sie zukommt, sollten Sie sich beim Workout darauf konzentrieren, Ihren Kopf freizubekommen und Platz für neue Erfahrungen zu schaffen. Natürlich können wir nicht einfach mit den Fingern schnippen und Verantwortung und persönliche Probleme vergessen, aber wir können versuchen, die Ängste einige Minuten beiseite zu schieben, unseren Geist auszuruhen und die Dinge in die richtigen Relationen zu setzen. Ihr Schritt wird leichter und Ihr Workout kürzer scheinen, wenn Sie sich auf angenehme, positive Gedanken konzentrieren. Und vor allem werden Sie damit gegen den Stress arbeiten, der so schädlich für Ihre Gesundheit sein kann.

Wenn Sie mit Ihrem Spaziergang oder Ihrem Workout fertig sind, pausieren Sie noch einmal kurz. Gönnen Sie sich einen Augenblick reinen Friedens. Überlegen Sie, wie wichtig Ihre Gesundheit für Ihre ganze Familie ist, und wie großartig es ist, dieses Programm durchzuziehen. Lächeln Sie dann. Und küssen eines Ihrer Kinder. Tätscheln den Hund. Riechen an einer Rose. Es gibt immer Zeit für die schönen Dinge des Lebens. Und es gibt sie umsonst!

Woche 3 – Speiseplan

So, in dieser Woche arbeiten Sie eifrig auf die Endrunde hin. Seien Sie guten Mutes!

ZumTag 15

Meine Überzeugung

Das Training lohnt sich, weil Sie es wert sind!

Strategie: Beginnen Sie Woche 3 mit einem Lächeln. Sie wissen, dass Sie Fortschritte machen und fühlen sich schon besser.

Zeit, um mit 30 Minuten aerobem Training Fett zu verbrennen. Machen Sie mein Spazieren-/Joggen-Intervalltraining von den Seiten 208 bis 209, oder bleiben Sie bei Ihrem bevorzugten Herz-Kreislauftraining. Sie arbeiten prima, machen Sie weiter so!

Vergessen Sie nicht Ihre Mini-Workouts – einmal stündlich eines. Wenn Sie in einer langen geschäftlichen Besprechung festsitzen, versuchen Sie es mit isometrischen Übungen (Seite 209f.). Niemand braucht zu wissen, dass Sie Ihre Muskeln während der Arbeitszeit straffen.

Täglicher Tipp: Wechseln Sie das Umfeld! Wenn Sie in Ihrer Umgebung gejoggt, Rad gefahren oder auf Inlineskates gelaufen sind, versuchen Sie es mit einem anderen Weg, oder gehen Sie in eine ganz andere Gegend. Fahren Sie in einen nahe gelegenen Park oder zu einer Freundin, erforschen Sie eine neue Umgebung. Wenn es so viel zu sehen gibt, denken Sie weniger daran, wie lange Ihr Workout noch dauert.

Tag 15 – Montag

Frühstück

Französischer Toast

1 Ei
80 ml entrahmte Milch
2 Scheiben Vollkornbrot
Pflanzenöl
Zimt
Puderzucker
75 g gemischte **Beeren**

In einer kleinen Schüssel Eier und Milch verschlagen, das Brot gründlich darin wenden. Eine beschichtete Pfanne mit Pflanzenöl fetten, das Brot hineingeben und auf beiden Seiten bräunen. Mit Zimt, Zucker und Beeren bestreuen.

Kalorien	*340*
Fett	*15 g*
Kalzium	*170 mg*
Ballaststoffe	*8 g*

Snack am Vormittag

1 **Banane** (etwa 12 cm lang)

Kalorien	*100*
Fett	*0,5 g*
Kalzium	*7 mg*
Ballaststoffe	*3 g*

Mittagessen

Tortellinisalat

1/2 Packung Käsetortellini, light
150 g gemischtes TK-**Gemüse**
2 Esslöffel Vinaigrette
60 g junge **Möhren**
110 g **Apfelmus**

Die Tortellini nach Anweisung auf der Packung kochen und mit den Gemüsen mischen. Vinaigrette unterrühren. Die Karotten dazu geben. Das Apfelmus gibt es zum Nachtisch.

Kalorien	*490*
Fett	*10 g*
Kalzium	*210 mg*
Ballaststoffe	*7 g*

Snack am Nachmittag

220 g fettarmer Joghurt mit 3 Esslöffel Müslimischung

Kalorien	*260*
Fett	*3 g*
Kalzium	*330 mg*
Ballaststoffe	*7 g*

Abendessen

Fajitas

110 g Hähnchenbrust ohne Haut und Knochen
oder 110 g Putenbrust oder 110 g fester Tofu
2 Esslöffel Fajitasauce aus der Flasche
1 Esslöffel Olivenöl
je 1/2 grüne, rote und gelbe **Paprika**, gestiftelt
1/2 rote **Zwiebel**, in dünnen Ringen
2 Weizen-, Weizenvollkorn- oder Maistortillas
2 Esslöffel Salsa

Hähnchen, Pute oder Tofu in fingerbreite Streifen schneiden. In der Fajitasauce marinieren. Grillen, bis das Fleisch durch ist – etwa 5 bis 7 Minuten. In einem zweiten Topf das Olivenöl erhitzen. Paprika und Zwiebeln hineingeben. Garen, bis sie knackig-zart sind. Die Tortillas im Backofen oder in der Mikrowelle erhitzen. Das Fleisch und die Gemüse auf die beiden Tortillas verteilen. Mit Salsa garnieren.

Kalorien	*350*
Fett	*10 g*
Kalzium	*120 mg*
Ballaststoffe	*2 g*

Gesamtkalorien für Tag 15	1540
Gesamtfett	38,5 g (etwa 22 % der Kalorien)
Gesamtkalzium	837 mg
Gesamtballaststoffe	26 g

Zum Tag 16

Meine Überzeugung
Wer rastet, der rostet. Und wir brauchen alle Stoffwechsel fördernden Muskeln, die wir nur bekommen können.

Strategie: Auf den Seiten 213 bis 233 finden Sie Ihr Workout mit Gewichten. Denken Sie heute »gute Form«, gute Technik und gute Körperhaltung – mehr Qualität als Quantität. Konzentrieren Sie sich auf langsame, kontrollierte Bewegungen, und nutzen Sie bei den Übungen den vollen Bewegungsradius. Wenn Sie alle Wiederholungen ohne Mühe durchführen können, ist es Zeit, mehr Gewicht zu nehmen. Ihr Ziel ist es, kräftiger zu werden, also fordern Sie Ihre Muskeln heraus.

Bewegung, Bewegung, Bewegung! Achten Sie darauf, stündlich ein Mini-Workout zu machen.

Täglicher Tipp: Wenn Sie morgens viel zu tun haben – Ihre Kinder müssen früh in der Schule sein oder ein Geschäftsfrühstück steht an –, teilen Sie Ihr Workout in zwei Hälften. Legen Sie es halb in den Morgen und halb in den späten Nachmittag oder Abend. Es hilft so Ihren Muskeln genauso viel.

Tag 16 – Dienstag

Frühstück

Frucht und Joghurt

150 g gemischte **Beeren** und
Canteloupe-Melone
110 g Vanillejoghurt
1 Teelöffel Honig
1 Spritzer **Zitronensaft**
1 Esslöffel Mandelblätter
1 Scheibe Mehrkornbrot, getoastet
1 Teelöffel Butter

Joghurt, Honig, Zitronensaft und Mandeln auf das Obst geben. Mit Toast und Butter servieren.

Kalorien	*380*
Fett	*14 g*
Kalzium	*240 mg*
Ballaststoffe	*6 g*

Snack am Vormittag

1/4 l Himbeerblättertee mit 80 ml **Cranberrysaft**

Kalorien	*20*
Fett	*0 g*
Kalzium	*0 mg*
Ballaststoffe	*0 g*

Mittagessen

Gemüsesandwich

2 Scheiben Mehrkornbrot
1 Scheibe Münsterkäse
4 Esslöffel **Hummus**
1/2 **Tomate**, in Scheiben
2 Scheiben **rote Zwiebel**
1 **Granny-Smith-Apfel**

Auf eine Scheibe Brot Käse und Hummus geben, dann auf beide Scheiben Tomate und Zwiebel. Die Hälften zusammenlegen und genießen. Als Nachtisch den Apfel knabbern.

Kalorien	*460*
Fett	*16 g*
Kalzium	*300 mg*
Ballaststoffe	*12 g*

Snack am Nachmittag

1 Stange **Staudensellerie** mit 1 Esslöffel Erdnussbutter

Kalorien	*100*
Fett	*8 g*
Kalzium	*20 mg*
Ballaststoffe	*3 g*

Abendessen

Pasta mit Muschelsauce

1 Hand voll **Blattsalate**
2 Esslöffel Craisins (getrocknete **Cranberries**)
1 **Mandarine**
2 Esslöffel Vinaigrette
30 g Linguini
100 g Muscheln aus der Dose
1 Prise Cayennepfeffer
180 ml Pastasauce

Blattsalate, Craisins, Mandarine und Vinaigrette mischen. Beiseite stellen. Pasta kochen. Muscheln, Pfeffer und Sauce mischen. Über die Pasta gießen.

Kalorien	*630*
Fett	*9 g*
Kalzium	*190 mg*
Ballaststoffe	*7 g*

Gesamtkalorien für Tag 16	1590
Gesamtfett	47 g (etwa 27 % der Kalorien)
Gesamtkalzium	750 mg
Gesamtballaststoffe	28 g

Zum Tag 17

Meine Überzeugung
Haltung ist alles – sorgen Sie also für eine gute Haltung!

Strategie: Beseitigen Sie Speck und Spannungen mit meinem 30-Minuten-Workout zum Fettverbrennen (Seite 235 bis 244) oder mit einem aeroben Workout Ihrer Wahl.

Heute konzentrieren Sie sich auf Stress abbauende Mini-Workouts: Dehnen Sie den Hals und den oberen Rücken, und entspannen Sie den unteren Rücken (Seite 286 bis 289).

Täglicher Tipp: Probieren Sie etwas aus, das Sie nicht so gut können. Mein Mann, Jeff, kommt aus einer Familie von Tennisspielern. Obwohl viele meiner Aufschläge im Netz landen, spiele ich regelmäßig mit ihm. Mit Tennis trainiere ich Muskeln, die ich normalerweise nicht gebrauche. Ich spüre das am nächsten Tag! Seien Sie also auch bereit, einen Sport auszuprobieren, in dem Sie nicht gerade gut sind. Ihr Körper wird es Ihnen danken. Und wer weiß? Vielleicht entdecken Sie verborgene Fähigkeiten.

Tag 17 - Mittwoch

Frühstück

Muntermacher mit Pfirsich

8 Esslöffel Cerealien
170 ml fettarme Milch
75 g **Pfirsiche** in Scheiben, frisch oder tiefgefroren

Alle Zutaten mischen.

Kalorien	*220*
Fett	*2 g*
Kalzium	*300 mg*
Ballaststoffe	*16 g*

Snack am Vormittag

2 Scheiben fettarmer Emmentaler und 1 **Apfel**

Kalorien	*240*
Fett	*6 g*
Kalzium	*440 mg*
Ballaststoffe	*4 g*

Mittagessen

Salade Niçoise

1 kleine Dose (etwa 85 g) Thunfisch in Wasser, abgegossen
2 Esslöffel Vinaigrette
1 Esslöffel Kapern
5 grüne **Oliven**, in Scheiben
1 Hand voll **Endiviensalat**
1 Vollkornbagel
1 Teelöffel Butter
150 g blaue **Trauben**

Thunfisch mit Vinaigrette, Kapern und Oliven mischen und auf dem Endiviensalat servieren. Dazu das geröstete Bagel mit Butter bestrichen reichen. Als Dessert: Trauben.

Kalorien	*400*
Fett	*7 g*
Kalzium	*70 mg*
Ballaststoffe	*4 g*

Snack am Nachmittag

Verdoppeln Sie die Vorzüge Ihres Nachmittagssnacks.
Laufen Sie zum nächsten Eisgeschäft.

1 Portion (1/8 l) Zitronensorbet

Kalorien	*120*
Fett	*0 g*
Kalzium	*0 mg*
Ballaststoffe	*0 g*

Abendessen

Schwarzer-Bohnen-Burger

1 **Schwarzer-Bohnen-**Burger
1 Vollkornbrötchen
1 Scheibe geröstete rote **Paprika**
80 g junger **Spinat**

Den Burger grillen oder in der Mikrowelle heiß machen. Auf das Brötchen legen und mit gerösteter Paprika und Spinat garnieren.

Kalorien	*450*
Fett	*7 g*
Kalzium	*330 mg*
Ballaststoffe	*6 g*

Gesamtkalorien für Tag 17	1430
Gesamtfett	22 g (etwa 14 % der Kalorien)
Gesamtkalzium	1140 mg
Gesamtballaststoffe	30 g

Zum Tag 18

Meine Überzeugung
Erinnern Sie sich daran, weshalb Sie so hart arbeiten: für Ihre Gesundheit, für Ihren Körper, für Ihren Geist, für Sie! Gott gab uns den Körper – passen Sie gut darauf auf!

Strategie: Zeit, Ihre stoffwechselanregenden Muskeln zu formen. Auf den Seiten 245 bis 266 finden Sie das auf Yoga und Pilates beruhende Workout.

Machen Sie weiter Ihre Mini-Workouts! Wenn Sie das nächste Mal an der Kasse im Supermarkt oder an der Tankstelle warten, gehen Sie immer wieder auf Zehenspitzen, das ist gut für die Waden. Jede Bewegung zählt!

Täglicher Tipp: Bei Übungen für die Bauchmuskeln sollten Sie die Finger auf den Bereich legen, an dem Sie arbeiten. Gehen Sie langsam vor – machen Sie keine ruckartigen Bewegungen. Drücken Sie den Nabel in Richtung Wirbelsäule. Und atmen Sie! Atmen Sie aus, während Sie Ihren Bauch anspannen, und ein, wenn Sie die Spannung lösen. Das Ergebnis? Absolut fantastisch!

Tag 18 – Donnerstag

Frühstück

Frühstücks-Burrito

80 g fettarmer Ricotta
1 Teelöffel Zucker
1 Prise Vanille
1 Weizentortilla
1 Teelöffel Erdbeermarmelade
75 g **Erdbeeren** in Stücken

Ricotta, Zucker und Vanille verrühren. Die Tortilla wärmen und mit Marmelade bestreichen. Die Ricotta darauf geben und mit Erdbeeren krönen. Ein festlicher Tagesbeginn!

Kalorien	*26o*
Fett	*6 g*
Kalzium	*200 mg*
Ballaststoffe	*1 g*

Snack am Vormittag

1/2 Müsliriegel und 1/4 l Himbeerblättertee

Kalorien	*110*
Fett	*2,5 g*
Kalzium	*175 mg*
Ballaststoffe	*1 g*

(Auf die Nährwertliste auf der Verpackung schauen!)

Mittagessen

Suppe und Sandwich

1 Weizenvollkorn-Pita
80 g Schinken oder geräucherter Truthahn
1 dünne Scheibe Münsterkäse
1/4 l **Minestrone**
1 **Birne**

Aus dem Brot mit Schinken oder Truthahn und Käse ein Sandwich zubereiten. Die Suppe wärmen. Als Finale: eine Birne.

Kalorien	*360*
Fett	*9 g*
Kalzium	*300 mg*
Ballaststoffe	*5 g*

Snack am Nachmittag

4 Esslöffel **Hummus** auf 8 Haferkekse

Kalorien	*260*
Fett	*10 g*
Kalzium	*38 mg*
Ballaststoffe	*9 g*

(Bei den Keksen auf die Nährwertliste auf der Verpackung schauen.)

Abendessen

Pfannengerührtes Rindfleisch

110 g Rinderfilet
2 Esslöffel und ein Spritzer Ingwer-Teriyakisauce
2 Teelöffel Olivenöl
1 Teelöffel **Knoblauch**, zerkleinert
1 **Lauchzwiebel**, zerkleinert
220 g gemischtes TK-**Gemüse**
180 g gekochter brauner Reis

Das Fleisch in der Teriyakisauce marinieren. Einen Teelöffel Olivenöl mit dem Knoblauch und der Lauchzwiebel in einer nicht beschichteten Pfanne erhitzen. Das Fleisch zugeben und garen. Das Fleisch in eine Schüssel geben und beiseite stellen. In der gleichen Pfanne das restliche Olivenöl und das Gemüse pfannenrühren, bis es knackig-zart ist. Fleisch und einen Spritzer Teriyakisauce zugeben und mischen. Auf braunem Reis servieren.

Kalorien	*530*
Fett	*11 g*
Kalzium	*90 mg*
Ballaststoffe	*13 g*

Gesamtkalorien für Tag 18	1520
Gesamtfett	38,7 g (etwa 23 % der Kalorien)
Gesamtkalzium	803 mg
Gesamtballaststoffe	29 g

Zum Tag 19

Meine Überzeugung
Nichts tut so gut wie angenehme Gefühle!

Strategie Ich liebe Fett verbrennende Freitage! Wählen Sie zwischen meinem 30-Minuten-Circuittraining (Seite 267 bis 297) oder Ihrem eigenen aeroben Workout.

Probieren Sie die verschiedenen Mini-Workouts, die Sie gelernt haben – und bereiten Sie sich auf ein Wochenende voller Spaß vor.

Täglicher Tipp: Sie fühlen sich, als ob Sie heute das Workout nicht schaffen würden? Schlüpfen Sie in einen Dress aus Lycra. Kaum zu glauben, aber eng sitzende Trainingskleidung erhöht – laut einer Fünfjahres-Studie der Pennsylvania State University – das Durchhaltevermögen und die Kraft.

Tag 19 – Freitag

Frühstück

1/2 **Canteloupe-Melone**
120 g fettarmer Hüttenkäse
1 Scheibe Mehrkornbrot
1 Teelöffel Butter

Geben Sie den Hüttenkäse auf die Melone. Toasten Sie das Brot, und servieren Sie es mit Butter.

Kalorien	*250*
Fett	*7 g*
Kalzium	*100 mg*
Ballaststoffe	*3 g*

Snack am Vormittag

110 g Fruchtjoghurt mit 40 g **Himbeeren**

Kalorien	*170*
Fett	*2 g*
Kalzium	*150 mg*
Ballaststoffe	*4 g*

Mittagessen

Baguette mit Tomaten und Käse

1 Stück Baguette, 10 cm lang
1 Esslöffel Olivenöl
1 **Tomate**, in Scheiben
4 Stängel **Basilikum**, zerkleinert
50 g Asiagokäse, gerieben
1 **Nektarine**

Die Baguette halbieren und jede Hälfte mit 1/2 Teelöffel Olivenöl bestreichen. Grillen, bis sie leicht gebräunt ist. Auf jede Hälfte Tomaten, Basilikum und Käse legen. Grillen, bis der Käse geschmolzen ist. Als Nachtisch eine Nektarine.

Kalorien	*520*
Fett	*23 g*
Kalzium	*740 mg*
Ballaststoffe	*3 g*

Snack am Nachmittag

8 Esslöffel fettarmer **Bohnen-Dip** mit 1 Portion Tortillachips (13 Chips)

Kalorien	*220*
Fett	*2 g*
Kalzium	*40 mg*
Ballaststoffe	*10 g*

Abendessen

Mein Lieblingsessen –
eine Erinnerung an Spaziergänge am Meer.

Krebs-Lachs-Frikadellen

1 mittelgroße **Kartoffel**,
gewaschen und in dünnen Scheiben
1 Teelöffel Olivenöl
Paprika
1 Dose (etwa 170 g) Lachs
110 g Krebsfleisch
2 Esslöffel Semmelbrösel
1/2 rote **Paprika**, zerkleinert
2 Esslöffel Senfsauce
1 Prise Zwiebelpulver
1 Prise Piment
Pflanzenöl
80 g **Kichererbsen** (aus der Dose)
1 Teelöffel Meerrettich
1 Esslöffel Senf
1 Spritzer Sojasauce

Den Backofen auf 180 °C (Umluft 160 °C, Gas Stufe 2) vorheizen. Die Kartoffelscheiben mit Olivenöl bestreichen und mit Paprika bestreuen. 30 Minuten backen, bis alles weich ist. Während die Kartoffeln backen, Lachs und Krebsfleisch mischen. Semmelbrösel, rote Paprika, Senf, Zwiebelpulver und Piment untermischen. Zwei Küchlein formen. Ein Küchlein in Plastik einpacken und für das morgige Mittagessen aufheben. Eine beschichtete Pfanne mit Pflanzenöl fetten. Das Küchlein auf einer Seite anbräunen, dann umdrehen und auf der anderen bräunen. Während das Küchlein gart, die Kichererbsen erwärmen. Meerrettich und Senf verrühren. Das Küchlein mit Meerrettich-Senfsauce servieren, dazu die Kartoffeln und Kichererbsen mit einem Spritzer Sojasauce.

Kalorien	*400*
Fett	*9 g*
Kalzium	*260 mg*
Ballaststoffe	*9 g*

Gesamtkalorien für Tag 19	1560
Gesamtfett	43 g (etwa 25 % der Kalorien)
Gesamtkalzium	1290 mg
Gesamtballaststoffe	29 g

Zum Tag 20

Meine Überzeugung
Energie findet man in Sauerstoff.
Atmen Sie – in tiefen, Energie spendenden Zügen!
Eine der besten Möglichkeiten zur erhöhten Sauerstoffaufnahme ist Training. Training = Energie.

Strategie: Spieltag! Heute wird sich all die Arbeit, die Sie in den letzten drei Wochen geleistet haben, wirklich auszahlen. Sie besitzen die Energie und Ausdauer, um 60 Minuten Ihres Lieblingssports wirklich zu genießen.

Wählen Sie heute Mini-Workouts, bei denen Sie sich stark fühlen. Damit bauen Sie Muskelmasse auf, verbrennen Kalorien und fühlen sich gekräftigt. Ideen finden Sie auf den Seiten 280 bis 291.

Täglicher Tipp: Denken Sie, bevor Sie trinken. Sie nehmen eine Menge Extrakalorien auf, wenn Sie Saft statt Wasser trinken. Mineralwasser oder entkoffeinierter Eistee sind eine gute Wahl – solange sie nicht gezuckert sind. Koffeinhaltige Getränke geben Ihnen im Moment einen Kick, doch da sie entwässernd wirken, rauben Sie Ihrem Körper letztendlich Wasser – und nur Weniges ist schlechter für die Energie als Dehydrierung.

Tag 20 – Samstag

Frühstück

Gebackene Eier mit Käse

2 Eier
etwas fettarme Milch
Salz
Pfeffer
30 g Cheddar-Käse, gerieben
170 ml mit Kalzium angereicherter **Orangensaft**
2 Scheiben Vollkorntoast
1 Esslöffel Butter

Den Backofen auf 180 °C (Umluft 160 °C, Gas Stufe 2) vorheizen. Die Eier mit Milch verschlagen. Mit Salz und Pfeffer abschmecken. In eine kleine ofenfeste Form geben. Mit Käse bestreuen. 10 Minuten backen, bis die Eier gestockt sind. In der Wartezeit den Orangensaft genießen. Die Eier mit Toast und Butter servieren.

Kalorien	*470*
Fett	*18 g*
Kalzium	*600 mg*
Ballaststoffe	*5 g*

Snack am Vormittag

6 Esslöffel Müslimischung mit 1/8 l fettarmer Milch

Kalorien	*100*
Fett	*1 g*
Kalzium	*190 mg*
Ballaststoffe	*5 g*

Mittagessen

Sandwich mit Krebs-Lachs-Küchlein

1 Esslöffel Dijon-Senf
1 Teelöffel Meerrettich
1 Vollkornbrötchen
1 Krebs-Lachs-Küchlein
2 Blätter **Endiviensalat**
75 g **Ananas**, frisch oder im Saft

Senf und Meerrettich verrühren. Beiseite stellen. Das Vollkornbrötchen halbieren. Toasten, bis es leicht gebräunt ist. Krebs-Lachs-Küchlein, Endivienblätter und Meerrettich-Senfsauce darauf geben. Als Dessert gibt's die Ananas.

Kalorien	*470*
Fett	*18 g*
Kalzium	*420 mg*
Ballaststoffe	*6 g*

Snack am Nachmittag

1 kleiner Müsliriegel

Kalorien	*130*
Fett	*4 g*
Kalzium	*350 mg*
Ballaststoffe	*2 g*

(Auf die Nährwertliste auf der Verpackung schauen!)

Abendessen

Spinat-Käse-Strudel

1 Teelöffel Olivenöl
1/2 Teelöffel **Knoblauch**, zerkleinert
1 Hand voll frischer **Spinat**, zerkleinert
(oder 150 g TK-Spinat, aufgetaut)
1 Prise Pfeffer aus der Mühle
1 Prise frischer **Dill**, 1 Prise Muskatnuss
120 g fettarmer Ricotta oder Hüttenkäse
Pflanzenöl, 2 Blätter Filoteig
1 Stück **Wassermelone**

Den Backofen auf 180 °C (Umluft 160 °C, Gas Stufe 2) vorheizen. Olivenöl in einer Pfanne erhitzen und Knoblauch, Spinat, Pfeffer, Dill und Muskatnuss zugeben. Garen, bis der Spinat zusammenfällt. Vom Herd nehmen. Ricotta oder Hüttenkäse einrühren. Eine Auflaufform mit Pflanzenöl fetten. Ein Blatt Filoteig aus der Packung nehmen und in die Form geben. Leicht mit Pflanzenöl bestreichen. Das zweite Teigblatt darauf legen und ebenfalls mit Pflanzenöl bestreichen. Die Spinatmischung hineingeben. Den Teig darüber zusammenfalten. Wieder mit Öl bestreichen und 30 Minuten backen, oder bis der Teig braun ist. Mit Wassermelone servieren.

Kalorien	*380*
Fett	*9 g*
Kalzium	*280 mg*
Ballaststoffe	*9 g*

Gesamtkalorien für Tag 20	1550
Gesamtfett	50 g (etwa 29 % der Kalorien)
Gesamtkalzium	1840 mg
Gesamtballaststoffe	27 g

Zum Tag 21

Meine Überzeugung
Betrachten Sie Ihre Gesundheit nicht als selbstverständlich – Vorbeugung ist die beste Medizin.

Strategie: Heute ist Ruhetag! Sie haben die ganze Woche hart gearbeitet – jetzt ist Zeit für Entspannung. Nehmen Sie den Tag frei, oder genießen Sie ein bisschen leichte Bewegung – einen Stadtbummel, einige Yogaübungen oder das Spielen mit den Kindern. Sie leisten gute Arbeit – bleiben Sie dabei.

- Wählen Sie heute Mini-Workouts zum Entspannen, etwa Drehungen der Taille oder Dehnungen für Hals und Schulter.

Täglicher Tipp: Schaffen Sie sich mit Aromatherapie eine Wellnessatmosphäre bei sich zu Hause. Wissenschaftler sagen, dass wir mit bestimmten Düften unseren Geist anregen oder beruhigen können. Düfte wie Kamille oder Lavendel fördern die Entspannung. Zitronengras, Jasmin und Rosmarin beleben. Sandelholz regt an und fördert die Sinnlichkeit. Eukalyptus lindert Muskelschmerzen. Sie bekommen Duftöle in Drogeriemärkten oder Naturkosmetikläden. Probieren Sie einmal aus, etwas davon in Ihr Badewasser zu tropfen oder auf Ihr Kopfkissen zu träufeln.

Tag 21 – Sonntag

Frühstück

Frühstückssandwich

1 Vollkornbrötchen
2 Scheiben **Tomate**
2 Scheiben fettarmer Emmentaler
1 kleine **Banane**

Das Brötchen halbieren und toasten. Auf jede Hälfte eine Tomatenscheibe und eine Scheibe Käse legen. Grillen, bis der Käse schmilzt. Mit der Banane servieren.

Kalorien	*440*
Fett	*9 g*
Kalzium	*540 mg*
Ballaststoffe	*8 g*

Snack am Vormittag

1/2 **Grapefruit**

Kalorien	*40*
Fett	*0,1 g*
Kalzium	*14 mg*
Ballaststoffe	*6 g*

Mittagessen

Nachos

2 Esslöffel Wasser
1/2 kleine **Zwiebel**, fein gewürfelt
110 g magere Putenbrust
80 ml würzige Sauce oder Salsa
1 Portion Tortillachips
1/2 **Kopfsalat**
30 g geriebener Cheddar-Käse

Wasser in eine beschichtete Pfanne geben. Zwiebel und Putenbrust hinzufügen. Bei Mittelhitze 10 Minuten garen, bis das Fleisch gar ist. Würzige Sauce oder Salsa zugießen. Über die Tortillachips geben und mit 1 Esslöffel Salsa, Kopfsalat und Käse garnieren.

Kalorien	*470*
Fett	*13 g*
Kalzium	*580 mg*
Ballaststoffe	*3 g*

Snack am Nachmittag

1 Früchteriegel

Kalorien	*150*
Fett	*4 g*
Kalzium	*350 mg*
Ballaststoffe	*2 g*

(Auf die Nährwertliste auf der Verpackung schauen!)

Abendessen

Fisch à l'orange

110 g Kabeljau- oder Schollenfilet
1 **Orange**, in Scheiben
1/4 Teelöffel geriebene Orangenschale (unbehandelt)
1 Esslöffel frische **Petersilie**, zerkleinert
1 Teelöffel Olivenöl
150 g **Brokkoli**, gedämpft
1 Spritzer Sojasauce
2 **Maiskolben**, frisch oder tiefgefroren
1 Esslöffel Butter

Den Backofen auf 180 °C (Umluft 160 °C, Gas Stufe 2) vorheizen. Den Fisch mit Orangenscheiben, Orangenschale, Petersilie und Olivenöl auf ein großes Stück Folie geben. Die Folie verschließen und das Ganze 10 bis 15 Minuten backen. Den Brokkoli dämpfen und einen Spritzer Sojasauce daran geben. Die Maiskolben kochen, bis sie warm sind und mit Butter servieren.

Kalorien	*480*
Fett	*11 g*
Kalzium	*100 mg*
Ballaststoffe	*12 g*

Gesamtkalorien für Tag 21	1580
Gesamtfett	37,1 g (etwa 21 % der Kalorien)
Gesamtkalzium	1584 mg
Gesamtballaststoffe	31 g

Woche 3 – wöchentliches Wiegen

Jetzt sind Sie schon fast auf der Zielgeraden! Sie sollten stolz auf sich sein.

Sie haben 21 Tage geschafft – und Wissenschaftler glauben, dass es 21 Tage dauert, bis etwas zur Gewohnheit wird. Ja – tolle Gewohnheiten! Positiver denken, regelmäßig trainieren und dazu die neuen Essgewohnheiten.

Prüfen Sie, wie es vorangeht. Steigen Sie morgen (Montag – Tag 22) früh als Erstes auf die Waage, am besten nackt, bevor Sie etwas gegessen oder getrunken haben.

Woche 3 – Aufzeichnung des Gewichts

Tag 22: ______. Pfund

Sie haben schon gesiegt – Sie haben einen Riesenschritt in die richtige Richtung gemacht, um die Kontrolle über Ihren Körper und über Ihr Leben zu erreichen. Sie fühlen sich großartig? Das sollten Sie auch! Ihr Selbstvertrauen ist kaum zu bremsen. Sie bringen alles fertig. Bleiben Sie dabei. Denken Sie daran, dass dies nur der Beginn einer Reise zu einer neuen gesunden Lebensweise ist.

Jetzt sollten die meisten von Ihnen feststellen, dass Sie kräftiger sind. Sie wissen, was Sie tun, und Sie packen das Workout mit der Kraft und dem Selbstvertrauen eines Athleten an, der sich seit Jahren damit befasst. Das hätten Sie sich in der ersten Woche nie vorstellen können. Sie sind eindeutig auf dem Weg zu einem besseren Körper.

Vielleicht bemerken Sie auch, dass die besten Ergebnisse des Trainings nicht einmal im körperlichen Bereich liegen. Sie sind weniger gestresst. Sie schlafen leicht ein. Sie haben mehr Energie. Ich wette, Sie spüren sogar eine Veränderung in Ihrem persönlichen Leben. Ihre Kinder sagen Ihnen, was für ein guter Kumpel Sie jetzt sind. Sie wachen mit einem Lächeln auf. Selbst im Beruf sind Sie jetzt aufgeweckter, produktiver, kreativer. Sind die Vorteile des Trainings nicht herrlich?

Genießen Sie diese letzte Woche. Steuern Sie die Ereignisse. Sie besitzen die Kraft zur Veränderung – nicht nur Ihres Körpers, sondern Ihrer ganzen Lebenseinstellung. Ich möchte, dass Sie nach der letzten Woche als Sieger durchs Ziel gehen. Es liegt an Ihnen, doch Sie sind es wert! Gott hat uns den einen Körper gegeben, passen Sie gut darauf auf und auf sich. Sie können es.

Ihre vierte Woche

Monika nahm 35 Pfund ab und trägt jetzt drei Kleidergrößen kleiner. »Nach fünf Kindern dachte ich, dass ich nie wieder schlank werden würde. Ich hatte verschiedene Methoden versucht, aber nur die von Denise funktionierte. Ich bin jetzt so glücklich!«

Wochenüberblick

Montag:	Herz-Kreislauftraining – Spazieren-/Joggen-Intervalltraining (30 Minuten) Geist-Körper-Übungen (5 Minuten)
Dienstag:	Muskeltraining – Gewichttraining (30 Minuten)
Mittwoch:	Herz-Kreislauftraining – Training mit leichten Gewichten (30 Minuten) Geist-Körper-Übungen (5 Minuten)
Donnerstag:	Muskeltraining – Yoga und Pilates-Methode (30 Minuten)
Freitag:	Herz-Kreislauftraining – dreifach gemischt mit muskelaufbauendem Circuittraining (30 Minuten) Geist-Körper-Übungen (5 Minuten)
Samstag:	Spieltag (60 Minuten)
Sonntag:	Verjüngungstag

Sie haben es fast geschafft. Sie haben unglaubliche Fortschritte gemacht – und müssen nur noch sieben Tage durchhalten. Ein Teil von Ihnen möchte es sich jetzt etwas leichter machen. Doch die Ziellinie ist schon zu sehen. Ich möchte, dass Sie diese magische Linie überqueren. Diese Woche sollten Sie sich bei Ihren aeroben Trainings sogar noch mehr anstrengen. Bereit, um Gold zu kämpfen? Also los!

Gedanke der Woche: Notieren Sie all das Gute in Ihrem Leben

Waren Sie schon einmal über jemanden so verärgert, dass Sie all die kleinen Fehler zusammenrechneten, die derjenige jemals gemacht hatte? Und dann gab es für eine problematische Situation keine Lösung mehr, weil Sie sich so hineingesteigert hatten?

Wir alle neigen dazu, unsere Enttäuschungen zu stark zu betonen, wenn wir uns von einem Freund, einem Verwandten oder sogar einem Kollegen im Stich gelassen fühlen. Doch ich habe einen besseren Weg gefunden, um den Stress und die negativen Gedanken zu vermeiden, die eine Beziehung zerstören und wertvolle Zeit verschwenden.

Wenn eine Person, die Ihnen nahe steht, Sie enttäuscht hat, sollten Sie nicht deren Fehler und schlechte Eigenschaften aufrechnen, sondern eine Liste der positiven Charakteristika erstellen. Dabei lässt Ihre Spannung nach, und Ihr Geist ist wieder frei für glücklichere, produktivere Gedanken.

Listen helfen Ihnen, Ihre Tätigkeiten zu ordnen und festzulegen, was Ihnen am wichtigsten ist. Wenn in meinem Kopf alles durcheinander geht – Kinder mit Erkältung, eine anstrengende Fernsehaufzeichnung und ein fast leerer Kühlschrank –, können nur Listen wieder Ordnung herstellen. Und meine wichtigste Liste, die Liste, die mich wirklich aufrecht hält, ist die Liste mit all dem Guten, das mir täglich begegnet.

Dazu zähle ich meinen Mann, Jeff, meine Töchter, Kelly und Katie, ebenso wie meine Eltern, meine drei Schwestern, meinen Bruder und meine Freunde. Auch meinen Hund Madonna. Unsere Gesundheit. Unsere Liebe. Unseren Glauben. Unsere beruflichen Leistungen. Und an jedem Morgen wache ich mit einem Lächeln auf und mit der Energie, alles zu erledigen.

Ich schreibe meine Liste gern auf, um sie immer bei mir zu tragen. Wann immer ich mich verletzt fühle, enttäuscht oder in der Arbeit begraben, ziehe ich die Liste heraus und überlege, für wie viele Dinge ich dankbar sein kann. Das hilft sofort!

Haben Sie in letzter Zeit alles Gute, das Ihnen täglich begegnet, zusammengerechnet? Wenn Sie es tun, gehört auch Ihre Anstrengung, um abzunehmen und in Form zu kommen, dazu. Es gibt so viele Gründe, weshalb Sie gesund und fit bleiben sollten – darunter Ihre Kinder, Ihr Mann/Ihre Frau, Ihre Eltern, Ihre Geschwister und Ihre Freunde. Und vergessen Sie sich selbst nicht. Wenn Sie erfolgreich abnehmen möchten, dürfen Sie es nicht für jemand anderen tun – Sie müssen es auch für sich selbst tun. Sie verdienen es, dass Sie sich stark und voller Energie fühlen, damit Sie das Leben in vollen Zügen genießen können!

Woche 4 – Speiseplan

Zum Tag 22

Meine Überzeugung
Fitness wird nicht gespeichert, nur Fett.

Strategie: Nun beginnt Ihre vierte Woche – seien Sie dankbar, dass Sie einen gesunden Körper besitzen, und denken Sie darüber nach, wie gut Sie sich am Ende dieser Woche fühlen werden.

Beginnen Sie Ihre 30 Minuten aerobes Workout mit Selbstvertrauen und Entschlossenheit. Sie sind wesentlich stärker und gesünder, als Sie vor drei Wochen waren ... zeigen Sie mir das! Arbeiten Sie härter beim Spazieren, Radfahren oder Laufen. Wenn Sie das am Montag übliche Spazieren-/Joggen-Intervalltraining durchführen wollen, finden Sie es auf der Seite 209. Strengen Sie sich aber wirklich an. Lassen Sie diese 30 Minuten für sich arbeiten.

Konzentrieren Sie sich heute bei den Mini-Workouts auf die Bauchmuskeln. Ziehen Sie den Bauch ein, während Sie im Auto oder im Büro sitzen, und machen Sie Sit-ups während der Werbepausen im Fernsehen. (Siehe Seite 229 bis 230.)

Täglicher Tipp: Musik setzt Sie in Bewegung, vor allem an Tagen, an denen Sie am liebsten das Haus nicht verlassen würden. Stellen Sie sich eine Kassette mit Ihren Lieblingsmelodien zusammen.

Tag 22 – Montag

Frühstück

Waffeln

2 TK-Waffeln
60 g fettarmer Ricotta
1 Teelöffel Zucker
1 Prise Vanille
75 g frische oder tiefgefrorene
gemischte **Beeren**

Die Waffeln wärmen. Ricotta, Zucker und Vanille mischen. Die Ricottamischung und die Beeren auf die Waffeln geben.

Kalorien	*280*
Fett	*7 g*
Kalzium	*250 mg*
Ballaststoffe	*3 g*

Snack am Vormittag

10 getrocknete **Aprikosenhälften**

Kalorien	*83*
Fett	*0,2 g*
Kalzium	*16 mg*
Ballaststoffe	*3 g*

Mittagessen

Fritatta

1 Teelöffel Olivenöl
2 Esslöffel **Zwiebeln**, fein gewürfelt
150 g **Pilze**, **Zucchini** und junger **Blattspinat**
5 grüne **Oliven**, zerkleinert
2 Eier
1 Esslöffel Wasser
1 Teelöffel Italienisches Gewürz
Pfeffer aus der Mühle
1 Esslöffel geriebener Parmesan
2 Esslöffel Pastasauce
1 Vollkornbrötchen
1 Esslöffel Butter
2 kleine **Pflaumen**

Das Olivenöl in einer beschichteten Pfanne erhitzen. Zwiebeln, Gemüse und Oliven zugeben und 5 bis 7 Minuten garen. In einer Schüssel Eier, Wasser, Italienisches Gewürz und Pfeffer schlagen, bis alles gut vermischt ist. Die Eier über die Gemüsemischung gießen und bei Mittelhitze garen, bis sie gestockt sind. Parmesan darüber streuen. Mit Pastasauce garnieren. Mit Brötchen und Fruchtbutter servieren. Die Pflaumen sind das Dessert.

Kalorien	*470*
Fett	*23 g*
Kalzium	*220 mg*
Ballaststoffe	*6 g*

Snack am Nachmittag

1 kleiner, fettarmer Kleie-Muffin

Kalorien	*200*
Fett	*3 g*
Kalzium	*66 mg*
Ballaststoffe	*4 g*

Abendessen

Hähnchenschenkel mit Kräutersauce

2 kleine Hähnchenschenkel ohne Haut
1 **Möhre**, zerkleinert
2 kleine rote **Kartoffeln**, halbiert
1 Stange **Staudensellerie**, in 5-cm-Stücke geschnitten
1 kleine **Zwiebel**, gewürfelt
2 Esslöffel fettarme Zitronen-Kräutersauce
150 g gemischte **Beeren**
2 Esslöffel fettarme Schlagsahne

Alle Zutaten (bis auf Beeren und Schlagsahne für den Nachtisch) in eine Auflaufform geben und zugedeckt im Backofen bei 180°C etwa 30 Minuten garen.

Kalorien	*500*
Fett	*12 g*
Kalzium	*39 mg*
Ballaststoffe	*15 g*

Gesamtkalorien für Tag 22	1533
Gesamtfett	45,2 g (etwa 27 % der Kalorien)
Gesamtkalzium	591 mg
Gesamtballaststoffe	31 g

Zum Tag 23 – Dienstag

Meine Überzeugung
Wenn Sie die Arbeit mit Ihrem Körper beginnen, kommt der Geist auch nach.

Strategie: Denken Sie immer daran, Muskeln verbrennen mehr Kalorien als Fett! Wenden Sie sich also den Seiten 213 bis 233 mit meinem Gewichttraining zu. Heute möchte ich, dass Sie sich darauf konzentrieren, jeden Muskel bis an den Rand der Erschöpfung zu belasten. Am Ende jeder Übungsgruppe dürfen Sie nicht mehr in der Lage sein, das Gewicht noch ein einziges Mal zu heben. Je härter Sie arbeiten, desto mehr Muskeln, die Ihren Stoffwechsel anregen, bauen Sie auf.

Machen Sie Ihre Mini-Workouts! Ich weiß, dass Sie sich inzwischen so daran gewöhnt haben, dass ich Sie nicht mehr erinnern muss – trotzdem tue ich es noch!

Täglicher Tipp: Studien zeigen, dass Menschen, die regelmäßig trainieren, bei Tests besser abschneiden als andere ohne Training. Marschieren Sie also auf der Stelle, während Sie im Fernsehen eine Quizsendung ansehen – vielleicht wissen Sie die Schlussfrage dann ja!

Tag 23 – Dienstag

Frühstück

Frühstückssandwich

2 Scheiben Mehrkornbrot, getoastet
1 Esslöffel Erdnussbutter
1 Teelöffel Honig
1 **Banane**

Bereiten Sie das Sandwich mit den ersten drei Zutaten zu. Servieren Sie es mit der Banane.

Kalorien	*290*
Fett	*10 g*
Kalzium	*30 mg*
Ballaststoffe	*7 g*

Snack am Vormittag

Cremiger Genuss

1/8 l fettarme Milch
1/8 l mit Kalzium angereicherter **Orangensaft**
1 Teelöffel Honig
2 Esslöffel Weizenkleie
3 Eiswürfel

Alle Zutaten verrühren, bis eine cremige Masse entsteht.

Kalorien	*110*
Fett	*0 g*
Kalzium	*290 mg*
Ballaststoffe	*3 g*

Mittagessen

Thunfisch-Pitatasche

1 kleine Dose (etwa 85 g) Thunfisch in Wasser
2 Esslöffel fettarme Mayonnaise
1 kleine Weizenvollkorn-Pita
70 g junge **Möhren**
1/4 l **Gemüsesuppe**
1 **Apfel**

Thunfisch und Mayonnaise mischen. Die Pita mit der Mischung füllen und mit Möhren und Suppe servieren. Den Apfel gibt es als Dessert.

Kalorien	*380*
Fett	*13 g*
Kalzium	*58 mg*
Ballaststoffe	*10 g*

Snack am Nachmittag

1 Portion Tortillachips (13 Chips)
4 Esslöffel fettfreier **Bohnen-Dip**
2 Esslöffel Salsa

Kalorien	*170*
Fett	*1 g*
Kalzium	*40 mg*
Ballaststoffe	*4 g*

Abendessen

Hähnchen-Gemüse-Pizza

1/2 Hähnchenbrust ohne Haut und Knochen
1 Esslöffel Vinaigrette
150 g **Zucchini, Pilze** und rote **Paprika**,
in Stücke geschnitten
1 kleiner Pizzaboden
2 Esslöffel Pestosauce
75 g **Ananas** aus der Dose

Den Backofen auf 180 °C (Umluft 160 °C, Gas Stufe 2) vorheizen. Das Hähnchen in der Vinaigrette grillen. Wenn es durch ist, in Stücke schneiden. Gemüse fünf Minuten grillen oder 10 Minuten rösten. Den Pizzaboden mit Pestosauce bestreichen und mit dem Hähnchen und den Gemüsen belegen. 15 Minuten backen, bis der Teig knusprig ist. Ananas als Dessert.

Kalorien	*610*
Fett	*11 g*
Kalzium	*22 mg*
Ballaststoffe	*4 g*

Gesamtkalorien für Tag 23	1560
Gesamtfett	35 g (20 % der Kalorien)
Gesamtkalzium	440 mg
Gesamtballaststoffe	28 g

Zum Tag 24

Meine Überzeugung
Wir alle wollen geachtet werden. Erzählen Sie heute jemandem, den Sie lieben, wie sehr Sie ihn schätzen. Ein Lächeln, ein Kompliment, ein freundlicher Satz – solche kleinen Dinge können einen Tag retten.

Strategie: Sind Sie bereit für eine weitere halbe Stunde Fett verbrennender aerober Übungen? Auf den Seiten 235 bis 244 finden Sie Ihr Workout, oder Sie wählen Ihr Lieblings-Workout. Konzentrieren Sie sich drauf, wie Sie sich anschließend fühlen. Ihr Körper fühlt sich stark, Ihre Laune ist blendend. Sie sind voller frischer Kraft. Wenn Sie Lust haben, ein Workout auszulassen, denken Sie daran, wie großartig Sie sich am Ende fühlen. Das kann genau der Anreiz sein, den Sie brauchen.

- Haben Sie heute schon Mini-Workouts gemacht? Ich zähle – achten Sie also darauf, jede Stunde etwas zu tun.

Täglicher Tipp: Verschönern Sie Ihren Teller. Arrangieren Sie Ihre ausgewogenen Mahlzeiten so, dass Sie den Duft und den Geschmack jeder Gabel voll genießen. Konzentrieren Sie sich auf die Qualität anstatt auf die Menge.

Tag 24 – Mittwoch

Frühstück

60 g Müslimischung
180 ml entrahmte Milch
1 frischer **Pfirsich** oder
150 g TK-**Pfirsiche** in Scheiben

Alle Zutaten mischen.

Kalorien	*240*
Fett	*6 g*
Kalzium	*120 mg*
Ballaststoffe	*10 g*

Snack am Vormittag

1 Müsliriegel

Kalorien	*220*
Fett	*5 g*
Kalzium	*350 mg*
Ballaststoffe	*2 g*

(Auf die Nährwertliste auf der Verpackung schauen!)

Mittagessen

Pasta mit Brokkoli-Ricottasauce

60 g Pasta (z.B. Penne)
120 g fettarmer Ricotta
90 g **Brokkoli-Röschen**, gedämpft
1 Teelöffel Olivenöl
2 Esslöffel geriebener Parmesan
150 g gemischte frische oder tiefgefrorene **Beeren**
1 Spritzer **Cranberrysaft**

Die Pasta bissfest kochen. Ricotta, Brokkoli und Olivenöl zugeben. Parmesan darüber streuen. Auf die Beeren einen Spritzer Cranberrysaft geben.

Kalorien	*540*
Fett	*10 g*
Kalzium	*250 mg*
Ballaststoffe	*11 g*

Snack am Nachmittag

2 gefrorene Fruchtriegel

Kalorien	*90*
Fett	*0 g*
Kalzium	*0 mg*
Ballaststoffe	*0 g*

Abendessen

Filet und Gemüse

110 g Filet Mignon
1 Teelöffel **Knoblauch**, zerkleinert
1 Spritzer Worcestersauce
1 Prise Italienisches Gewürz
4 kleine neue **Kartoffeln**, geschält
1 Teelöffel Olivenöl
1/2 Teelöffel Rosmarinblätter
150 g gemischtes **Gemüse**
1/8 l **Apfelmus**

Den Backofen auf 250 °C (Umluft 220 °C, Gas Stufe 5) vorheizen. Das Filet mit Knoblauch, Worcestersauce und Italienischem Gewürz würzen. Grillen, bis es in der Mitte rosa ist, etwa 5 Minuten auf jeder Seite. In einer beschichteten Pfanne die Kartoffeln in Olivenöl und mit Rosmarin etwa 5 Minuten sautieren, bis sie leicht angebräunt sind. Zudecken und bei geringer Hitze 10 Minuten garen, bis sie weich sind. (Um zu verhindern, dass die Kartoffeln sich anlegen oder schwarz werden, so viel Hühnerbrühe oder Wasser zugießen, dass der Boden der Pfanne bedeckt ist.) Die Gemüse dämpfen. Apfelmus als Beilage oder als Dessert servieren.

Kalorien	*510*
Fett	*20 g*
Kalzium	*78 mg*
Ballaststoffe	*4 g*

Gesamtkalorien für Tag 24	1600
Gesamtfett	41 g (etwa 26 % der Kalorien)
Gesamtkalzium	699 mg
Gesamtballaststoffe	28 g

Zum Tag 25

Meine Überzeugung
Lachen Sie herzhaft – es ist die beste Medizin und festigt die Bauchdecke.

Strategie: Wie Sie inzwischen hoffentlich bemerkt haben, wirken Muskeln wahre Wunder auf Ihren Stoffwechsel. Auf den Seiten 245 bis 266 finden Sie die Yoga- und Pilates-Übungen des heutigen Workouts.

Denken Sie auch immer Ihre Mini-Workouts? Nehmen Sie die Übung, die Ihnen auf den Seiten 280 bis 291 am wenigsten gefällt und führen Sie diese jetzt aus. Ich möchte keine Klagen hören!

Täglicher Tipp: Suchen Sie heute nach ein bisschen Humor – er ist gut für Körper und Geist. Vielleicht gibt es eine witzige Fernsehsendung, die Sie mögen.

Tag 25 – Donnerstag

Frühstück

Eiersandwich

1 Ei
Pflanzenöl
1 Vollkornbrötchen, getoastet
1 Scheibe Münster oder Gouda
1 **Orange**

In einer beschichteten Pfanne das Ei in Pflanzenöl braten. Auf das Brötchen legen und den Käse darauf platzieren. Die Orange in Spalten teilen.

Kalorien	*300*
Fett	*15 g*
Kalzium	*260 mg*
Ballaststoffe	*8 g*

Snack am Vormittag

1 Spalte (5 cm dick) von einer **Wassermelone**

Kalorien	*50*
Fett	*0 g*
Kalzium	*13 mg*
Ballaststoffe	*1 g*

Mittagessen

Tortillas mit pfannengerührtem Gemüse

1 Teelöffel Olivenöl
1/2 Teelöffel geriebener Ingwer
1/2 Teelöffel **Knoblauch**, zerkleinert
1 kleine grüne **Zwiebel**, zerkleinert
150 g gemischtes TK-**Gemüse**
Sojasauce
2 Weizentortillas
Pflaumensauce
1 **Nektarine**

Das Olivenöl in einer Pfanne erhitzen. Ingwer, Knoblauch und Zwiebel zugeben. Das Gemüse hinzufügen und garen, bis es knackig-zart ist. Mit Sojasauce abschmecken. Die Tortillas mit Pflaumensauce bestreichen. Das Gemüse auf die Tortillas geben. Als Dessert die saftige Nektarine.

Kalorien	*480*
Fett	*10 g*
Kalzium	*145 mg*
Ballaststoffe	*9 g*

Snack am Nachmittag

1/4 l V-8-Saft
1/2 Mehrkorn-Bagel mit 1 Esslöffel fettarmem Frischkäse

Kalorien	*170*
Fett	*3 g*
Kalzium	*44 mg*
Ballaststoffe	*3 g*

Abendessen

Lasagneröllchen

110 g extra mageres Rindhackfleisch
oder Hackfleisch von der Putenbrust
Salz
Pfeffer
150 g **Spinat, Pilze, Zucchini** und
Paprika, zerkleinert
2 Lasagneblätter
120 g fettarmer Hüttenkäse
1/8 l Pastasauce
1 Hand voll **Blattsalat**
2 Esslöffel Himbeervinaigrette

Das Fleisch anbräunen und mit Salz und Pfeffer abschmecken. Die zerkleinerten Gemüse zugeben. Beiseite stellen. Die Lasagne bissfest kochen. Den Hüttenkäse unter die Fleischmischung rühren. Ein Lasagneblatt auslegen, die Hälfte der Fleischmischung darauf geben und aufrollen. Mit dem zweiten Nudelblatt und der restlichen Fleischmischung genauso verfahren. In eine Auflaufform geben. Pastasauce darüber gießen und im Backofen erhitzen. Die Blattsalatmischung mit Vinaigrette anmachen.

Kalorien	*550*
Fett	*20 g*
Kalzium	*120 mg*
Ballaststoffe	*5 g*

Gesamtkalorien für Tag 25	1550
Gesamtfett	48 g (etwa 28 % der Kalorien)
Gesamtkalzium	582 mg
Gesamtballaststoffe	26 g

Zum Tag 26

Meine Überzeugung
Achten Sie Ihren Körper, und sorgen Sie für ihn. Sie haben nur den einen – und seine Pflege ist die Grundlage für ein langes, glückliches Leben.

Strategie: Jetzt ist es Zeit, das Fett wirklich zu vernichten. Nehmen Sie das Ciruittraining der Seiten 267 bis 297 oder ein aerobes Training Ihrer Wahl. Während Sie sich bewegen, überlegen Sie die Workouts für das bevorstehende Wochenende. Unsere 28 Tage sind fast vorbei, doch wenn Sie möchten, dass die zehn Pfund nicht wiederkommen, müssen Sie weitermachen. Ihre Gesundheit hängt davon ab!

Und vergessen Sie Ihre Mini-Workouts nicht.

Täglicher Tipp: Seien Sie flexibel! Wenn Sie wegen schlechten Wetters nicht Ihre üblichen sechs Kilometer Power Walking machen können oder Sie bei einer Geschäftsreise Ihre Hanteln nicht dabei haben, ist das kein Grund das Training ganz ausfallen zu lassen. Sie sollten immer ein Reserveprogramm im Kopf haben, etwa im Hotelzimmer einige Übungen ohne Geräte zu machen. Ein neues Workout auszuprobieren ist gut für Ihren Körper und für Ihre Psyche – und Sie werden sich angeregt fühlen weiterzumachen.

Tag 26 – Freitag

Frühstück

1 Esslöffel Erdnussbutter
1 Esslöffel Honig
1 Scheibe Mehrkornbrot, geröstet
1/2 **Grapefruit**

Bestreichen Sie den Toast mit Erdnussbutter und Honig. Servieren Sie die Grapefruit als Beilage.

Kalorien	*270*
Fett	*9 g*
Kalzium	*40 mg*
Ballaststoffe	*8 g*

Snack am Vormittag

1 Müsliriegel

Kalorien	*220*
Fett	*5 g*
Kalzium	*350 mg*
Ballaststoffe	*2 g*

(Auf die Nährwertliste auf der Verpackung schauen!)

Mittagessen

Gemüseburger

1 **Gemüse**burger auf Sojabasis
1 Mehrkornbrötchen
2 Esslöffel Salsa
2 Blätter **Endivien**- oder **Romanasalat**
2 Esslöffel fettarmer Cheddar-Käse, gerieben
1/2 **Canteloupe-Melone**

Den Gemüseburger grillen oder in der Mikrowelle warm machen. Auf das Brötchen legen und Salsa, Salat und Käse darauf geben. Grillen, bis der Käse schmilzt. Die Melone als Dessert servieren.

Kalorien	*400*
Fett	*12 g*
Kalzium	*250 mg*
Ballaststoffe	*9 g*

Snack am Nachmittag

110 g fettarmer Fruchtjoghurt
150 g tiefgefrorene oder frische
Heidelbeeren oder **Himbeeren**

Kalorien	*180*
Fett	*1 g*
Kalzium	*180 mg*
Ballaststoffe	*7 g*

Abendessen

Lachsfilet

110 g Lachsfilet oder -steak
1 Prise Piment
100 g fertiges Risotto
150 g **Zuckererbsen**

Den Lachs mit Piment bestreuen. Grillen, bis er durch ist. Das Risotto nach der Angabe auf der Packung zubereiten. Die Zuckererbsen dämpfen.

Kalorien	*460*
Fett	*15 g*
Kalzium	*70 mg*
Ballaststoffe	*2 g*

Gesamtkalorien für Tag 26	1530
Gesamtfett	42 g (etwa 23 % der Kalorien)
Gesamtkalzium	890 mg
Gesamtballaststoffe	28 g

Zum Tag 27

Meine Überzeugung
Die Freude liegt auf dem Weg! Genießen Sie jeden Tag.

Strategie: Ich möchte, dass Sie Ihren freien Tag wirklich genießen. Füllen Sie diesen Tag mit Tätigkeiten, die Sie mögen. Radeln Sie beispielsweise zu einem Wasserfall, nehmen Sie dann fünf Minuten die wundervolle Szenerie und das Geräusch des herabstürzenden Wassers auf. Organisieren Sie ein Ballspiel. Planen Sie eine Wanderung oder eine Skiwanderung mit Freunden. Die Schönheiten zu sehen heißt nicht, dass Sie sich nicht bewegen sollen. Wie Sie wissen, können Sie beides gleichzeitig tun.

Während Sie sich überlegen, wie Sie Ihren Tag verbringen, vergessen Sie Ihre Mini-Workouts nicht. Und während Sie an den Rosen riechen, können Sie einige Kniebeugen machen.

Täglicher Tipp: Ihre Füße brauchen auch Pflege! Versuchen Sie diese ausgezeichnete Behandlung für schmerzende Füße: Setzen Sie sich auf die Bettkante oder einen Stuhl, und platzieren Sie einen Tennis- oder Golfball auf den Boden. Stellen Sie Ihren Fuß auf den Ball, und rollen Sie ihn von Seite zu Seite , dann vor und zurück. Nach einer Minute Massage machen Sie das Ganze mit dem anderen Fuß.

Tag 27 – Samstag

Frühstück

220 g Joghurt
1 fettarmer Granolariegel
1 kleine **Banane**

Kalorien	*460*
Fett	*5 g*
Kalzium	*340 mg*
Ballaststoffe	*4 g*

Snack am Vormittag

1/4 l Kräutertee mit 80 ml **Cranberrysaft** darin

Kalorien	*20*
Fett	*0 g*
Kalzium	*0 mg*
Ballaststoffe	*0 g*

Mittagessen

Pitabrot mit Fajitasauce

1 Teelöffel Olivenöl
110 g Putenbrust oder Hähnchenbrust
1/4 gelbe, rote oder
orangefarbene **Paprika**, in Streifen
50 g **Zwiebel**, in Ringen
2 Esslöffel Fajitasauce
1 Weizenvollkorn-Pita
2 Esslöffel würzige Sauce
1 **Apfel**

Das Olivenöl in einer beschichteten Pfanne erhitzen, dann Fleisch, Paprika, Zwiebel und Fajitasauce zugeben. Garen, bis das Fleisch durch ist. Im Pitabrot mit der würzigen Sauce servieren. Den Apfel gibt es als Dessert.

Kalorien	*420*
Fett	*10 g*
Kalzium	*20 mg*
Ballaststoffe	*8 g*

Snack am Nachmittag

1 **Orange**

Kalorien	*60*
Fett	*1 g*
Kalzium	*50 mg*
Ballaststoffe	*3 g*

Abendessen

Tortellini mit Gemüse

1/3 Packung Tortellini mit fettarmem Käse
120 g Grüne **Bohnen**
1 Esslöffel Mandelblätter
1 Teelöffel Butter
180 ml Pastasauce
1 Esslöffel geriebener Parmesan
1/2 **Mango**, in Streifen geschnitten

Die Tortellini nach der Anleitung auf der Packung zubereiten. Die Bohnen dämpfen. Die Mandeln in der Butter anbraten und zu den Bohnen geben. Tortellini mit Pastasauce und Käse garnieren. Die Mango ist ein leckeres Dessert.

Kalorien	*600*
Fett	*19 g*
Kalzium	*320 mg*
Ballaststoffe	*10 g*

Gesamtkalorien für Tag 27	1560
Gesamtfett	35 g (20 % der Kalorien)
Gesamtkalzium	730 mg
Gesamtballaststoffe	25 g

Zum Tag 28

Meine Überzeugung
Damit Sie sich wohl fühlen in Ihrer Haut, brauchen Sie mehr als einen gesunden Körper. Versuchen Sie, sich ständig zu verbessern, und fordern Sie Ihren Geist ebenso heraus wie Ihren Körper. Und genießen Sie das Gefühl, etwas erreicht zu haben.

Strategie: Sie haben es geschafft! Ganz gleich, wie viel Sie abgenommen haben, die letzten 28 Tage waren ein großer Erfolg. Sie haben neue gesunde Gewohnheiten angenommen, und ich möchte, dass Sie diese bis ans Ende Ihrer Tage beibehalten. Und jetzt, wo Sie darauf eingestellt sind, sich zu bewegen und richtig zu essen, sollte auch Ihr Stoffwechsel ständig auf Hochtouren laufen – und die Pfunde sollten nicht wiederkommen. Es muss nicht schwierig sein, ein gesundes Gewicht zu behalten – und es ist absolut machbar. Denken Sie immer daran: Dies ist keine Diät, dies ist eine Lebensweise. Also los, leben Sie!

Behalten Sie Ihre neuen Gewohnheiten bei. Machen Sie jeden Tag Ihre Mini-Workouts, so oft Sie können!

Täglicher Tipp: Belohnen Sie sich – aber nicht mit Naschereien. Sie haben hart gearbeitet und verdienen eine Belohnung: Ohrringe, frische Blumen, Ihre Lieblingszeitschrift oder noch besser eine neue Trainingsausrüstung.

Tag 28 – Sonntag

Frühstück

Frühstück wie in einem Pariser Café

1/4 l Milchkaffee mit fettarmer Milch gekocht
oder 1/4 l fettarme Milch
1 kleiner fettarmer Kleie-Muffin
oder 1/2 großer fettarmer Kleie-Muffin

Kalorien	*280*
Fett	*4 g*
Kalzium	*300 mg*
Ballaststoffe	*5 g*

Snack am Vormittag

10 getrocknete **Aprikosenhälften**

Kalorien	*83*
Fett	*0,2 g*
Kalzium	*16 mg*
Ballaststoffe	*3 g*

Mittagessen

Schwarze-Bohnensuppe und Tomatensalat

1 mittelgroße **Tomate** in Würfeln
1 Esslöffel Vinaigrette
1 Dose (225 g) Schwarze-**Bohnen**suppe
90 g gekochter brauner Reis
1 Esslöffel **Lauchzwiebeln**, zerkleinert
1 Esslöffel fettarme Sour Cream
1/2 **Grapefruit**

Die Tomaten mit der Vinaigrette anmachen. Den Salat etwas durchziehen lassen. Die Suppe erhitzen. Den Reis hineingeben, mit Lauchzwiebeln und Sour Cream garnieren. Als Dessert folgt die Grapefruit.

Kalorien	*450*
Fett	*8 g*
Kalzium	*52 mg*
Ballaststoffe	*12 g*

Snack am Nachmittag

1 Müsliriegel

Kalorien	*220*
Fett	*5 g*
Kalzium	*350 mg*
Ballaststoffe	*2 g*

(Auf die Nährwertliste auf der Verpackung schauen!)

Abendessen

Salat mit gegrilltem Steak

110 g Schweinefilet
1 Hand voll **Romanasalat**
1/2 **Gurke**, zerkleinert
1/2 **Paprika**, in Ringen
2 Esslöffel Vinaigrette
1 Stück (10 cm) Baguette
1/2 Teelöffel Olivenöl
1 Prise Italienisches Gewürz
1 Prise Knoblauchpulver oder
1/2 **Knoblauchzehe**, zerkleinert
1 Prise Parmesan

Das Fleisch grillen. In Streifen schneiden. Romanasalat, Gurke und Paprika mit der Vinaigrette anmachen. Das Fleisch darauf geben. Die Baguette halbieren. Beide Hälften mit Olivenöl bestreichen. Italienisches Gewürz, Knoblauch und Käse darüber streuen. Grillen, bis der Käse schmilzt. Eine großartige Mahlzeit zum Abschluss unserer 28 Tage.

Kalorien	*510*
Fett	*20 g*
Kalzium	*120 mg*
Ballaststoffe	*4 g*

Gesamtkalorien für Tag 28	1543
Gesamtfett	37,2 g (etwa 22 % der Kalorien)
Gesamtkalzium	823 mg
Gesamtballaststoffe	26 g

Woche 4 – wöchentliches Wiegen

Herzlichen Glückwunsch! Applaudieren Sie sich selbst. Sie haben es geschafft. Ganz gleich, wie viele Pfunde Sie abgenommen haben, Sie haben gesiegt. Allein, dass Sie sich entschlossen haben, sich selbst zu verbessern und gesünder zu werden, sichert Ihnen den Siegerkranz. Jetzt blühen Sie auf – und überleben nicht nur.

Morgen früh werden Sie auf die Waage steigen und Ihre Maße nehmen, um das Ergebnis zu sehen. Denken Sie daran, dass Sie nichts essen oder trinken, bevor Sie auf die Waage steigen, und dass Sie am besten nackt sind.

Woche 4 – Aufzeichnung des Gewichts

Tag 29: ______ Pfund

Maße	
1. Oberarm rechts	______ cm
Oberarm links	______ cm
2. Brust (an der höchsten Stelle)	______ cm
3. Taille	______ cm
4. Hüften (an der breitesten Stelle)	______ cm
5. Schenkel (an der breitesten Stelle)	______ cm

Nehmen Sie jetzt das Maßband, und nehmen Ihre Maße an denselben Stellen wie an Tag 1.
Na, wie ist es Ihnen ergangen? Haben Sie Ihr Ziel erreicht? Sind Sie einige Zentimeter schmäler geworden? Ich hoffe, Sie haben nicht nur Pfunde und Zentimeter verloren, sondern Sie fühlen sich auch geistig und körperlich stark. Das Beste an der Erfahrung ist, dass Sie jetzt den Glauben an sich selbst besitzen, dass

Sie wissen: Sie schaffen es. Seien Sie stolz auf Ihre Erfolge und Leistungen!

Bitte fühlen Sie sich nicht als Versager, wenn Sie keine zehn Pfund abgenommen haben. Sie haben das Ziel noch nicht erreicht, also machen Sie weiter. Mit meinem Plan haben Sie die Mittel, um es zu schaffen. Sie können es!

In den vergangenen vier Wochen haben Sie hart gearbeitet, um schlechte Gewohnheiten in gute zu verwandeln. Es gibt ein Geheimnis, wie Sie diese gesunden Gewohnheiten beibehalten können: Bleiben Sie ihnen tagtäglich treu. Dranzubleiben und weiterhin richtig zu essen, regelmäßig zu trainieren und positiv zu denken sollte das Ziel Ihres Lebens sein. Das Wichtigste an meinem Programm war, Ihnen einige neue Strategien vorzustellen, die in die Lebensweise jedes normalen durchschnittlichen Menschen integriert werden können – jedes Menschen wie du und ich.

Befestigen Sie sich die folgenden Tipps an einem Platz, wo Sie die Liste immer sehen können und dadurch an die neue fitte und gesunde Lebensweise erinnert werden:

1 **Essen Sie mäßig.** Ich esse 80 Prozent der Zeit gut und genieße 20 Prozent der Zeit kleine Extras.
2 **Versuchen Sie, nicht zu spät am Abend zu essen.** Ich versuche, meinem Stoffwechsel zwischen Abendessen und Zubettgehen drei Stunden Zeit zu lassen.
3 **Trinken Sie viel Wasser.** Wasser ist entscheidend, damit der Stoffwechsel Fett verarbeiten kann.
4 **Kaufen Sie klug ein.** Ich versuche, im Supermarkt als Erstes an den Regalen entlangzugehen, wo Obst und Gemüse, Fleisch, Fisch und fettarme Molkereiprodukte platziert sind. Außerdem lese ich auf den Etiketten den Fett-, Natrium- und Ballaststoffgehalt. In meinen Einkaufswagen kommt nichts, von dem ich nicht das Etikett gelesen habe.

5 **Haben Sie keine Angst, Fragen zu stellen, wenn Sie auswärts essen.** Ich denke, Sie sollten genau das bestellen, was Sie möchten. Fragen Sie also, wie die Nahrungsmittel zubereitet werden – genieren Sie sich nicht.

6 **Bleiben Sie in Bewegung!** Ich führe fast jeden Tag 30 Minuten Workout durch. Planen Sie diese Zeit in Ihren Terminplan ein. Und vergessen Sie die Mini-Workouts nicht!

7 **Seien Sie positiv!** Seien Sie stolz! Sie sind eine einzigartige, schöne Person – es gibt Sie nur einmal. Seien Sie voll Selbstvertrauen, gesünder und glücklicher. Sie sind es wert!

3
Die Workouts

Montags: Spazieren-/Joggen-Intervalltraining

In den letzten Jahren war Intervalltraining ein heißer Trend in der Welt der Fitness. Jeder, von Olympiasportlern bis zu den Spitzenstars in Hollywood, setzte Intervalltraining ein, um seine Leistung zu verbessern und Körperfett loszuwerden – und zwar rasch! Beim Intervalltraining wechseln intensives Training (»Arbeit«) und leichtes Training (»Erholung«) ab. Ziel ist, dass Sie sich in der »Arbeitsphase« jedes Intervalls fast bis zum Limit belasten und dann locker lassen, damit Ihr Körper sich »erholen« und die Pulsfrequenz wieder auf den Normalwert zurückgehen kann, bevor Sie in die nächste Runde von großer Intensität einsteigen.

Dieses Training mit Wechsel zwischen hoher und geringer Intensität verbrennt tatsächlich wesentlich wirksamer Fett als stetiges Training von mäßiger Intensität. Weshalb? Weil Sie nicht mit gemäßigter Anstrengung arbeiten, sondern Ihre Pulsfrequenz fast bis zum Maximum treiben – und das ist der Schlüssel, um mehr Kalorien zu verbrennen. Wenn Sie sich zwischendurch eine Pause genehmigen, in der Sie wieder zu Atem kommen und sich erholen, halten Sie das hohe Tempo länger durch. Ihr Stoffwechsel läuft dann während des Trainings und danach auf hohen Touren. Machen Sie sich keine Sorgen über die Zahl der »verbrannten Kalorien«, die auf Ihrem Heimtrainer angegeben wird, auch wenn sie vielleicht niedriger ist, als Sie hofften. Da Ihr Stoffwechsel noch bis zu vier Stunden nach dem Intervalltraining verstärkt arbeitet, verbrennen Sie viel mehr Kalorien, als Sie merken.

Intervalltraining nützt die Zeit so gut und verbrennt so viel Körperfett, dass ich es wenigstens einmal pro Woche durchführe. Und das werden Sie in den nächsten 28 Tagen auch tun.

Um sicherzustellen, dass Sie auch weiterhin damit Fortschritte machen, steigert sich das Spazieren-/Joggen-Intervalltraining, das Sie auf den nächsten Seiten finden. Das heißt, Sie werden von Training zu Training mehr Zeit mit Arbeit und weniger Zeit mit Erholung verbringen. In meinem Programm geht es darum, stärker zu werden, besser in Form zu kommen und sich vorwärts zu bewegen.

Intervalltrainings lassen sich mit den meisten Sportarten durchführen – es funktioniert beim Radfahren, mit dem Stepper oder dem Rudergerät und beim Schwimmen. Sie können gern die Prinzipien des heutigen Spazieren-/Joggen-Intervalltrainings auf Ihre aerobe Lieblingssportart anwenden. Heute haben viele Geräte, darunter Laufbänder, Stepper und Standfahrräder eingebaute Intervallprogramme, die Ihnen den Wechseln in der Intensität leicht machen. Oder stellen Sie sich anhand der folgenden Richtlinien Ihr eigenes Workout mit geänderter Intensität zusammen:

- Das Tempo steigern und verringern.
- Den Widerstand steigern und verringern.
- Die Art der Umgebung wechseln (zum Beispiel bergauf und bergab).

Am besten können Sie Ihre Pulsfrequenz mit einem Pulsmesser überwachen. Steigern Sie Ihre Intensität, beschleunigt sich auch Ihre Pulsfrequenz. Folgende Richtwerte sollten gelten: Auf einer Skala von 1 bis 10 (1 = auf der Couch liegen, 10 = so schnell sprinten, wie Sie können) sollten Sie in den »Erholungsphasen« auf 4 bis 5 und in den »Arbeitsphasen« auf 7 bis 8 abzielen.

Sind Sie Anfänger (Sie haben nie trainiert oder waren in den letzten drei oder mehr Monaten kaum aktiv) oder haben Sie Beschwerden mit den Knien, sollten Sie während der Arbeitsphasen einfach so schnell wie möglich gehen. Das Ziel ist jedoch zu joggen oder zu rennen. Je höher Ihre Herzfrequenz steigt, desto wirksamer ist Ihr Workout und desto mehr Kalorien verbrennen Sie. Machen Sie sich keine Gedanken, wenn Sie noch nicht rennen können – Sie werden sich Schritt für Schritt verbessern. Denken Sie nur daran, wie stolz und voller Energie Sie sich fühlen werden, wenn Sie schließlich so weit sind, dass Sie die ganzen 30 Minuten rennen können.

Da Sie Ihre Intervalle einteilen müssen, brauchen Sie unbedingt eine Uhr. Am Ende des Workouts sollten Sie sich einige Minuten nehmen, um die Dehnübungen für den Unterkörper (Seite 210 und 211) zu machen. Sie sind wichtig, um Muskelkater und Verletzungen vorzubeugen. Führen Sie nach jedem wöchentlichen Intervalltraining die beiden den Bauch straffenden Übungen aus, die auf Seite 212 abgebildet sind.

Üben Sie bereits eine aerobe Lieblingssportart aus, können Sie gern dabei bleiben. Dieses Spazieren-/Joggen-Intervalltraining ist nur eine weitere Möglichkeit für Menschen, die gern etwas Neues ausprobieren wollen. Eine Liste von großartigen Fett verbrennenden Herz-Kreislauftrainings finden Sie auf Seite 32.

Alle Montage auf einen Blick

Woche 1

Bei Ihrem ersten Workout führen Sie insgesamt sechs Intervalle aus, dabei wechseln Sie zwischen 3 Minuten mäßigem Spazierengehen und 1 Minute intensivem Jogging oder Power Walking. Dann spazieren Sie 6 Minuten, um Ihren Körper abzukühlen. Es folgen die Dehnübungen für den Unterkörper und die Übungen für die Bauchmuskeln.

Der Tag im Überblick
30 Minuten Intervalltraining: Intervall-Verhältnis 3:1 (3 Minuten Spazieren gefolgt von 1 Minute Jogging);
Anzahl der Intervalle 6;
Cool-down 6 Minuten Spazieren.
Dehnübungen: Quadrizeps, Waden und Hüften.
Übungen für die Bauchmuskeln: Bauchstraffer, Taillenformer.

Woche 2

An diesem Montag führen Sie insgesamt acht Intervalle durch, im Wechsel 2 Minuten Spazieren mit geringer Intensität und 1 Minute Jogging oder flottes Gehen mit großer Intensität. Am Ende spazieren Sie 6 Minuten, um Ihren Körper abzukühlen. Dann folgen die Dehnübungen für den Unterkörper und die Übungen für die Bauchmuskeln.

Der Tag im Überblick
30 Minuten Intervalltraining: Intervall-Verhältnis 2:1 (2 Minuten Spazieren gefolgt von 1 Minute Jogging);
Anzahl der Intervalle 8;
Cool-down 6 Minuten Spazieren.
Dehnübungen: Quadrizeps, Waden und Hüften.
Übungen für die Bauchmuskeln: Bauchstraffer, Taillenformer.

Woche 3

An diesem Montag führen Sie insgesamt fünf Intervalle aus, im Wechsel 3 Minuten Spazieren mit geringer Intensität und 2 Minuten Jogging oder flottes Gehen mit großer Intensität. Am Ende spazieren Sie 5 Minuten, um Ihren Körper abzukühlen. Dann folgen die Dehnübungen für den Unterkörper und die Übungen für die Bauchmuskeln.

Der Tag im Überblick
30 Minuten Intervalltraining: Intervall-Verhältnis 3:2 (3 Minuten Spazieren gefolgt von 2 Minuten Jogging);
Anzahl der Intervalle 5;
Cool-down 5 Minuten Spazieren.
Dehnübungen: Quadrizeps, Waden und Hüften.
Übungen für die Bauchmuskeln: Bauchstraffer, Taillenformer.

Woche 4

Heute führen Sie sechs Intervalle durch, im Wechsel 2 Minuten Spazieren mit geringer Intensität und 2 Minuten Jogging oder flottes Spazieren mit großer Intensität. Am Ende spazieren Sie 6 Minuten, um Ihren Körper abzukühlen. Dann folgen die Dehnübungen für den Unterkörper und die Übungen für die Bauchmuskeln.

Der Tag im Überblick
30 Minuten Intervalltraining: Intervall-Verhältnis 2:2 (2 Minuten Spazieren gefolgt von 2 Minuten Jogging);
Anzahl der Intervalle 6;
Cool-down 6 Minuten Spazieren.
Dehnübungen: Quadrizeps, Waden und Hüften.
Übungen für die Bauchmuskeln: Bauchstraffer, Taillenformer.

Dehnübungen nach dem Laufen

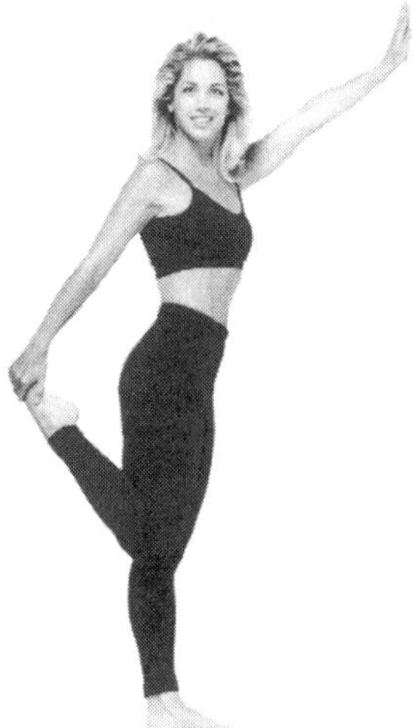

Quadrizeps-Dehnungen

Für das Gleichgewicht mit einer Hand an einem Stuhl, einer Wand oder einem Baum festhalten. Den rechten Fuß nach hinten anheben, dann nach hinten greifen und ihn mit der rechten Hand umfassen. Die Ferse sanft in Richtung Gesäß ziehen. Die Dehnung soll an der Vorderseite des Oberschenkels zu spüren sein. 15 bis 30 Sekunden halten, dann mit dem anderen Bein wiederholen.

Wadendehnungen

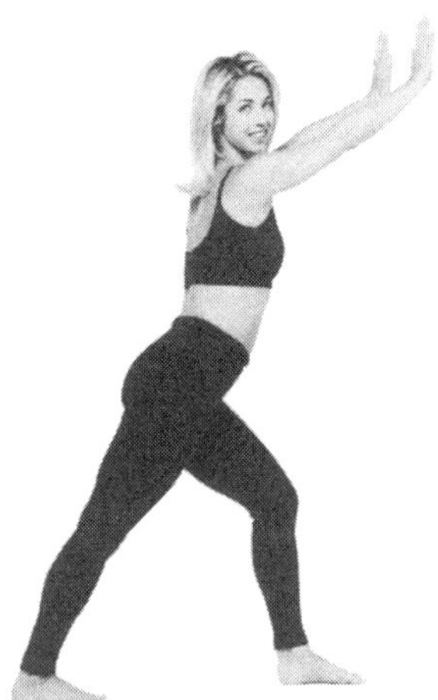

Mit dem Gesicht zu einer Wand oder einem Baum stehen, dabei einen Fuß vor den anderen setzen (der vordere Fuß ist etwa 30 cm von der Wand, der hintere Fuß einen knappen Meter). Die Fersen am Boden halten, die Hände nach vorn an die Wand stützen und sich nach vorn lehnen, dabei die Knie beugen. Die Dehnung soll an der Rückseite des hinteren Beines zu spüren sein. 15 bis 30 Sekunden halten, dann mit dem anderen Bein wiederholen.

Hüftdehnungen

Auf dem Rücken liegen, das Gesäß gegen eine Wand. Ein Bein hochstrecken, sodass der Fuß an der Wand ruht (das Bein bildet einen 90-Grad-Winkel zum Körper); das andere Bein ist so angewinkelt, dass die Knöchelaußenseite am hochgestreckten Schenkel ruht. Jetzt das Knie des gegen die Wand gestützten Beines langsam beugen. 15 bis 30 Sekunden halten, dann mit dem anderen Bein wiederholen.

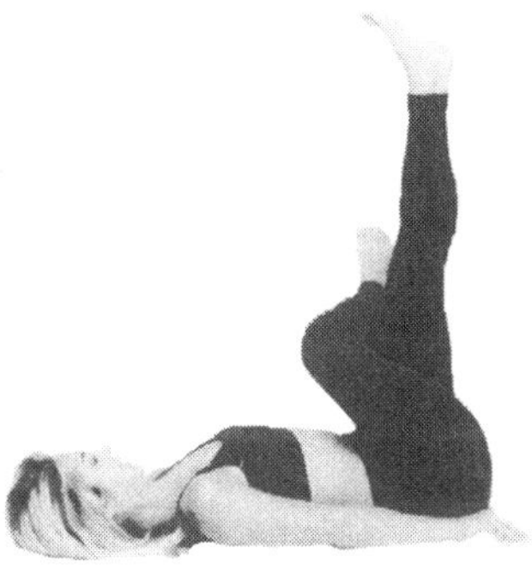

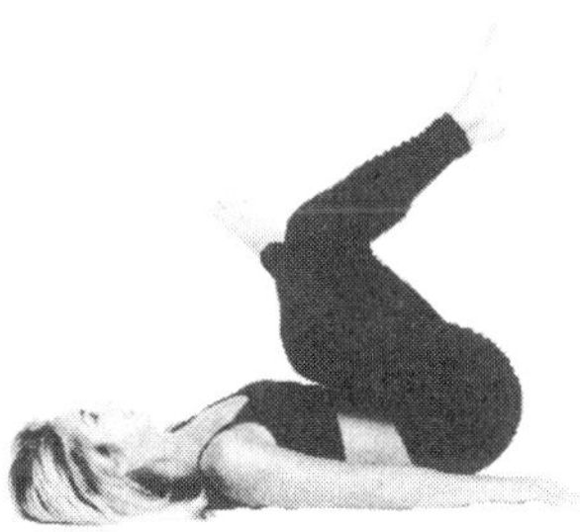

Übungen für die Bauchmuskeln

Bauchstraffer

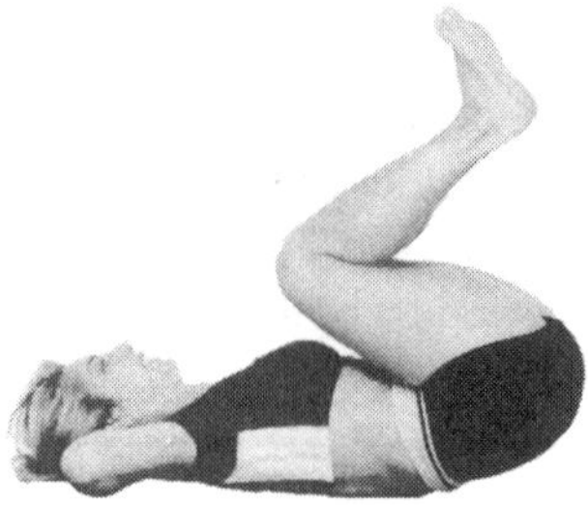

Mit gebeugten und angehobenen Beinen auf dem Rücken liegen, die Knie sind etwa über den Hüften. Die Hände unter den Kopf legen, um dem Hals Stütze zu geben. Beim Ausatmen den Oberkörper in Richtung Knie aufrollen, die Schultern heben sich leicht vom Boden. Den Nabel in Richtung Wirbelsäule ziehen. Beim Zurücklegen der Schultern auf den Boden ausatmen. Zwei Sets mit 15 bis 20 Wiederholungen durchführen.

Taillenformer

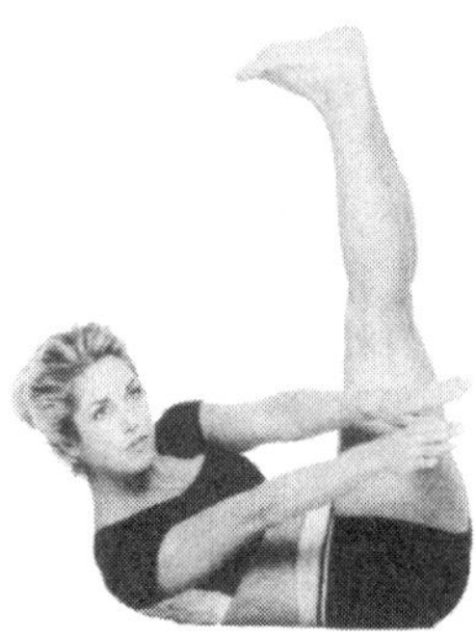

Auf dem Rücken liegen, die Beine heben und die Knie beugen (Fortgeschrittene: die Beine strecken wie hier gezeigt). Die linke Schulter vom Boden heben und beide Hände zur Außenseite des rechten Knies strecken. 15 bis 20 Wiederholungen. Bei der Rückkehr zur Ausgangsposition einatmen, dann ausatmen und beide Hände zur Außenseite des linken Knies strecken. Weitere 15 bis 20 Wiederholungen. Insgesamt zwei Sets nach jeder Seite durchführen.

Dienstags: Gewichttraining

> Weshalb soll man Ihnen Ihr Alter ansehen, wenn es nicht nötig ist? Gewichtheben ist ein hervorragender Kampf gegen die Schwerkraft!

Ich habe das Gewichttraining begonnen, als ich wenig über 20 war, und ich bin überzeugt davon, dass ich dadurch dem Alterungsprozess trotzen konnte. Obwohl ich vor kurzem 43 geworden bin, fühle ich mich wie 20. Doch Sie haben alle Glück: Studien haben gezeigt, dass es nie zu spät ist, um die Arbeit mit Gewichten zu beginnen und von den vielen Vorzügen dieses Workouts zu profitieren.

Diese 30 Minuten Muskeltraining zielen auf jeden Bereich Ihres Körpers, einschließlich Gesäß, Schenkel, Schultern, Arme und Bauchmuskeln. Im Mittelpunkt stehen altbekannte Kraftübungen wie etwa Liegestütze. Wenn Sie schon im Fitnesscenter mit Gewichten trainiert haben, werden Ihnen die Übungen bekannt vorkommen – einige gehören zu den wirksamsten, die wahre Wunder für Ihre Figur vollbringen.

Frauen brauchen Hanteln von drei, fünf und acht Pfund; Männer acht, zehn, zwölf und 15 Pfund. Wenn Sie noch keine Hanteln besitzen, empfehle ich Ihnen das Geld dafür zu investieren. Sie können sie in Sportfachgeschäften kaufen, und Sie brauchen nicht besonders viel dafür auszugeben. Doch wenn Ihr Budget dafür nicht ausreicht, tun es auch Gegenstände aus dem Haushalt wie Suppendosen oder Wasserflaschen.

Viele Frauen schrecken vor Training mit Gewichten zurück, weil sie Angst haben, Muskelpakete zu werden – und eine größere Kleidergröße statt einer kleineren zu brauchen. Aber wie schon erwähnt, die meisten von uns haben einfach nicht genug Testosteron, um die Figur von Bodybuildern zu bekommen. Im Gegenteil, da das Training mit Gewichten dazu führt, dass Ihre

Muskeln fester werden und Sie Speck abbauen, verlieren Sie wahrscheinlich an Umfang. Fett braucht fünfmal so viel Platz wie Muskeln.

Sie sollten für jede Bewegung genügend Gewicht nehmen, dass Sie Ihre Muskeln fordern, aber nicht so viel, dass Sie zu rasch müde werden und aus der Form kommen. Jede Übung sollte glatt und kontrolliert ablaufen. Ziel sollte sein, das Gewicht durch den vollen Bewegungsradius zu führen. Es ist wichtig, dass Sie dabei nicht den Atem anhalten. Bei der Anstrengung müssen Sie ausatmen und bei der Entspannung einatmen. Am Ende eines Sets einer Übung sollten Ihre Muskeln sich müde, aber nicht überanstrengt anfühlen, denn dann arbeiten sie und entwickeln sich. Wenn das nicht der Fall ist, nehmen Sie eine schwerere Hantel. Ihr Ziel in den nächsten vier Wochen ist, Muskelmasse aufzubauen, daher sollten Sie etwas schwerere Gewichte nehmen, wenn Sie stärker geworden sind.

Ich trainiere gern mit meinem Mann, Jeff, aber Sie können alle diese Übungen mit und ohne Partner ausführen. Für die meisten Übungen verwende ich 5- bis 8-Pfund-Hanteln, und Jeff verwendet 10-Pfund-Gewichte.

Entscheiden Sie, wie viel Erfahrung Sie haben, und sehen Sie in der Tabelle nach (Seite 216), wie viel Gewicht für Sie richtig ist. Als Anfänger gelten Sie, wenn Sie nie zuvor oder seit drei Monaten oder mehr nicht mehr mit Gewichten trainiert haben. Fortgeschrittener sind Sie, wenn Sie seit etwa drei Monaten mit Gewichten trainieren, und Könner, wenn Sie schon länger mit Gewichten trainieren.

Vor dem Beginn müssen Sie unbedingt 3 Minuten leichtes Herz-Kreislauftraining einschieben – auf der Stelle laufen, spazieren oder Seil springen –, um Ihre Muskeln aufzuwärmen und Ihren Puls in Fahrt zu bringen. Ein richtiges Warm-up hilft, dass das Training möglichst gut wirkt, und es schützt Sie vor Verletzungen.

Sind Sie bereit, die Muskeln zu entwickeln, die den Stoffwechsel anregen? Denken Sie daran: Aussehen voller Energie ist angesagt! Außerdem sind kräftige Muskeln Ihre beste Versicherung gegen das Altern. Wenn Ihre Muskeln trainiert und kräftig sind, kann nichts hängen oder schlaff werden. Diese Übungen, die dem Altern vorbeugen, helfen, Altersspeck verschwinden zu lassen, erschlaffende Arme wieder zu festigen und heben und straffen Ihre Brust und Ihr Gesäß!

Denken Sie daran: Dieser Plan zum Abnehmen soll *mit* Ihnen arbeiten, nicht gegen Sie. Selbst wenn heute der Tag für das Gewichttraining ist, wenn Sie unbedingt ein Herz-Kreislauftraining möchten, also bitte! Machen Sie nach 20 bis 30 Minuten aeroben Trainings 10 Minuten der Muskel aufbauenden Übungen, die ich für heute geplant habe. Sie können sie gleich im Anschluss an Ihr aerobes Training durchführen oder später am Tag. Oder sparen Sie sich das eigentlich für heute vorgesehene Training für einen anderen Tag der Woche auf.

Übungen für den Unterkörper

Wiederholen Sie jede dieser Übungen für den Unterkörper 15- bis 20-mal. Nachdem Sie alle sechs Übungen ausgeführt haben (das sollte etwa fünf Minuten dauern), wiederholen Sie das Ganze noch einmal.

Kniebeugen

In jeder Hand ein Gewicht, die Füße etwas weiter als hüftbreit voneinander stellen, die Arme mit leicht angewinkelten Ellbogen an der Seite. Den Rücken gerade und die Bauchmuskeln fest halten, die Knie beugen und sich nach hinten hocken, dabei das Gewicht des Körpers über den Fersen halten. Die Schenkel sollen dabei so parallel zum Boden sein wie mög-

> Erheben Sie Ihr Gesäß und Ihren Geist!

lich. Bei der Rückkehr zur Ausgangsposition das Gesäß zusammenpressen, dann wiederholen. Bei Knieproblemen langsam beginnen, mit einer Kniebeuge zum 45-Grad-Winkel. Nie tiefer gehen als zum 90-Grad-Winkel.

Gut für: Kräftigung des Gesäßes und der Oberschenkel.

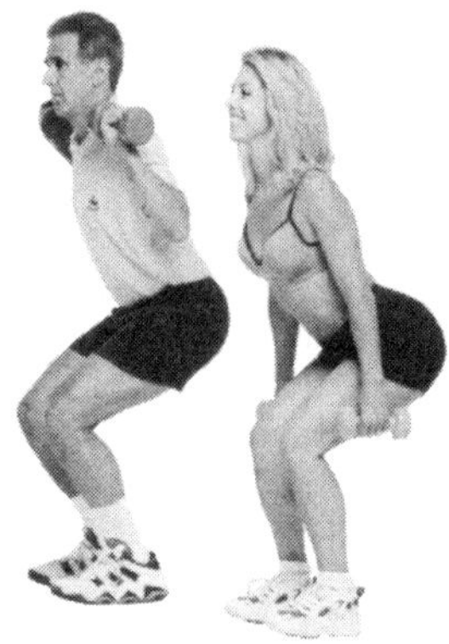

Wenn Sie sich stärker fühlen, diese Kniebeugen mit angewinkelten Ellbogen und den Händen auf Schulterniveau durchführen – wie Jeff.

Wie viel Gewicht Sie verwenden sollten?

Anfänger

Frauen: Machen Sie die Übungen in der ersten Woche ohne Gewichte, dann mit Gewichten von 1 bis 3 Pfund.
Männer: 8- bis 10-Pfund-Gewichte

Fortgeschrittene

Frauen: 3- bis 5-Pfund-Gewichte
Männer: 10- bis 12-Pfund-Gewichte

Könner

Frauen: 5- bis 8-Pfund-Gewichte
Männer: Gewichte von 12 Pfund und mehr

Ausfallschritte

Mit einem Gewicht in jeder Hand stehen, die Füße etwa schulterbreit voneinander, die Arme an der Seite. Mit dem rechten Fuß einen großen Schritt nach vorn machen (**A**). Langsam das rechte Knie zu einem 90-Grad-Winkel biegen, sodass das Knie direkt über den Knöchel kommt. Das Gewicht sollte zwischen den Zehen des linken Fußes und der rechten Ferse liegen. Das hintere Knie darf den Boden nicht berühren (**B**). Das rechte Bein wieder zur Ausgangsposition strecken, dafür von der Ferse her drücken. 15 bis 20 Wiederholungen. Dann mit dem anderen Bein.

Gut für: Kräftigung der Oberschenkel und des Gesäßes.

Wenn Sie sich stärker fühlen, den Ausfallschritt mit angewinkelten Ellbogen und Händen auf Schulterniveau ausführen – wie Jeff es hier zeigt.

A

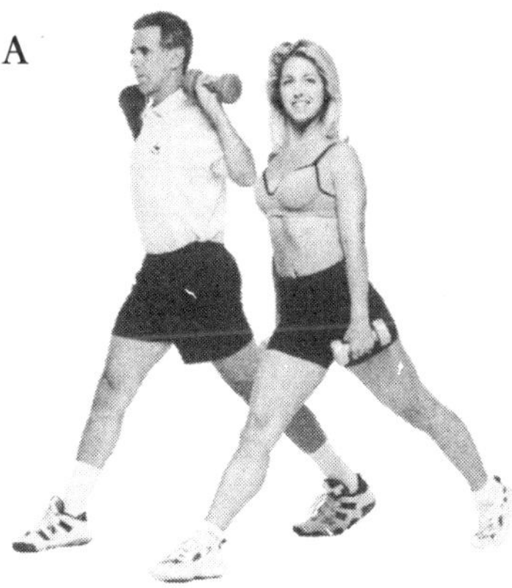

B

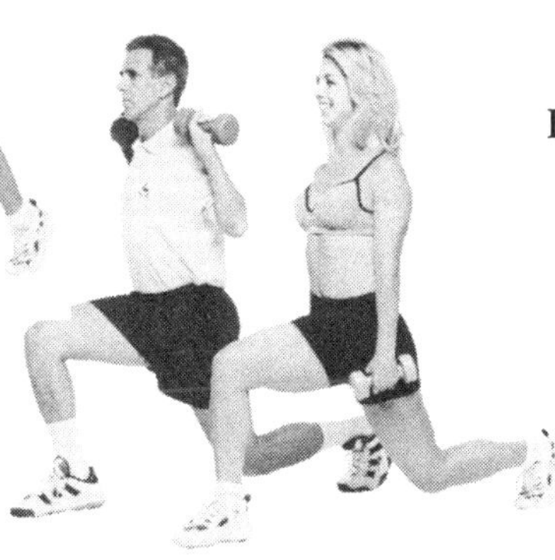

Hebung der Gewichte

Mit einem Gewicht in jeder Hand, Füße schulterbreit voneinander mit leicht gebeugten Knien stehen (**A**). Den Rücken flach und die Knie leicht gebeugt halten, in den Hüften nach vorn biegen und die Gewichte fast zum Boden bringen. Dabei sind die Hände genau unter den Schultern (**B**). Die Gewichte erreichen den Boden erst bei größerer Beweglichkeit und Kraft. Langsam aus den Hüften heraus wieder aufrichten, dann wiederholen.

Gut für: Kräftigung und Dehnung der Beine, vor allem der Rückseite der Oberschenkel.

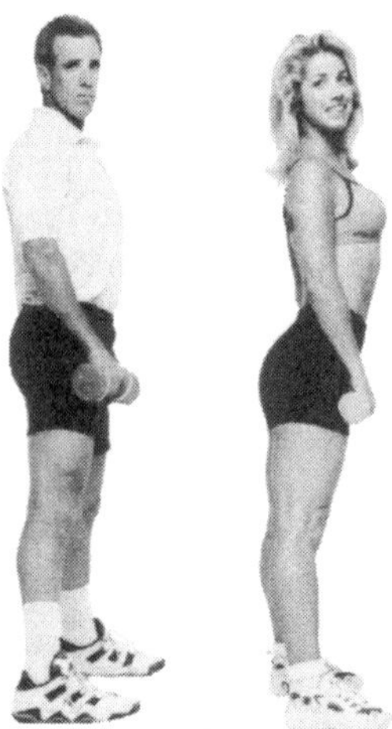

A

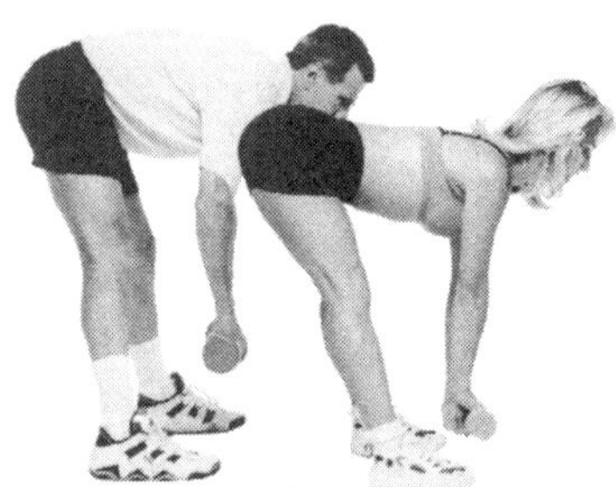

B

Hebung für den äußeren Oberschenkel

Auf der linken Seite am Boden liegen, den Ellbogen direkt unter der Schulter auf den Boden gestützt, das linke Knie gebeugt, die rechte Hand zum Gleichgewichthalten vor dem Körper auf dem Boden. Mit angewinkeltem Fuß das rechte Bein langsam etwa 60

A

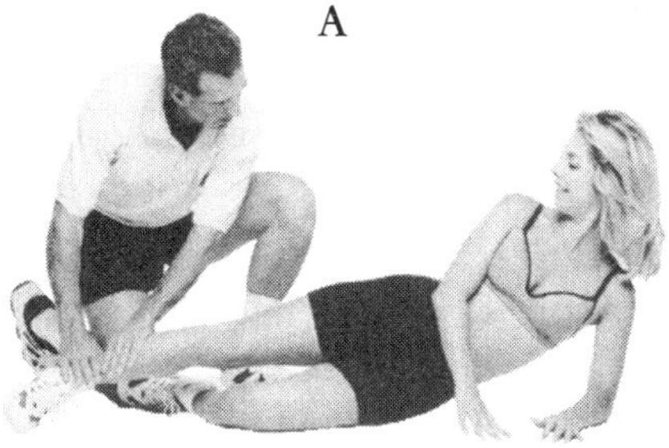

B

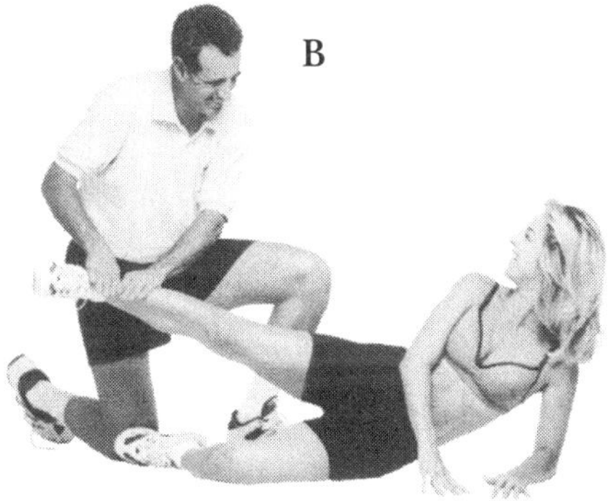

cm vom Boden heben, dabei das Bein gestreckt lassen. Das ist eine kleine Bewegung, das Bein soll nicht zu hoch gehoben werden (**A**). Auf die Spannung im äußeren Schenkel konzentrieren. Erst alle Wiederholungen mit dem rechten Bein ausführen, dann die Seite wechseln und mit dem linken Bein wiederholen. Wenn die Übung erst gewohnt ist, Widerstand hinzufügen: Bei Arbeit mit einem Partner, kann er auf das Bein, das gehoben wird, drücken (**B**).Wer allein arbeitet, nimmt die freie Hand (eventuell mit einer leichten Hantel), um das Bein hinabzudrücken.

Gut für: Kräftigung der Hüften und Oberschenkel.

Hebung für den inneren Oberschenkel

Auf der linken Seite am Boden liegen, den Ellbogen direkt unter der Schulter auf den Boden gestützt, die rechte Hand zum Gleichgewichthalten vor dem Körper auf dem Boden. Das rechte Bein anwinkeln und den Fuß hinter dem linken Bein auf den Boden stellen. Langsam das linke Bein bis zu einer angenehmen Höhe vom Boden heben, dabei das Bein so gestreckt wie möglich halten. An der höchsten Stelle der Bewegung einen Moment innehalten, dann das linke Bein wieder zum Boden senken. Der linke Fuß bleibt während der Bewegung angewinkelt und parallel zum Boden. Alle Wiederholungen durchführen, dann die Seite wechseln und mit dem anderen Bein wiederholen. Um Widerstand hinzuzufügen, den Partner fragen oder mit der rechten Hand arbeiten (mit einer leichten Hantel oder einem Gewicht am Knöchel), um das Bein, das angehoben wird, hinabzudrücken.

Gut für: Kräftigung und Straffung der inneren Schenkel.

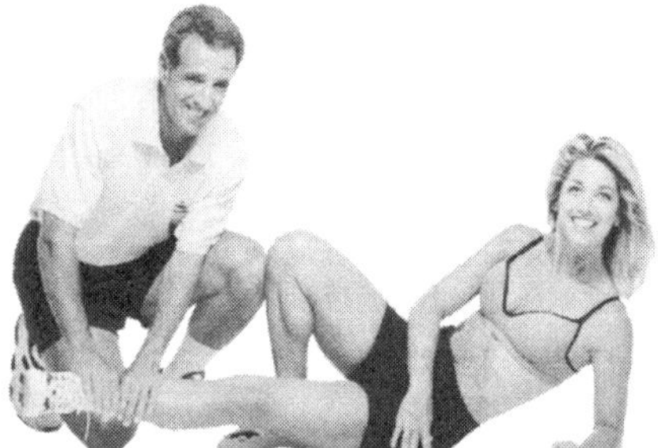

Hebungen für die Gesäßmuskeln

Auf allen vieren am Boden knien, die Hände direkt unter den Schultern, die Knie unter den Hüften. Den Rücken flach, die Hüften rechtwinklig zum Boden halten und die Bauchmuskeln einziehen. Das rechte Bein anheben, im rechten Winkel gebeugt lassen, bis der Oberschenkel parallel zum Boden ist. Das Knie langsam zum Boden zurückführen, dann wieder anheben, den Fuß zur Decke drücken und das Gesäß zusammenpressen. Das Bein wechseln und alle Wiederholungen durchführen. Zusätzli-

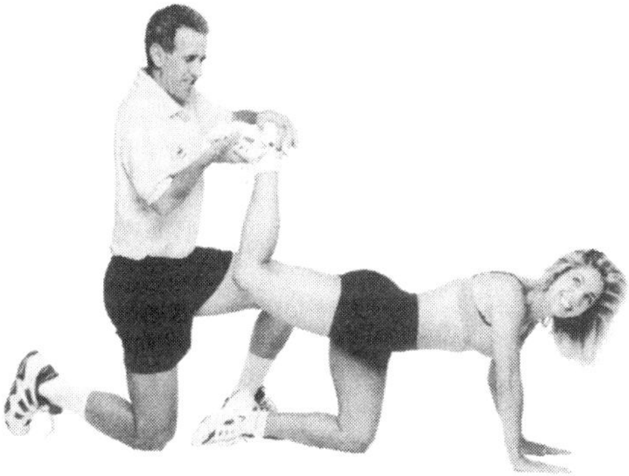

chen Widerstand gibt es, wenn Ihr Partner während des Anhebens den Fuß hinunter- und beim Senken hinaufdrückt. Oder ein Knöchelgewicht verwenden.

Gut für: Kräftigung der Gesäßmuskeln.

Übungen für den Oberkörper

Wiederholen Sie jede dieser Übungen für den Oberkörper 15- bis 20-mal. Nachdem Sie alle sechs Übungen ausgeführt haben (das sollte etwa fünf Minuten dauern), wiederholen Sie das Ganze noch einmal.

Liegestütze

Am Boden knien, die Hände vor dem Körper. Von den Händen gestützt die Beine strecken, das Körpergewicht ruht auf den Zehen. Den Rücken gerade halten, die Bauchmuskeln fest und der Kopf in einer natürlichen Position (**A**). Langsam die Ellbogen beugen und die Brust zum Boden senken (**B**). Die Ellbogen strecken, um zur Ausgangsposition zurückzukehren. Wiederholen.

Gut für: Kräftigung der Brust, der Schultern, des Trizeps und der Bauchmuskeln.

A

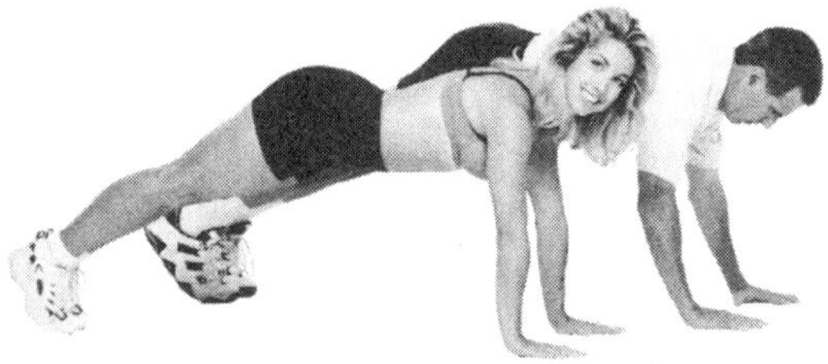

B

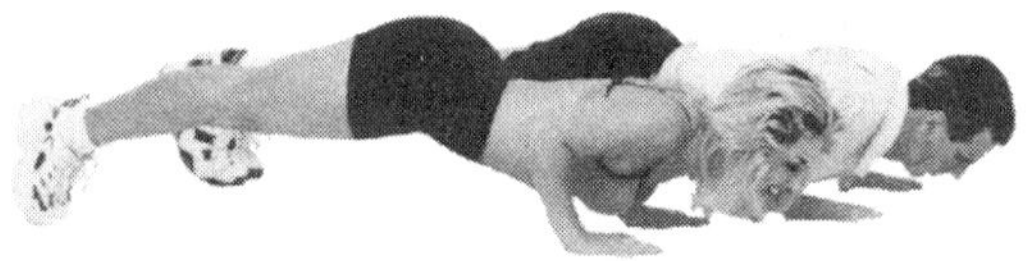

Variante: Wenn Liegestütze mit geraden Beinen zu schwierig sind, gibt es die Variante mit angewinkelten Knien. Mit überkreuzten Knöcheln am Boden knien und die gleiche Bewegung wie zuvor wiederholen. Wenn Sie mehr Kraft im Oberkörper entwickelt haben, versuchen Sie den Liegestütz mit geraden Beinen wie im Foto gezeigt.

Armschwünge

Diese Übung kann auf einer Trainingsbank (im Fitnesscenter) oder am Boden ausgeführt werden. Auf der schräg gestellten Bank sitzen oder auf der flachen Bank am Rücken liegen, die Füße stehen fest am Boden. Am Boden die Knie abwinkeln und die Füße fest auf den Boden stellen, unter den oberen Rücken ein Kissen legen. Mit einem Gewicht in jeder Hand die Arme so nach oben strecken, dass die Hände genau über den Schultern sind (**A**). Die Arme leicht angewinkelt lassen und zur Seite senken, die Gewichte nicht unterhalb der Schulterlinie senken (**B**). Die Brust zusammendrücken, während die Gewichte wieder in die Ausgangsposition gebracht werden. Wiederholen.

Gut für: Kräftigung der Brust und der Vorderseite der Arme (Bizeps).

A

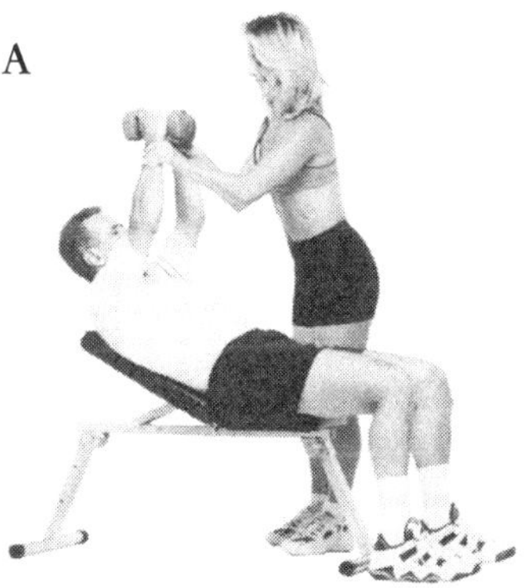

B

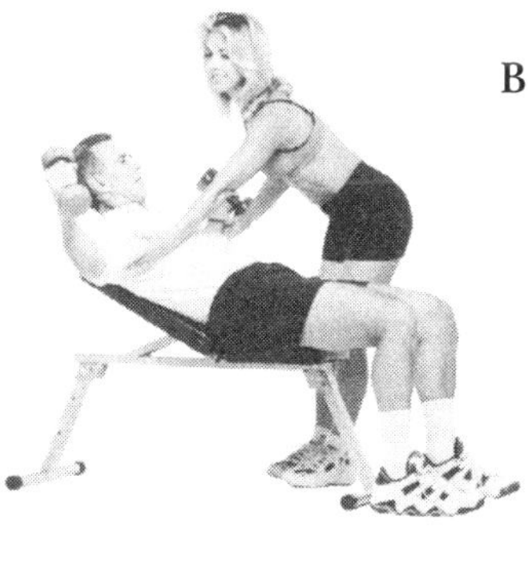

Gebeugtes Rudern

In jeder Hand ein Gewicht halten und mit leicht gebeugten Knien stehen, die Füße etwa schulterbreit auseinander. Leicht in den Hüften nach vorne biegen, während die Bauchmuskeln angespannt und der Rücken flach gehalten werden. Die Arme sollten seitlich und leicht vor dem Körper sein. Die Schulterblätter zusammendrücken und die Ellbogen anheben, sodass die Oberarme fast parallel zum Boden sind. Dabei die Ellbogen immer dicht am Körper halten. Langsam in die Ausgangsposition zurückkehren. Wiederholen.

Gut für: Kräftigung des oberen Rückens und der Rückseite der Arme (Trizeps).

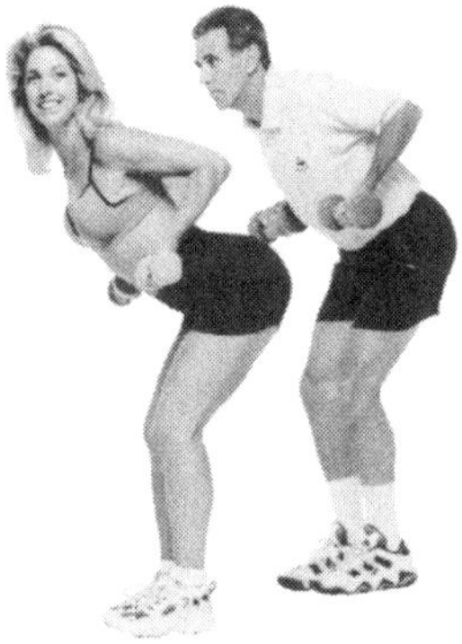

Für die Rückenmuskeln

Auf einer Bank oder einem Stuhl ohne Armlehnen sitzen und die Füße flach auf den Boden stellen. Den Rücken gerade und die Bauchmuskeln angespannt halten. Mit einem Gewicht in jeder Hand die Arme bis über den Kopf heben, die Handflächen zeigen nach vorn (**A**). Die Schulterblätter zusammen- und nach unten drücken, während die Gewichte auf Schulterhöhe gesenkt werden (**B**). Die Schulterblätter wieder zusammendrücken, wenn die Gewichte langsam wieder in die Ausgangsposition gehoben werden.

Gut für: Kräftigung des oberen Rückens (Latissimus dorsi).

A

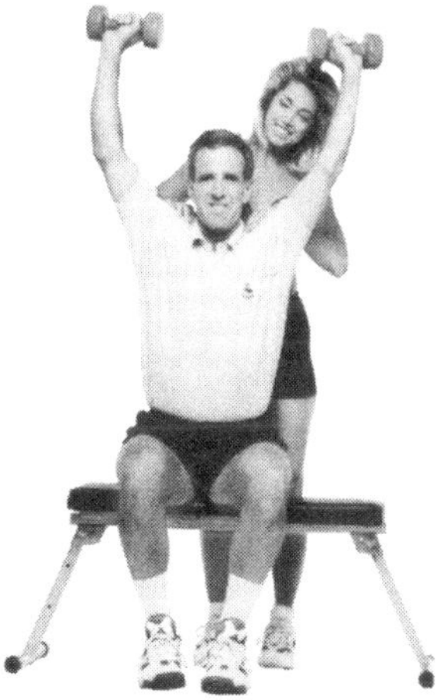

B

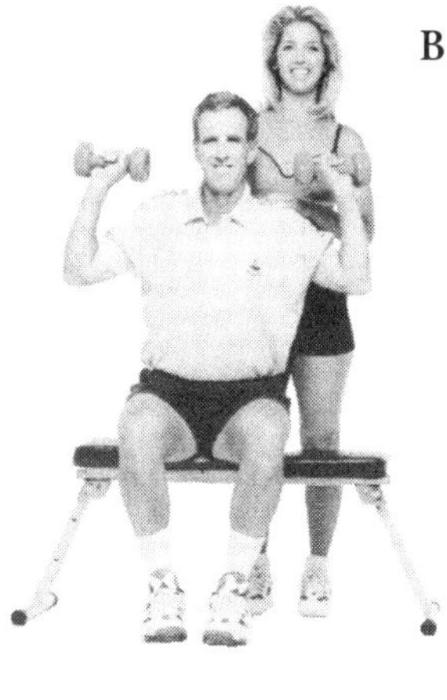

Seitliche Hebungen

In jeder Hand eine 5-Pfund-Hantel halten und mit leicht gebeugten Knien stehen, die Füße schulterbreit voneinander, der Rücken gerade. Die Gewichte sind vor dem Körper, die Handflächen zum Körper gedreht (**A**). Die Ellbogen beim seitlichen Heben der Gewichte auf Schulterhöhe leicht anwinkeln, die Handflächen zeigen nach unten (**B**). Langsam zur Ausgangsposition zurückkehren. Wiederholen.

Gut für: Kräftigung der Schultern.

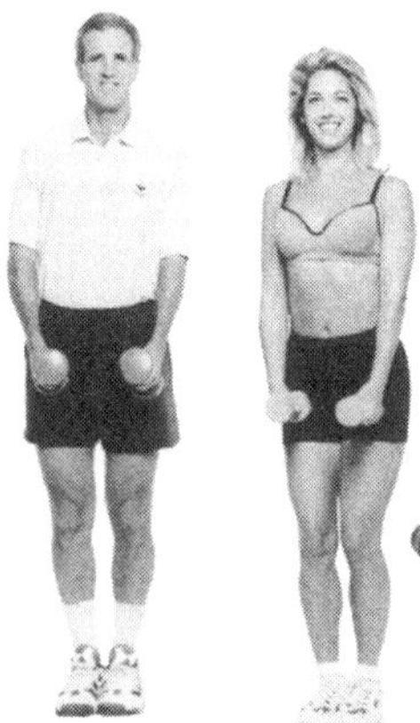

A

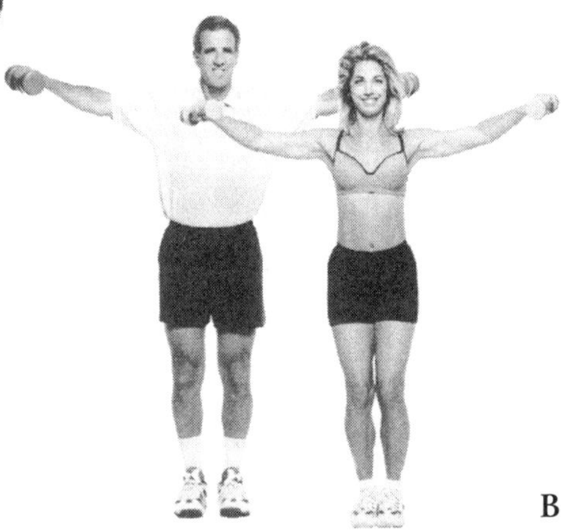

B

Beginnen Sie mit Trizeps-Rückstößen. Wenn Ihr Oberkörper besser entwickelt ist, können Sie zu den Kniebeugen für den Trizeps übergehen.

Trizeps-Rückstöße

Der Trizeps ist einer der am wenigsten geforderten Muskeln unseres Körpers. Bei unseren alltäglichen Aufgaben, wie Einkäufe schleppen oder ein Baby hochheben, setzen wir meist den Bizeps (an der Vorderseite des Arms) ein. In jeder Hand ein Gewicht halten, die Füße schulterbreit voneinander, in den Knien leicht gebeugt (**A**). Die Bauchmuskeln angespannt und den Rücken flach halten, die Ellbogen beugen, sodass die Oberarme fast parallel zum Boden sind. Die Ellbogen bleiben dicht am Körper (**B**). Die Rückseiten der Arme anspannen und die Arme strecken, damit die Gewichte direkt hinter dem Körper sind. Dann die Ellbogen beugen und die Gewichte wieder an die Körperseiten bringen.

Gut für: Kräftigung der Rückseite der Arme (Trizeps). Keine schlaffen Oberarme mehr!

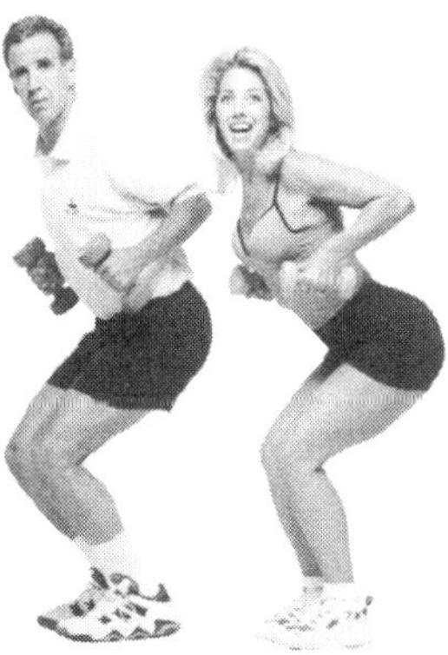

A

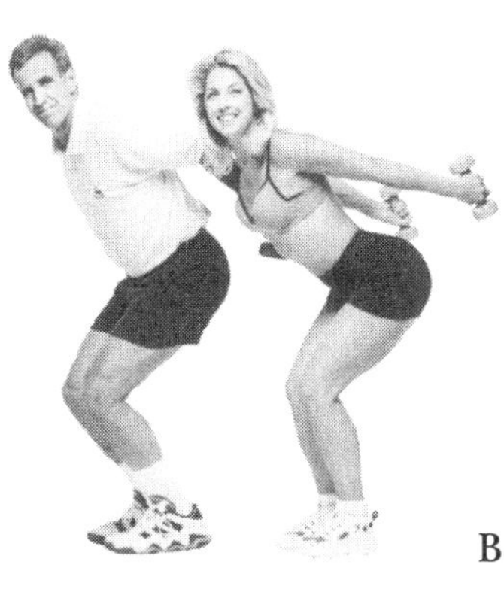

B

Kniebeugen für den Trizeps (Fortgeschrittene)
Die Hände auf die Kante einer festen Bank oder eines kräftigen Stuhles stützen, die Finger zeigen nach vorn, die Knie sind im 90-Grad-Winkel gebeugt (**A**). Die Ellbogen beugen und sich langsam zum Boden absenken, bis die Ellbogen fast in einem 90-Grad-Winkel gebeugt sind. Dabei das Gesäß dicht an der Bank vorbeiführen (**B**). Beim Strecken der Arme zurück zur Ausgangsposition den Trizeps zusammenpressen. Wiederholen.

Gut für: Kräftigung der Rückseite der Arme.

A

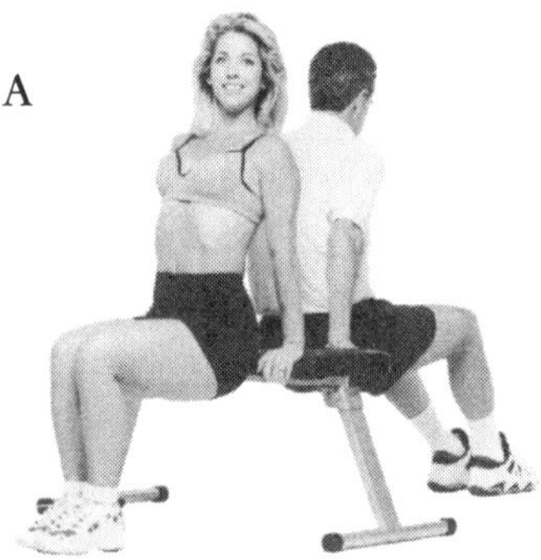

B

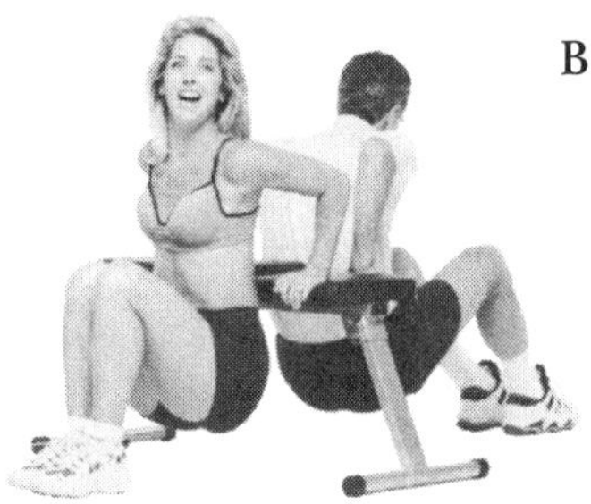

Übungen für die Bauchmuskeln und den unteren Rücken

Wiederholen Sie jede der nächsten vier Übungen 15- bis 20-mal. Nachdem Sie alle vier Übungen ausgeführt haben (das sollte etwa 3 bis 5 Minuten dauern), wiederholen Sie das Ganze noch einmal.

Umgekehrter Sit-up

Auf dem Rücken liegen, ein Knie im 90-Grad-Winkel gebeugt, das andere Bein gerade nach oben gestreckt, die Füße angewinkelt, die Hände hinter dem Kopf. Den Rücken flach am Boden halten, ausatmen und mithilfe der unteren Bauchmuskeln die Hüften ein Stückchen vom Boden heben. Dabei den Nabel in Richtung Wirbelsäule drücken. Das Knie so nah wie möglich an die Brust ziehen, das andere Bein bleibt gerade und in die Luft gestreckt. Die Bewegung ist nur sehr klein. Das Knie sollte während der ganzen Bewegung im gleichen Winkel gebeugt sein. Das leichte Anheben der Hüften soll durch die Bauchmuskeln kontrolliert werden – es darf nicht mit Schwung geschehen. Beim Lösen einatmen. Entspannen und mit dem anderen Bein wiederholen. Mit beiden Beinen abwechselnd 15 bis 20 Wiederholungen ausführen.

Gut für: Kräftigung der unteren Bauchmuskeln.

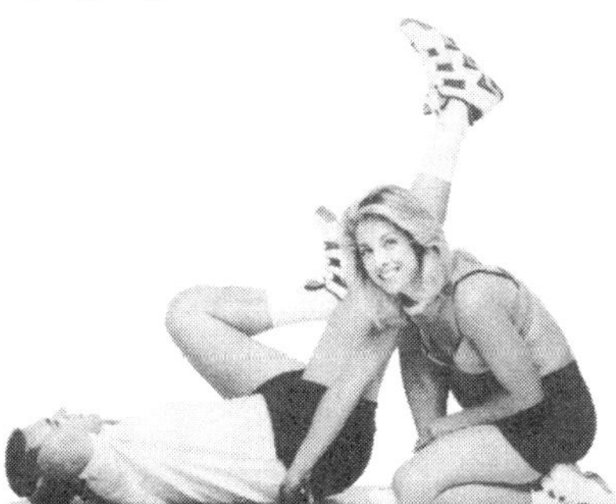

Sit-up

Auf dem Rücken liegen, die Knie angewinkelt und die Füße flach am Boden. Anfänger oder Menschen mit Problemen im Nackenbereich legen ein Kissen oder ein zusammengerolltes Handtuch als Stütze unter Hals und Kopf. Den unteren Rücken fest auf den Boden drücken; es sollte auch nicht der Ansatz eines Hohlkreuzes vorhanden sein. Den Kopf auf die Hände legen – oder als zusätzliche Schwierigkeit die Arme vor der Brust kreuzen (siehe Foto) –, Hals und Schultern bleiben entspannt. Beim Anspannen der Bauchmuskeln ausatmen, langsam die Schultern vom Boden heben, dabei die Bauchmuskeln angespannt lassen. Beim langsamen Zurücklegen der Schultern auf den Boden ausatmen. Wiederholen.

Werden Sie mit Sit-ups den Altersspeck los!

Gut für: Kräftigung der geraden Bauchmuskulatur – eine fantastische Übung für die Bauchmuskeln!

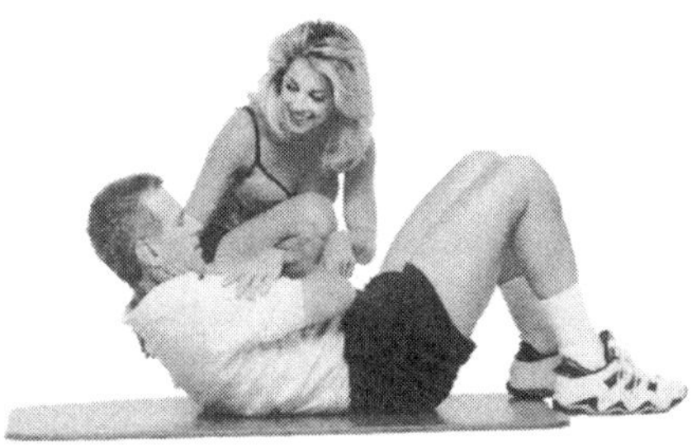

Radfahren

Auf dem Rücken liegen, die Beine gerade in die Luft gestreckt. Den Rücken fest auf den Boden drücken, es soll auch nicht die Andeutung eines Hohlkreuzes vorhanden sein. Den Kopf auf die Hände legen, darauf achten, dass Hals und Schultern entspannt sind. Das linke Bein gerade und ausgestreckt halten, während das rechte Bein zur Brust und gleichzeitig das linke Schulterblatt zum rechten Knie gezogen wird. Das rechte Bein strecken und die linke Schulter wieder am Boden ablegen. Dann die Übung zur anderen Seite wiederholen: Das linke Knie zur Brust ziehen und die rechte Schulter anheben. Darauf achten, dass die Hebung wirklich durch die Anspannung der Bauchmuskeln erfolgt – nicht den Hals mit den Armen hochziehen. Für alle Wiederholungen die Seiten wechseln.

Gut für: Kräftigung der oberen und unteren Bauchmuskeln (gerade Bauchmuskeln) und der schrägen Bauchmuskeln (seitlich an der Taille).

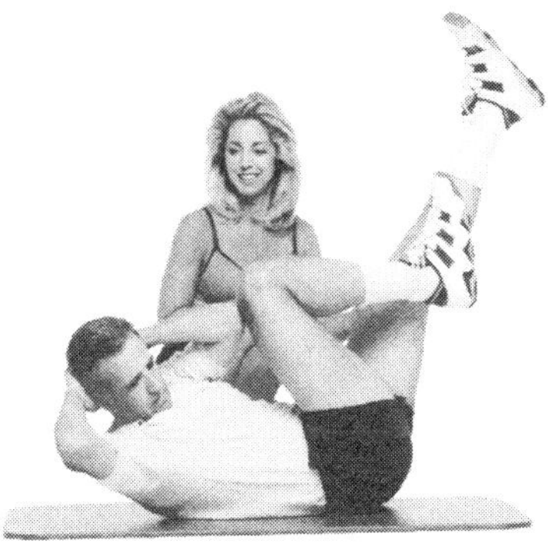

Dehnübungen

Heute haben Sie Ihre Muskeln wirklich auf eine harte Probe gestellt – belohnen Sie sich jetzt mit den folgenden Dehnübungen. Sie sind ein großartiger Abschluss Ihres Workouts! Sie können die Übungen allein oder mit einem Partner durchführen.

Dehnübung für die inneren Oberschenkel

Auf dem Boden sitzen. Die Beine spreizen und strecken. Die Hände auf den Boden legen und den Oberkörper nach vorn beugen, bis Sie ein leichtes Ziehen in den Lenden spüren. Darauf achten, dass die Bewegung aus den Hüften erfolgt, nicht aus den Schultern. Die Dehnung 15 bis 20 Sekunden halten.

Gut für: Dehnung der inneren Oberschenkel, des Lendenbereichs und der Hüften.

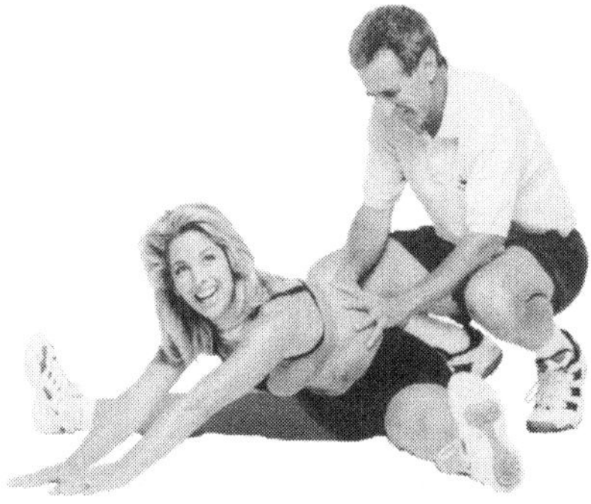

Dehnübung für die Rückseite der Oberschenkel

Flach auf dem Boden liegen, die Knie angewinkelt und die Füße auf dem Boden. Das rechte Bein anheben und zur Brust ziehen. Man kann mit einem Handtuch nachhelfen. Die Dehnung 15 bis 20 Sekunden halten. Das rechte Bein senken und die Übung mit dem linken Bein wiederholen. Damit auch der Wadenmuskel gestreckt wird, das Handtuch um den Fußballen wickeln.

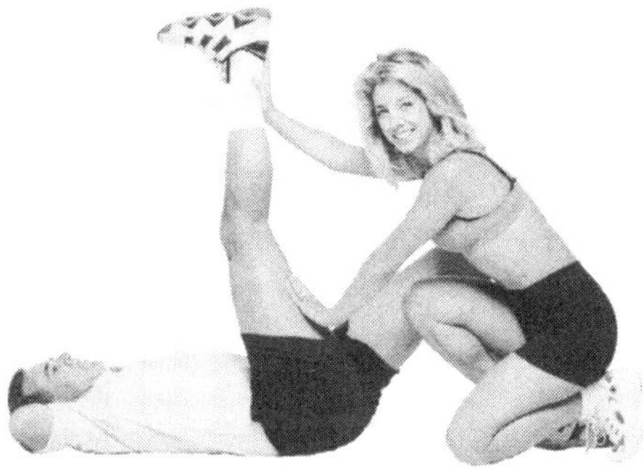

Gut für: Dehnung der Rückseite der Oberschenkel – wichtig für einen gesunden unteren Rücken!

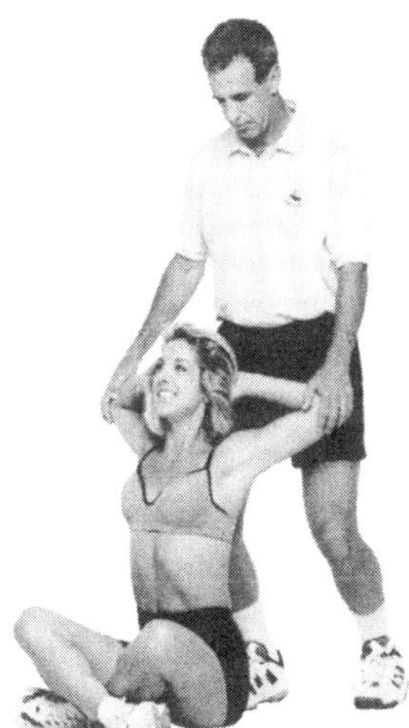

Dehnübung für den Oberkörper

Auf dem Boden sitzen. Die Hände im Nacken. Die Ellbogen langsam nach hinten drücken. 15 bis 20 Sekunden halten. Entspannen und wiederholen.

Gut für: Haltung. Erhöht die Beweglichkeit des Oberkörpers, öffnet vor allem die Brust (Brustmuskeln).

Mittwochs: Kampf dem Speck

Sind Sie bereit, Fett abzubauen und Ihren Kalorienverbrauch zu beschleunigen? Dieses schnelle 30-Minuten-Training kombiniert Herz-Kreislaufübungen mit Kraftübungen zum Muskelaufbau, um den Stoffwechsel möglichst gut auf Touren zu bringen. Anders gesagt, Sie verbrennen nicht nur während des Workouts Fett, sondern auch danach noch in höherem Maß, ganz gleich, ob Sie am Schreibtisch sitzen oder schlafen.

Das ist an den Mittwochen vorgesehen: Nach einem kurzen aeroben Warm-up (wichtig, damit Ihre Muskeln gut vorbereitet sind) folgt eine Minute von Muskelübungen zur Körperformung, dann wieder zwei Minuten aerobes Training. In den nächsten 30 Minuten folgt dieser Wechsel, um möglichst viel Fett zu verbrennen. Nehmen Sie sich am Schluss noch fünf Minuten, um die Übungen für die Bauchmuskeln und die Dehnübungen der Seiten 241 bis 244 durchzuführen.

Halten Sie also Ihre Gewichte bereit – Sie brauchen 3- und 5-Pfund-Gewichte. Da Sie jede Übung zur Formung des Körpers eine Minute durchhalten sollen und auch noch Ihre Füße bewegen müssen, sollten Sie leichtere Gewichte nehmen, auch wenn Sie bei den Übungen am Dienstag schon mit schwereren gearbeitet haben. Schalten Sie Ihre Lieblingsmusik ein und los geht's.

Denken Sie daran: Wenn Sie eine aerobe Lieblingssportart haben, können Sie gern dabei bleiben. Oder Sie können in der Liste auf Seite 32 nach anderen aeroben Möglichkeiten suchen. Doch nach 20 bis 30 Minuten Herz-Kreislauftraining sollten Sie unbedingt die körperformenden Übungen der nächsten Seiten ausführen, um diese Muskeln zu entwickeln. Machen Sie zwei Sets mit je 12 bis 15 Wiederholungen von Bizeps-Curls, Armstreckungen, Trizeps-Trimmer, Aufrechtem Rudern, Unterbauch-Straffern und Taillen-Schlankmachern. Beenden Sie Ihr Workout mit den Dehnübungen der Seiten 243 bis 244.

Anweisung: Wiederholen Sie die folgende Übungsreihe zweimal.

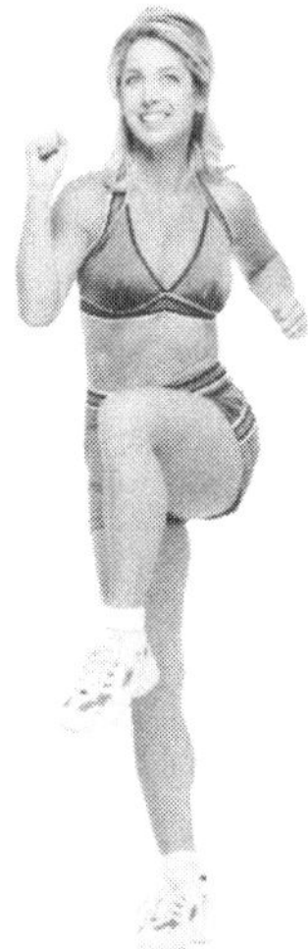

Warm-up

Auf der Stelle gehen

3 Minuten

Fortgeschrittene: Auf der Stelle rennen.

Körperformung

Bizeps-Curls mit Fersenkicks

1 Minute

Ein 3- oder 5-Pfund-Gewicht, wie im Foto gezeigt, in jeder Hand halten. Abwechselnd die Fersen am Boden aufsetzen und dabei beide Ellbogen beugen, um die Gewichte in Richtung Schultern zu führen. Dabei die Ellbogen eng am Körper halten.

Am Ende der Übung den Kopf über dem Herzen halten, während die Gewichte am Boden abgelegt werden.

Gut für: Kräftigung der Vorderseite der Arme (Bizeps).

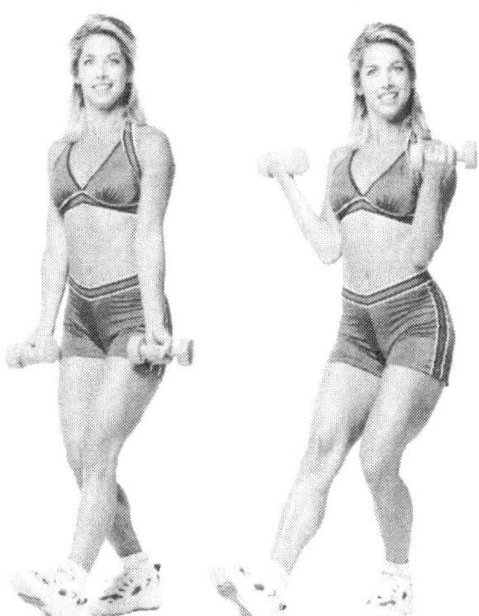

Aerob
Überkreuz
2 Minuten

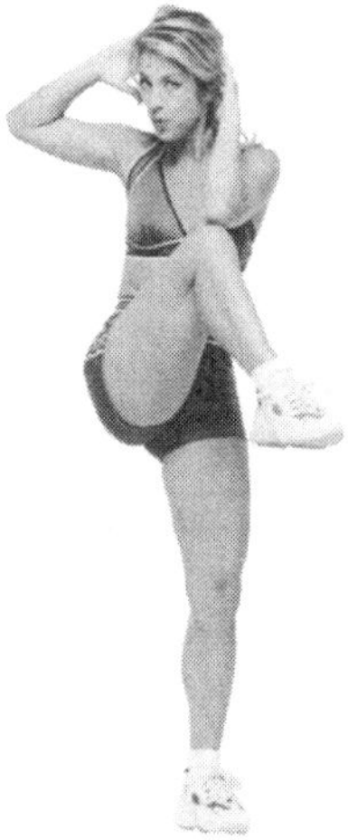

Die Hände hinter dem Kopf, die Bauchmuskeln angespannt und dann das linke Knie zum rechten Ellbogen führen. Darauf achten, dass das Knie angehoben, nicht der Ellbogen gesenkt wird. Dann das rechte Knie zum linken Ellbogen führen. Jede einzelne Hebung sollte 1 bis 2 Sekunden dauern. Die Bauchmuskeln gespannt lassen, während 2 Minuten lang die Seiten abgewechselt werden.

Körperformung
Armstreckungen mit Fersenkicks
1 Minute

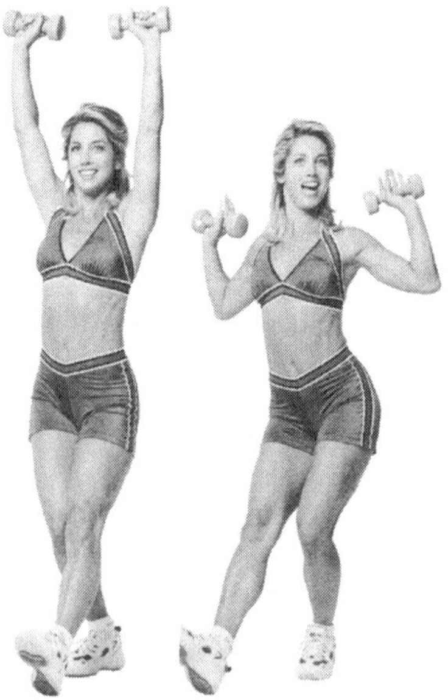

In jeder Hand ein 3- oder 5-Pfund-Gewicht in Schulterhöhe halten, dann die Gewichte über den Kopf heben. Die Arme sind leicht vor dem Körper (sie sollten aus den Augenwinkeln zu sehen sein). Während der Hebungen abwechselnd die Fersen aufsetzen.

Am Ende der Übung den Kopf über dem Herzen halten, während die Gewichte am Boden abgelegt werden.

Gut für: Kräftigung der Schultern und der Armrückseiten (Trizeps).

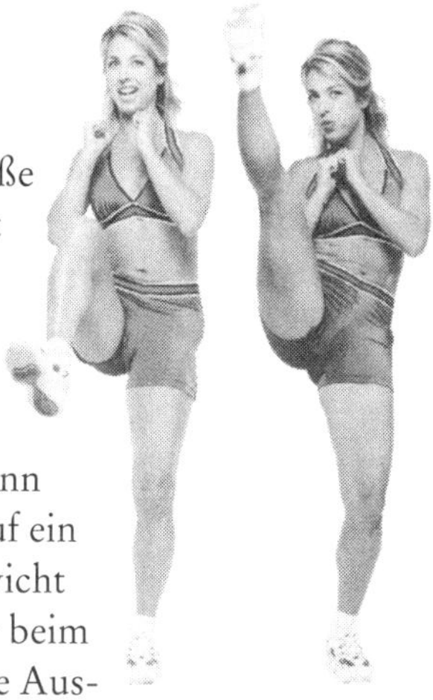

Aerob
»Kickboxen« – Kicks nach vorn
2 Minuten

In der Aufpassstellung beginnen: Füße hüftbreit voneinander, ein Fuß leicht vor dem anderen, die Hände in lockeren Fäusten vor dem Kinn, die Handflächen einander zugewendet. Die Bauchmuskeln beim Heben des Knies auf Taillenhöhe anspannen, dann mit dem Unterschenkel nach vorn auf ein »Ziel« zu kicken. Um das Gleichgewicht zu halten, lehnt sich der Oberkörper beim Kicken leicht zurück. Das Bein in die Ausgangsposition zurückführen und mit dem gleichen Bein 1 Minute lang Kicks wiederholen. Dann die Übung mit dem anderen Bein durchführen. Die Arme dabei in der Aufpassstellung behalten. Wenn Sie eine Pause brauchen, gehen Sie auf der Stelle – nicht ganz aufhören.

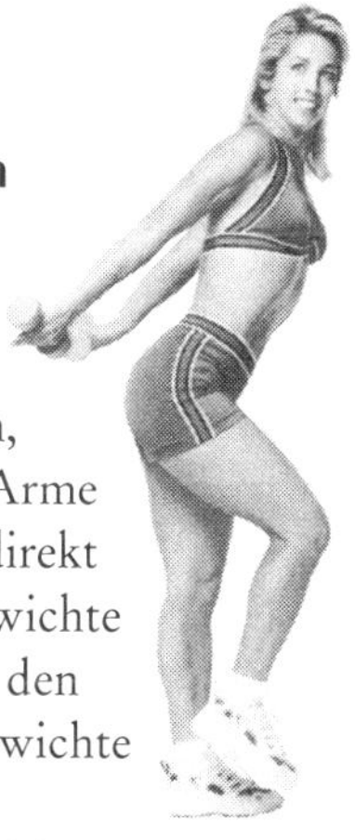

Körperformung
Trizeps-Trimmer beim Auf-der-Stelle-Gehen
1 Minute

Mit einem 3- oder 5-Pfund-Gewicht auf der Stelle gehen und dabei Trizeps-Trimmer ausführen: Beide Ellbogen nach hinten ausstrecken, die Ellbogen eng am Körper. Die Rückseite der Arme beim Strecken anspannen, sodass die Gewichte direkt hinter dem Körper angehoben werden. Die Gewichte weiter heben und senken. Am Ende der Übung den Kopf über dem Herzen halten, während die Gewichte am Boden abgelegt werden.

Gut für: Kräftigung der Rückseite der Arme (Trizeps).

Aerob
Boxhiebe
2 Minuten

Die Boxsequenz aus der Aufpassstellung heraus beginnen: die Füße hüftbreit voneinander, ein Fuß leicht vor dem anderen, die Hände in lockeren Fäusten vor dem Kinn, die Handflächen einander zugewendet. Werden Hiebe mit dem rechten Arm ausgeführt, sollte der linke Fuß vorn sein und umgekehrt. Hinter jedem Hieb soll das ganze Gewicht stehen. Wenn die Hiebe richtig funktionieren, das Tempo steigern, um den Stoffwechsel anzuregen.

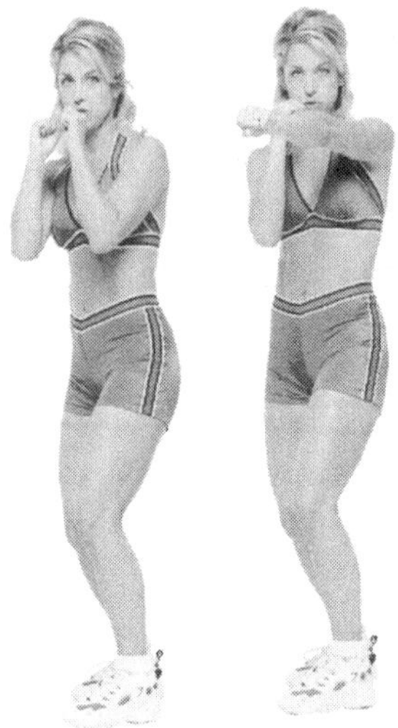

Gerade

Die Bauchmuskeln anspannen und beide Knie leicht beugen, dann dem vorgestellten Gegner die Gerade ans Kinn platzieren. Die Muskeln beweglich und angespannt lassen, nicht in den Ellbogen fest werden. Mit jedem Arm 20 Gerade schlagen.

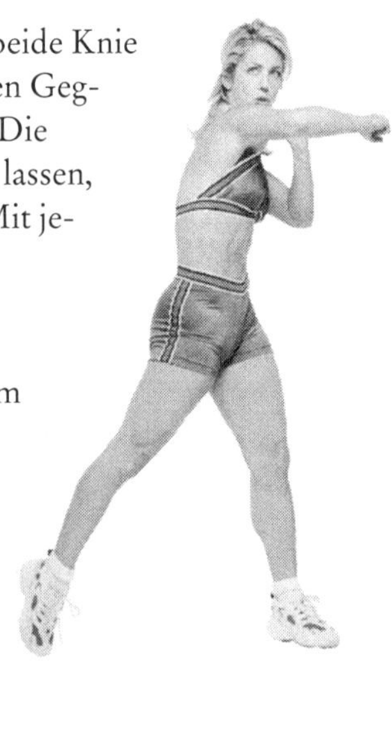

Haken

Beim Haken bewegt sich die Faust im Halbkreis und trifft den »Gegner« seitlich am Kinn. Den Arm gebeugt und parallel zum Boden halten. Beim Schlag die Bauchmuskeln anspannen und die Knie beugen. Mit jedem Arm 20 Haken ausführen.

Aufwärtshaken

Beim Aufwärtshaken bewegt sich die Faust in einem Halbkreis von unterhalb der Hüfte zum Kinn des »Gegners«. Beim Schlag die Ellbogen dicht am Körper halten, die Bauchmuskeln anspannen und die Knie beugen. 20 Aufwärtshaken mit jedem Arm.

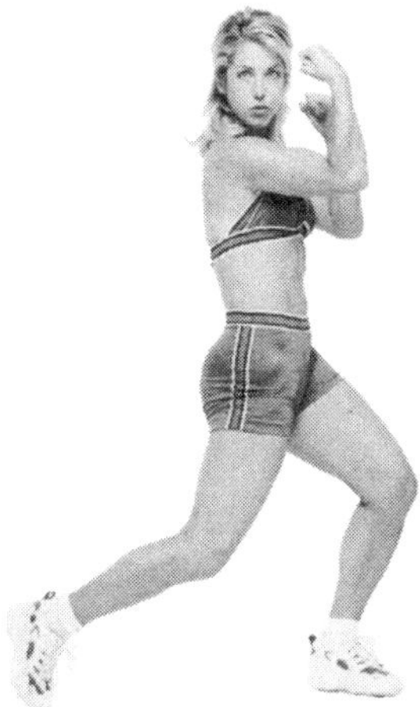

Körperformung

Aufrechtes Rudern beim Auf-der-Stelle-Gehen

1 Minute

3- oder 5-Pfund-Hanteln vor dem Körper halten, die Handflächen zum Körper gewendet. Die Schulterblätter zusammendrücken und die Gewichte auf Kinnhöhe heben, die Ellbogen zur Seite gebeugt. Beim Heben und Senken auf der Stelle gehen.

Am Ende der Übung den Kopf über dem Herzen halten, während die Gewichte am Boden abgelegt werden.

Gut für: Kräftigung des oberen Rückens.

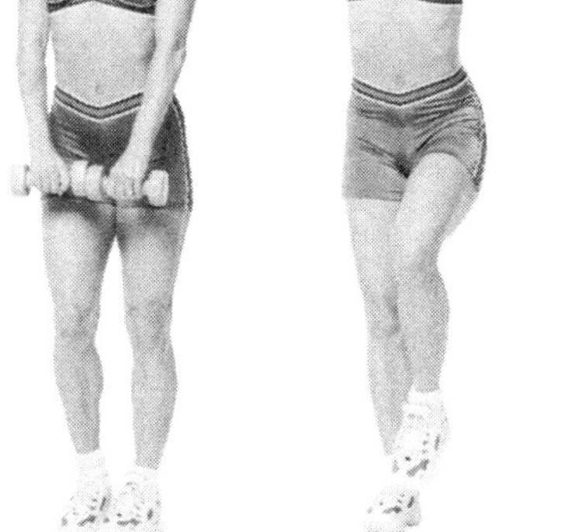

Aerob
»Kickboxen« – Kicks nach hinten
2 Minuten

Aus der Aufpassstellung beginnen: Füße hüftbreit auseinander, Hände in losen Fäusten vor dem Kinn, die Handflächen einander zugewendet. Die Bauchmuskeln beim Nachhintensetzen anspannen. Ein Knie heben und mit dem Bein nach hinten kicken, wie ein Esel, der ausschlägt. Beim Kicken über die Schulter den »Gegner« ansehen. 20 Kicks ausführen, dann das Bein wechseln und wiederholen. Die Beine abwechseln, bis 2 Minuten vorbei sind. Diese Kicks sind schwierig: Wenn Sie eine Pause brauchen, gehen Sie auf der Stelle – nicht ganz aufhören.

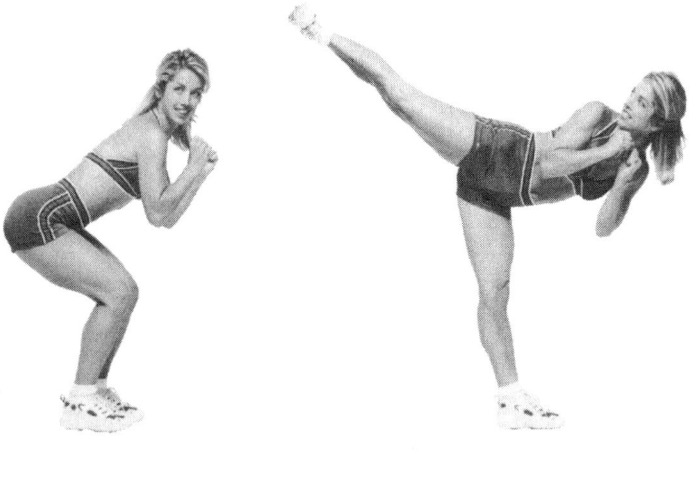

Bauchmuskelstraffer

Unterbauchstraffer

Auf dem Rücken liegen, die Knie angewinkelt und über Hüfthöhe angehoben. Die Fußsohlen sind aneinander gelegt. Den Rücken flach am Boden halten, während die Füße mithilfe der unteren Bauchmuskeln 15 bis 20 cm angehoben werden. Dabei den unteren Rücken auf den Boden drücken. Die Bauchmuskeln während des Absenkens der Füße angespannt halten. Wiederholen. Dies ist nur eine sehr kleine Bewegung. Wichtig ist, dass der Nabel eingezogen und der untere Rücken auf den Boden gedrückt wird. Zweimal 12 bis 15 Wiederholungen.

Gut für: Kräftigung der unteren Bauchmuskeln.

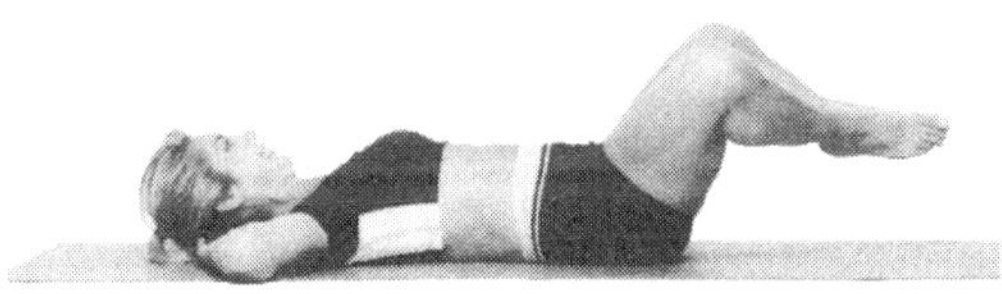

Taillenschlankmacher

Am Boden sitzen, die Knie vor dem Körper angewinkelt, die Füße zur rechten Seite gestellt. Die Hände zur Unterstützung direkt unter den Schultern am Boden aufgestützt, die Ellbogen leicht gebeugt. Die Muskeln seitlich an der Taille anspannen, die Knie aufheben und nach rechts bewegen, dadurch werden die Füße links abgelegt. Darauf achten, dass die Ellbogen gebeugt sind und leicht nach hinten lehnen, um Druck vom Rücken zu nehmen. Die Seiten wechseln und 15- bis 20-mal wiederholen.

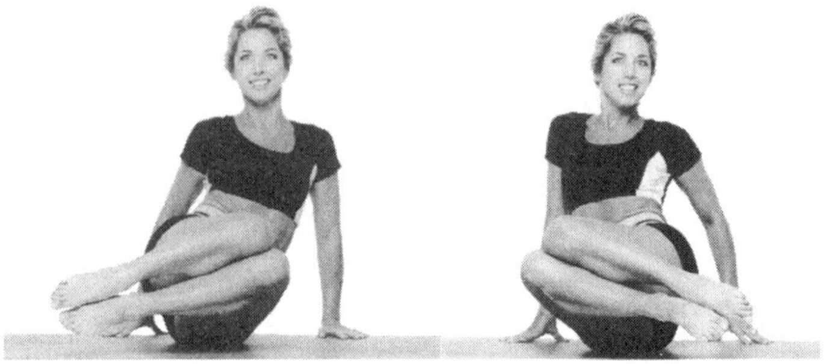

Gut für: Kräftigung der schrägen Bauchmuskeln (seitlich an der Taille).

Wechselnde Streckungen

Auf dem Bauch liegen, Arme und Beine ausgestreckt, die Füße etwa 15 cm voneinander. Kopf und linken Arm langsam etwa 10 bis 15 cm vom Boden heben, gleichzeitig das Gesäß zusammenpressen und das rechte Bein 10 bis 20 cm vom Boden heben. Auf den Boden sehen, damit der Hals in einer Linie mit dem Körper bleibt und die Hüften fest am Boden halten. Auf die richtige Form achten – den Rücken nicht zu stark durchbiegen. 10 Sekunden halten, dann lösen. Die Seiten wechseln und wiederholen. Bei allen Wiederholungen die Seiten wechseln.

Gut für: Kräftigung des unteren Rückens und der Wirbelsäule.

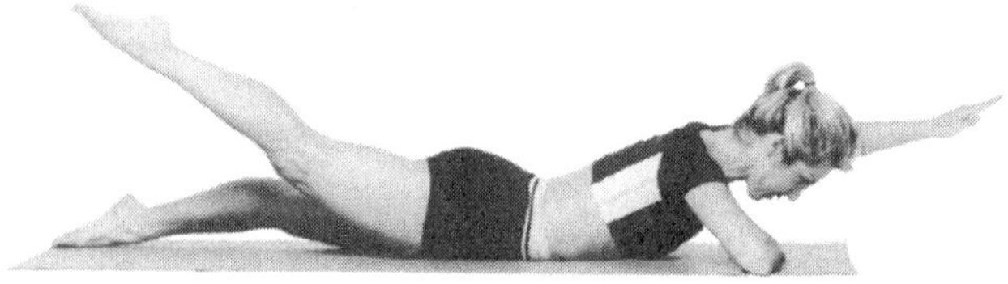

Dehnübungen

Rückendehnung

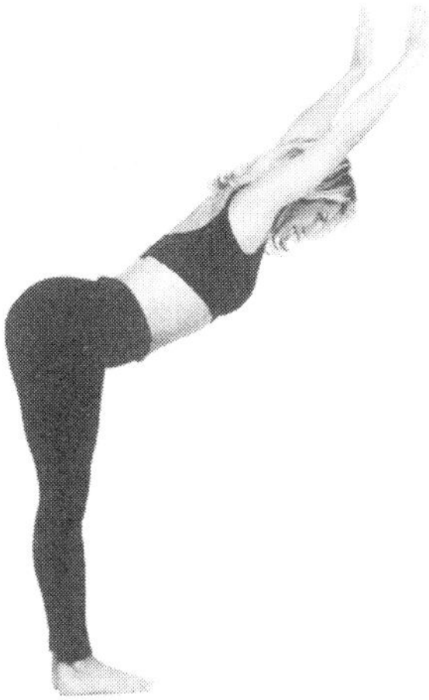

Eine Armlänge von der Wand entfernt stehen, nach vorn lehnen und die Hände oberhalb des Kopfes gegen die Wand stützen. 60 cm zurücktreten. Die Beine gerade halten (in den Knien nicht fest werden), den Rücken strecken, dabei die Hüften nach hinten und die Brust nach unten drücken. 20 Sekunden halten.

Gut für: Dehnung des Rückens und der Rückseite der Oberschenkel.

Kniebeugen längs der Wand

Mit dem Rücken zur Wand stehen. Mit beiden Füßen nach vorn treten, sodass nur noch der Rücken die Wand berührt. Langsam an der Wand entlang heruntergleiten, bis zu einer hockenden Position. (Variation: Auf das Heruntergleiten an der Wand verzichten. Gegen die Wand gekauert beginnen, dabei den Rücken flach an der Wand, die Füße dicht am Gesäß.) Die Arme gerade nach vorn strecken. Tief ein- und ausatmen, dabei die Stellung 20 Sekunden halten, den Rücken so gerade wie möglich.

Gut für: Dehnung des unteren Rückens, der Hüften, des Gesäßes und der Achillessehnen.

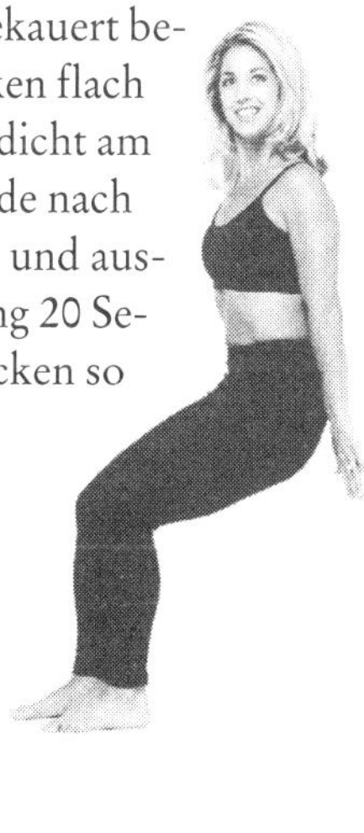

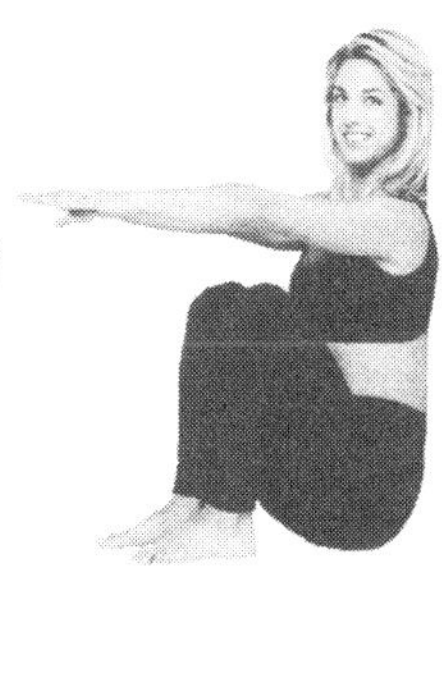

Schmetterling

In Richtung Wand auf dem Rücken liegen, die Arme an den Seiten. Ein Kissen oder ein zusammengerolltes Handtuch unter dem Kopf (nach Belieben). Das Gesäß an die Wand schieben. Die Knie öffnen und entspannen, sie dabei zur Seite fallen lassen und die Fußsohlen aneinander legen. 20 Sekunden halten.

Gut für: Dehnung der Hüften und Beine.

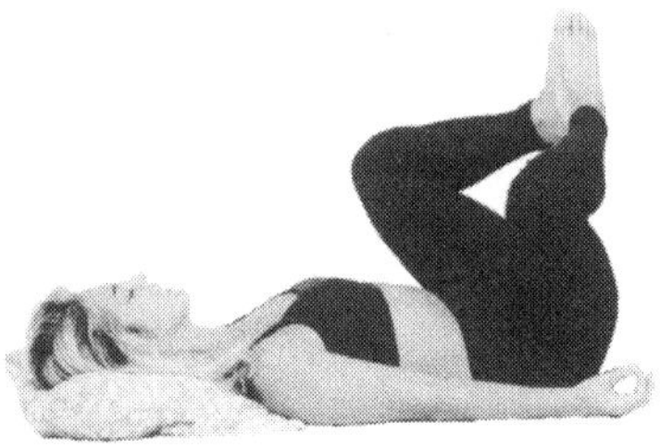

Donnerstags: Muskelaufbau mit Yoga und der Pilates-Methode

Entdecken Sie die Vorzüge von Yoga und der Pilates-Methode: neue Energie, bessere Konzentration, innere Ruhe und aus dem Inneren heraus ein ausgeglichener Körper.

Ich bin seit mehr als 20 Jahren im Fitnessbereich tätig. Lange Zeit habe ich mich nur auf aerobes und Gewichttraining konzentriert. Dann, vor etwa sieben Jahren, verliebte ich mich in Yoga – es gleicht meine raschen Workouts aus und baut kräftige, biegsame Muskeln auf. Und vor kurzem habe ich begonnen, Übungen nach der Pilates-Methode durchzuführen, weil sie meinen Körper länger und schlanker aussehen lassen. Ich laufe immer noch gern und arbeite gern mit Gewichten, doch diese sanfteren, geistigeren Yogatrainings helfen mir, meinen Körper von innen heraus im Gleichgewicht zu halten.

In der Theorie sind diese beiden Trainingsformen sehr verschieden. Yoga ist eine jahrhundertealte Tradition, die im Hinduismus und Buddhismus wurzelt; es hilft nicht nur beim Aufbau eines starken, gesunden Körpers, sondern lehrt auch geistigeres Atmen und Meditationstechniken. Pilates dagegen wurde zu Beginn des 19. Jahrhunderts von einem Mann namens Joseph Pilates entwickelt, der professionelle Tänzer trainierte. Mit beiden Techniken entwickeln Sie Kraft, Beweglichkeit und Balance durch eine Reihe kontrollierter Muskelbewegungen oder »Stellungen«.

Ich fing mit derartigen Übungen im Alter von 12 Jahren als Teil meines Turntrainings an. Hürdensitz, Beindehnungen und ähnliche Bewegungen bereiten darauf vor, Aufschwünge am Stufenbarren zu machen oder auf dem Schwebebalken die nötige Balance zu haben. Doch sie helfen auch im Alltag, weil sie die

Muskeln ins Gleichgewicht bringen und Selbsterkenntnis vermitteln, denn sie richten Ihre Aufmerksamkeit nach innen.

Ich habe aus beiden Methoden Elemente übernommen und daraus ein tolles Training zur Körperformung zusammengestellt, das auf den folgenden Seiten vorgestellt wird. Diese weichen, fließenden Übungen formen Ihren Körper, ohne ihn anzustrengen. Nach dem Training mit Gewichten ist das ein neuer angenehmer Ansatz zum Muskelaufbau.

Sie beginnen das Training mit einigen wunderbaren Yogastellungen im Stehen als Warm-up für Ihren Körper und zur Verbesserung des Gleichgewichts. Dann führen Sie eine Reihe von Übungen nach Pilates aus, die Ihre Taille, Ihre Bauchmuskeln und Ihren ganzen Körper formen und die Beweglichkeit steigern sollen. Zum Abkühlen am Schluss verwenden wir einige Yogaübungen im Sitzen, die ebenfalls starke, bewegliche Muskeln und das Gleichgewicht fördern.

Die Übungen auf diesen Seiten sehen zwar einfach aus, doch Sie werden schon bald merken, wie viel Kraft es kostet, den Körper in den verschiedenen Stellungen zu halten. Konzentrieren Sie sich bei jeder Übung auf die richtige Form, opfern Sie nicht die Technik, nur um ein paar Sekunden zu sparen. Ihre Bewegungen sollten weich und kontrolliert sein. Wenn Sie mit einer Stellung Schwierigkeiten haben, werden Sie nicht mutlos – üben Sie weiter, und Sie werden bald die nötige Kraft zur korrekten Ausführung besitzen.

Es ist wichtig, daran zu denken, dass jede dieser Bewegungen aus Ihrem Inneren kommt – dem Bauch oder den Bauchmuskeln. Achten Sie darauf, dass Ihr Bauch während jeder Stellung angespannt ist. Wenn Sie das Gleichgewicht verlieren, spannen Sie die Bauchmuskeln wieder an – das hilft, Ihren Körper wieder in die richtige Stellung zu bringen. Beim Wechsel von einer Stellung zur nächsten sollten Sie auch darauf achten, Ihre Wirbelsäule zu dehnen. So erhalten Sie Ihre Wirbelsäule beweglich und gesund.

Während Sie sich durch die Stellungen bewegen, setzen Sie Ihren Atem ein, um Ihre Gedanken nicht abschweifen zu lassen und die Spannung aus Ihrem Körper zu vertreiben.

Im Yoga ist es das Ziel, durch die Nase ein- und auszuatmen. Das gelingt nicht sofort, aber je mehr Sie üben, desto natürlicher kommt es Ihnen vor. Bei der Pilates-Methode atmen Sie beim Einnehmen einer Stellung tief durch die Nase ein und beim Verlassen der Stellung durch den Mund wieder aus. Beachten Sie, wie Ihre Brust und Ihr Bauch sich dehnen, wenn Sie Atem in die Körpermitte führen, und wie der ganze Körper mit Energie spendendem Sauerstoff versorgt wird.

Sie können auch Ihren Geist einsetzen, um das Gleichgewicht zu halten, denn einige dieser Stellungen kommen Ihnen anfangs vielleicht etwas merkwürdig vor. Bei Stellungen im Stehen konzentrieren Sie sich auf einen Gegenstand direkt vor Ihnen – eine Lampe, ein Lichtschalter, ein Bild. Sobald Sie ins Wackeln kommen oder umkippen, konzentrieren Sie sich wieder auf diesen Punkt. Wenn Sie die Konzentration verlieren, geraten Sie leichter ins Wackeln.

Ganz besonders gut an Yoga und den auf Pilates basierenden Bewegungen ist, dass sie auch für Ihre seelische Gesundheit zahllose Vorteile bieten. Während Sie die Bewegungen durchführen, beobachten Sie, wie Ihr Körper sich fühlt, und versuchen Sie, Spannungen zu lösen, die irgendwo festsitzen. Beißen Sie die Zähne zusammen? Spannen Sie die Schultern an? Dieses Training soll auch eine beruhigende Wirkung haben – die gleichmäßigen Bewegungen beruhigen Ihren Geist und nehmen Stress von Ihrem Nervensystem. Konzentrieren Sie sich auf das Lösen von Spannungen, und Sie sind auf dem Weg zu einem gesünderen Körper, innerlich und äußerlich.

Man sagt oft, »Sie sind so jung wie Ihre Wirbelsäule«. Die Wirbelsäule ist Ihre Hauptversorgung. Halten Sie also Ihren Rücken gesund!

Muskelaufbauendes Workout mit Yoga und Pilates-Übungen

Wenn Sie die Bewegungen besser können, versuchen Sie, fließend und ohne Pause von einer zur nächsten zu gehen. Achten Sie ständig auf Ihren Atem, lassen Sie den Sauerstoffstrom, der in Ihren Körper fließt, für sich arbeiten. Wenn nichts anderes erwähnt ist, wird jede Übung einmal ausgeführt. Bewegen Sie sich langsam – es eilt nicht! Wenn Sie das Gleichgewicht verlieren oder mit einer Stellung Schwierigkeiten haben, arbeiten Sie daran, bis Sie sich dabei wohl fühlen. Wenn nach den auf Pilates basierenden Übungen noch viel Zeit übrig ist, wiederholen Sie einige Bewegungen, bevor Sie zu den Yogastellungen zum Abkühlen und zur Meditation übergehen.

Einige dieser Übungen sind unterschiedlich für Anfänger, Fortgeschrittene und Könner. Wenn Sie sich zuvor nie mit Yoga oder der Pilates-Methode befasst haben, beginnen Sie mit den Anfängerübungen und experimentieren im Verlauf der nächsten Wochen mit den Fortgeschrittenen- und Könner-Varianten. Mein Ziel ist, dass Sie es sich selbst nicht leicht machen. Sie werden erstaunt sein, was Ihr Körper kann, wenn Sie es versuchen! Wenn Sie Yoga oder die Pilates-Methode schon vorher ausprobiert haben, führen Sie die Fortgeschrittenen- und Könner-Übungen aus. Zur Abwechslung können Sie auch gelegentlich ein oder zwei Anfänger-Bewegungen dazu nehmen.

Yoga

Krieger I (Anfänger)

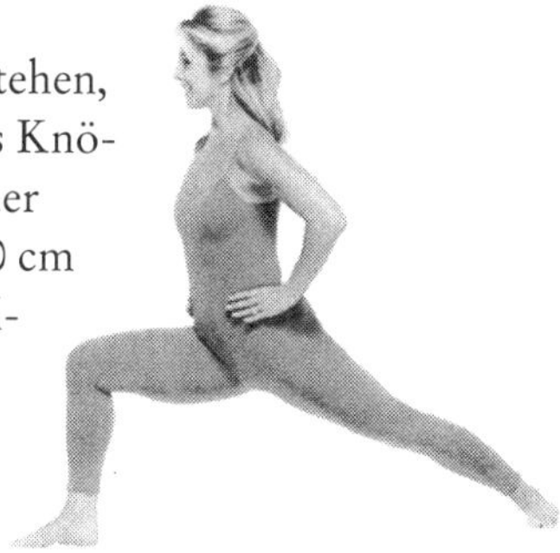

Mit den Händen auf den Hüften stehen, die Füße so weit voneinander, dass Knöchel und Handgelenke übereinander sind (die Füße sind etwa 90 bis 120 cm auseinander). Den linken Fuß in einem 90-Grad-Winkel nach außen drehen, sodass die Zehen genau nach links zeigen und den rechten Fuß so weit drehen, dass die Zehen in einem 45-Grad-Winkel nach links zeigen. Das linke Knie möglichst bis zu einem 90-Grad-Winkel beugen (das Knie ist direkt über dem Knöchel). Das rechte Bein gerade halten, den Oberkörper drehen, dass die Blickrichtung nach links geht. Auf die rechte Ferse stützen. Gerade nach vorn oder leicht aufwärts blicken. Drei tiefe Atemzüge nehmen, durch die Nase ein- und ausatmen. Zur Ausgangsposition zurückkehren und zur anderen Seite wiederholen.

Krieger II (Fortgeschrittene)

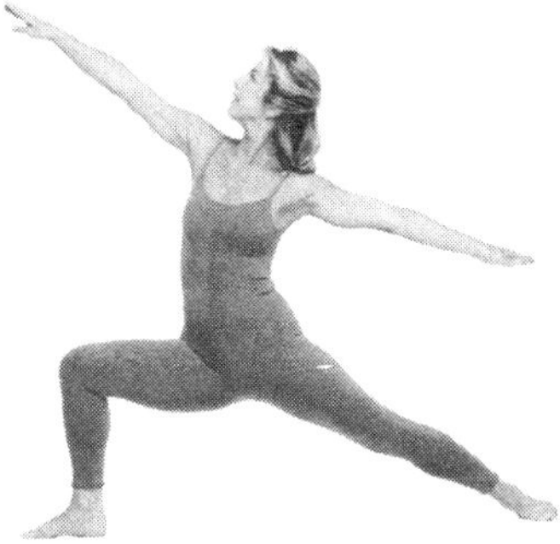

Gleiche Ausgangsposition wie für Kricger I, das linke Knie im 90-Grad-Winkel gebeugt, einen Arm nach vorn und den anderen nach hinten ausgestreckt. Die Schultern locker lassen; diese Stellung zwei oder drei tiefe Atemzüge lang halten. Diese Stellung drückt den Stolz des Kriegers aus. Zur Ausgangsposition zurückkehren und nach der anderen Seite wiederholen.

Krieger III (Könner)

Aus der Stellung Krieger II heraus beide Arme über den Kopf heben, die Handflächen einander zugewendet, die Finger zur Decke gerichtet. Mit den Augen die Hände fixieren. Die Stellung zwei Atemzüge lang halten. Zur Ausgangsposition zurückkehren und zur anderen Seite wiederholen.

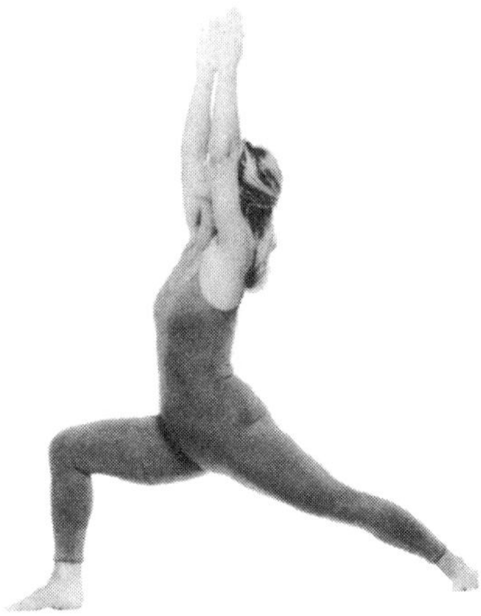

Dreieck Stufe I (Anfänger)

Stehen, die Füße 90 bis 120 cm voneinander. Die Arme auf Schulterhöhe gerade zur Seite strecken, die Handflächen nach unten gerichtet. Den linken Fuß nach außen drehen, vom Körper weg, wie in der ersten Position im Ballett. Das rechte Bein gestreckt halten, das linke Knie beugen und den linken Arm zum Stützen auf den linken Oberschenkel legen. Wer gelenkig genug ist, kann die linke Hand auf die linke Wade oder den linken Fuß legen. Um den Hals gut zu dehnen, den Blick zur Decke richten. Zwei tiefe Atemzüge. Zur Ausgangsposition zurückkehren und nach der anderen Seite wiederholen.

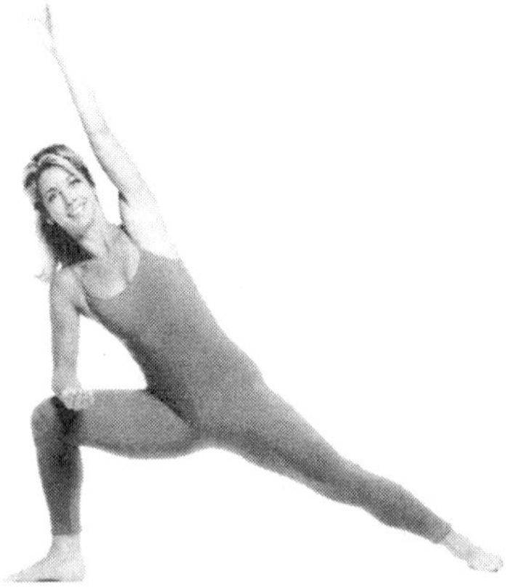

Dreieck Stufe II (Fortgeschrittene)

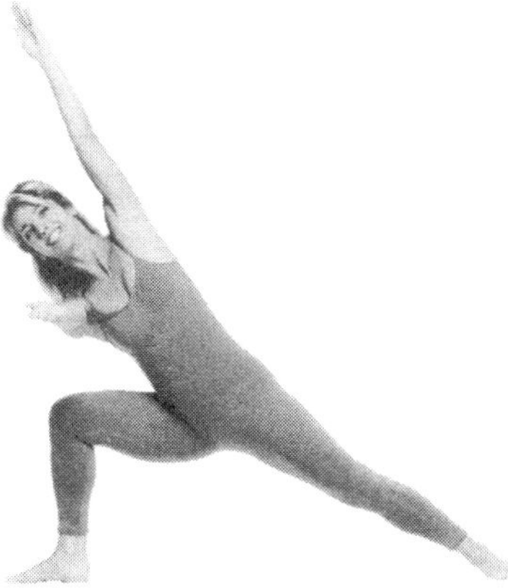

Stehen, die Füße 90 bis 120 cm voneinander. Die Arme auf Schulterhöhe gerade zur Seite strecken, die Handflächen nach unten gerichtet. Den linken Fuß nach außen drehen, vom Körper weg, wie in der ersten Position im Ballett. Ein Bein gerade halten, den Körper zur linken Seite neigen, dabei den linken Arm auf den Oberschenkel stützen wie bei Stufe I. Wenn möglich, den linken Arm vom linken Schenkel nehmen und gerade nach vorn strecken, die Handfläche nach oben. Diese Stellung erscheint vielleicht genau wie die Stellung von Stufe I, aber sie ist es nicht. Man spürt es in der Taille, es werden andere Muskeln durchgearbeitet. Zwei tiefe Atemzüge. Zur Ausgangsposition zurückkehren und nach der anderen Seite wiederholen.

Dreieck mit Drehung

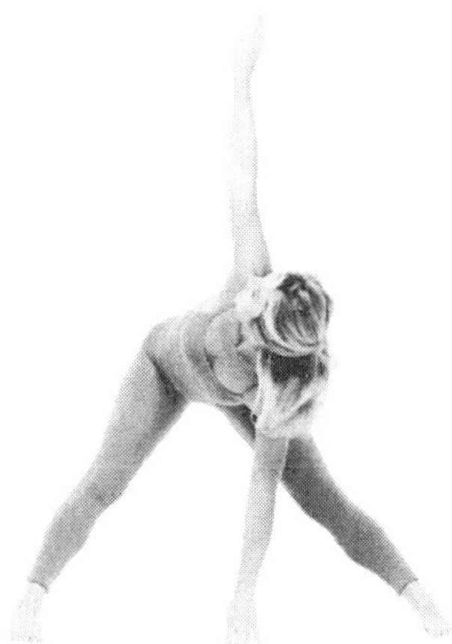

Stehen, die Füße sind etwa 90 cm voneinander und zeigen nach vorn. Nach vorn beugen, der rechte Arm greift zum Boden, der linke gerade nach oben über den Kopf. Die Stellung halten und drei tiefe Atemzüge nehmen. Langsam zum Stehen kommen und nach der anderen Seite wiederholen.

Baum

Wenn Sie Anfänger sind, halten Sie sich vielleicht besser an einem Stuhl oder der Wand fest, um das Gleichgewicht zu halten.

Mit geschlossenen Füßen stehen, die Arme hängen locker seitlich herunter, die Handflächen zeigen zum Körper. Ein unsichtbarer Faden zieht den Kopf in die Höhe und verlängert die Wirbelsäule. Die Muskeln der Oberschenkel anspannen, doch in den Schultern und Händen locker bleiben. Das linke Knie beugen, bis der linke Fuß fast auf Höhe des rechten Knies ist. Das linke Knie nach außen drehen und die Sohle des linken Fußes an der Schenkelinnenseite des rechten Beins anlegen, so weit oben wie möglich. Die Handflächen vor der Brust zusammenlegen – eine Art Gebetsstellung. Mit zusammengelegten Handflächen die Arme nach oben über den Kopf führen. Drei tiefe Atemzüge nehmen. Zur Ausgangsposition zurückkehren und nach der anderen Seite wiederholen.

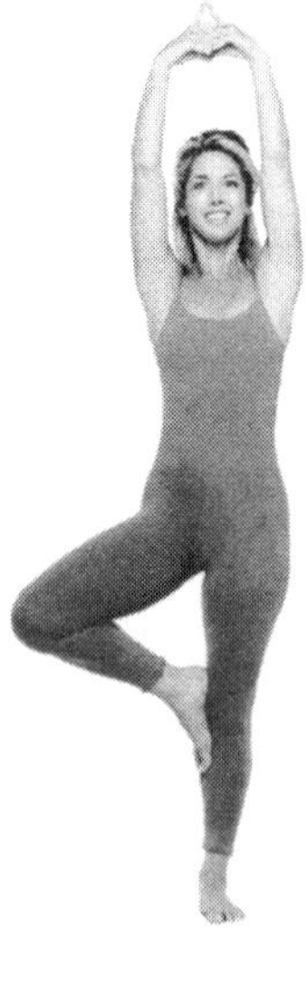

Wirbelsäulen-Drehung

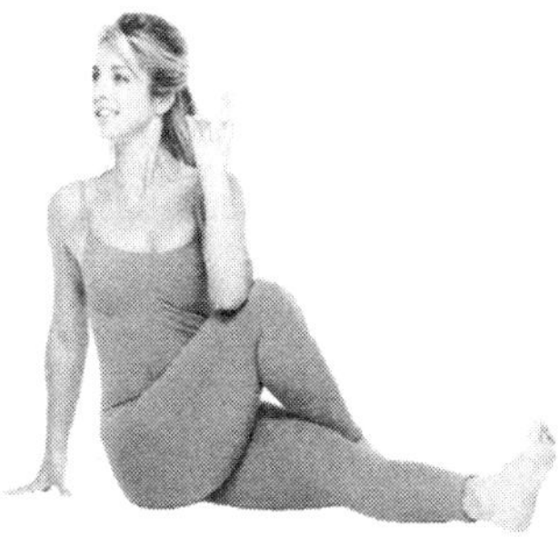

Am Boden sitzen, die Beine nach vorn gestreckt, die Füße angewinkelt. Das linke Knie beugen, dann den Fuß heben und auf der anderen Seite des rechten Knies absetzen. Den Oberkörper nach links drehen. Den rechten Arm anwinkeln, den rechten Ellbogen auf der Außenseite des linken Knies aufsetzen. Beim Weiterdrehen der Wirbelsäule nach links die Schultern möglichst nicht heben. Die Brust nach vorn zu drücken verlängert die Wirbelsäule noch weiter. Die Stellung drei tiefe Atemzüge lang halten. Zur Ausgangsposition zurückkehren und nach der anderen Seite wiederholen.

Embryo-Stellung

Zunächst aufrecht knien. Auf die Fersen setzen. Das Gesäß auf den Fersen lassen und nach vorn beugen, den Kopf zum Boden senken. Der Kopf ruht am Boden, die Arme sind nach vorn gestreckt, die Handflächen nach unten. Fünf tiefe Atemzüge – und entspannen! Diese Stellung dient der Verjüngung.

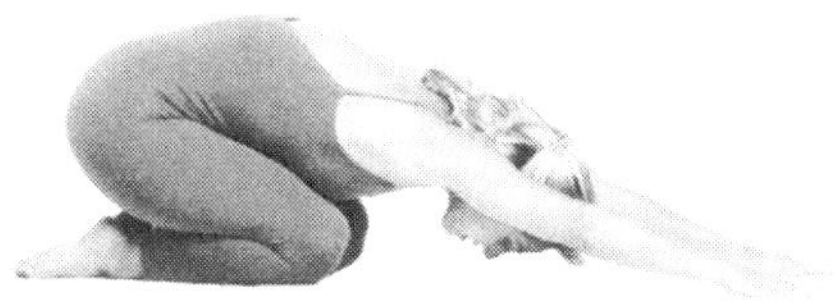

Pilates-Methode

Die Hundert (Anfänger)

Auf dem Rücken liegen, die Knie zur Brust ziehen und die Arme über den Kopf heben. Sanft das Kinn nach vorn ziehen, um Kopf, Hals und Schulterblätter vom Boden zu heben. Die Arme in einem Halbkreis zur Seite führen und dann nach unten, sodass die Finger in Richtung Zehen weisen. Die Arme 5 bis 7 cm vom Boden heben, dann schnelle Bewegungen mit den Armen auf und ab. Atmen, fünfmal ein und fünfmal aus. Die Übung fünfmal wiederholen.

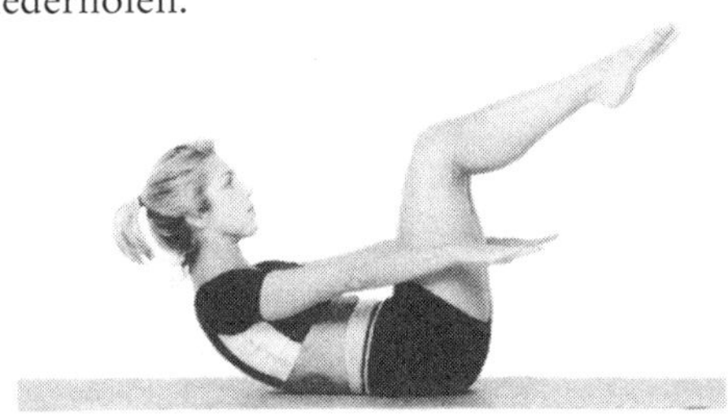

Die Hundert (Fortgeschrittene)

Genau wie oben, doch die Beine gerade in die Luft strecken und dann so weit wie möglich bis zum Boden senken. Dabei die Wirbelsäule auf den Boden drücken und den Bauch flach halten. Diese Stellung halten und bis 100 zählen.

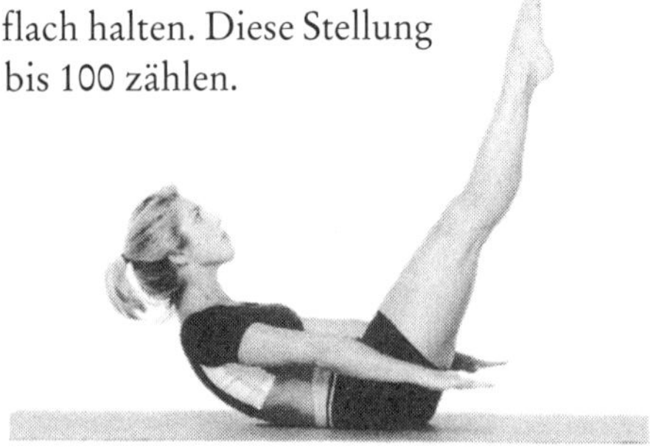

Beinhebung – nach hinten gestützt

Auf dem Boden sitzen, die Beine gerade nach vorn gestreckt, die Füße zusammen. Auf den Händen seitlich hochstützen, die Handflächen nach unten. Die Hüften hochdrücken, sodass eine gerade Linie vom Kopf bis zu den Zehen entsteht. Nach vorn sehen. Den Bauch anspannen. Ohne das Gewicht zu verlagern beim Einatmen das linke Bein heben, beim Ausatmen zurück zum Boden senken. Mit dem rechten Bein wiederholen. Die Beine abwechseln, insgesamt 3 bis 6 Hebungen mit jedem Bein.

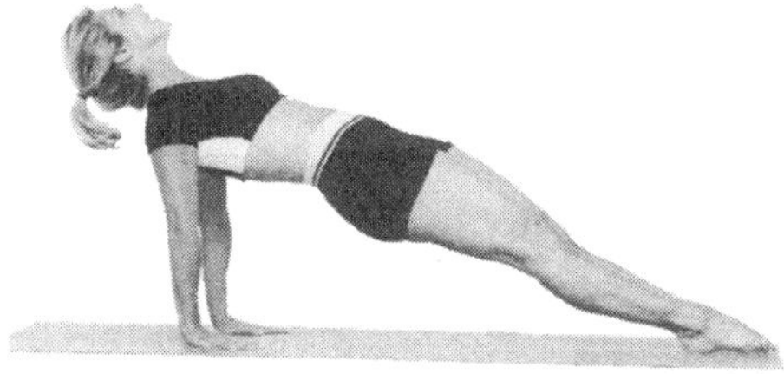

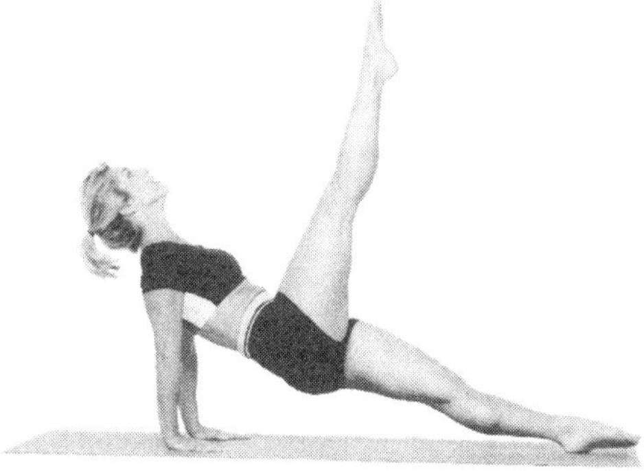

Beinhebung – nach vorn gestützt

Auf dem Bauch liegen. Die Füße anwinkeln und den Körper zur Liegestützstellung hochdrücken, sodass eine lange Linie vom Kopf bis zu den Fersen entsteht. Bauch- und Gesäßmuskeln anspannen, das linke Bein heben und senken. Beim Heben des Beins das Gewicht nicht verlagern. Den Körper ruhig halten. Zur Ausgangsposition zurückkehren, dann mit dem rechten Bein wiederholen. Vier Wiederholungen mit jeder Seite. Das Atmen nicht vergessen!

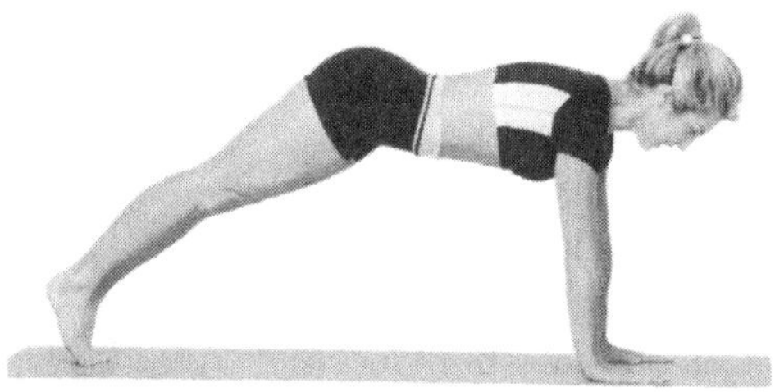

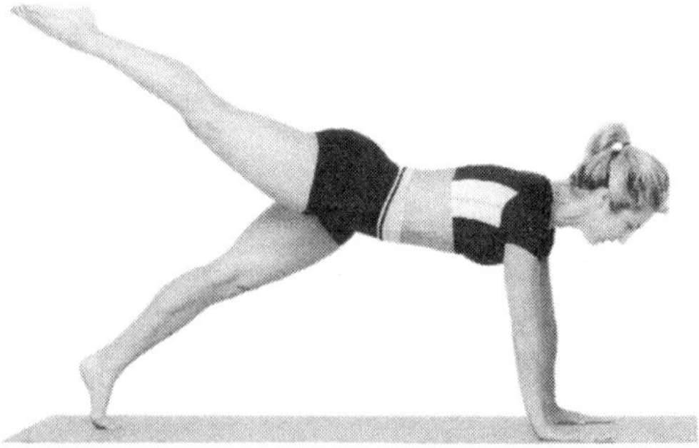

Verdrehter T-Stand

Auf der rechten Hüfte sitzen, die Beine leicht angewinkelt und die rechte Hand am Boden, direkt unter der Schulter. Mit der rechten Hand hochdrücken, einatmen, wenn die Hüften sich vom Boden heben und die Beine strecken, damit eine gerade Linie vom Kopf bis zu den Zehen entsteht. Die Bauch- und Gesäßmuskeln anspannen und die Schultern locker lassen. Den linken Arm über den Kopf heben, um den Buchstaben T zu bilden. 10 bis 15 Sekunden halten. Ausatmen, die Hüften absenken und den linken Arm wieder seitlich anlegen. Dreimal ausführen, dann die Seite wechseln und wiederholen.

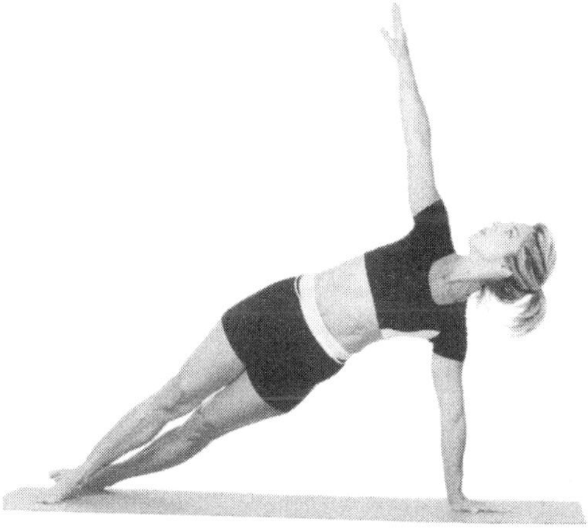

Schere

Diese Übung für die Bauchmuskeln ist etwas schwieriger, denn sie bezieht fast den ganzen Unterleib mit ein. Konzentrieren Sie sich darauf, den Bauch einzuziehen und den Rücken auf den Boden zu drücken.

Auf dem Boden liegen, ein Bein gestreckt, das andere Knie in Richtung Brust gebeugt. Mit Hilfe der Bauchmuskeln die Füße und die Schultern vom Boden heben. Dann langsam das rechte Bein so hoch wie möglich heben, während das linke Bein knapp über dem Boden bleibt. Beim Beinewechseln ausatmen und 8- bis 10-mal mit fließenden, kontrollierten Bewegungen die Beine wechseln. Entspannen und wiederholen.

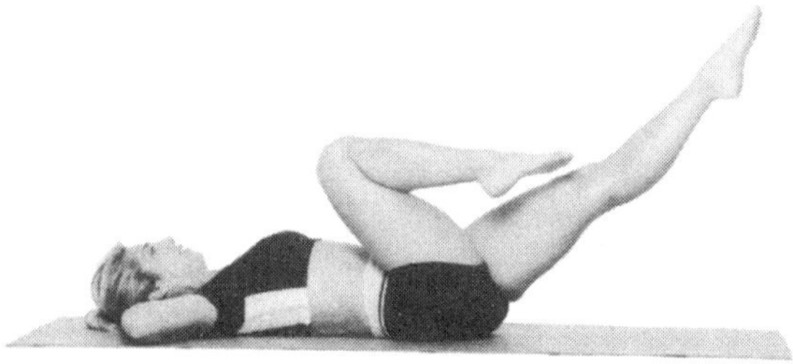

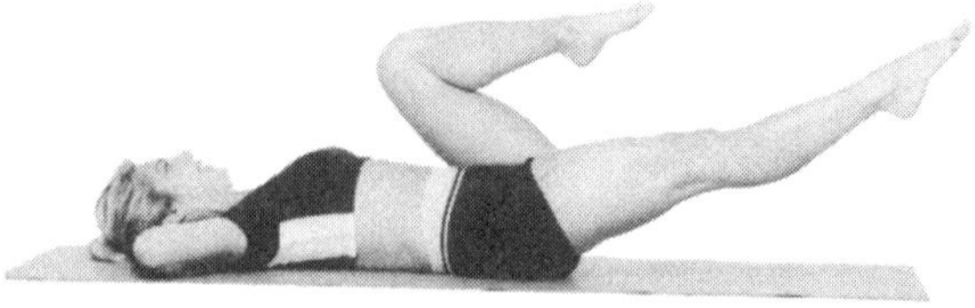

Rad fahren

Auf dem Rücken liegen. Die Knie zur Brust ziehen und die Arme über dem Kopf ausstrecken. Das Kinn nach vorn ziehen. Den Kopf auf die Hände legen. Den Oberkörper (Kopf, Hals und Schultern) vom Boden heben. Beim Strecken des rechten Beines ausatmen, während der linke Ellbogen sich zum linken Knie bewegt. Beim Zurückkehren zur Ausgangsposition (beide Knie in der Mitte) einatmen. Wiederholen, dieses Mal das linke Bein gestreckt und der rechte Ellbogen zum rechten Knie geführt. Insgesamt zwölfmal das Bein wechseln.

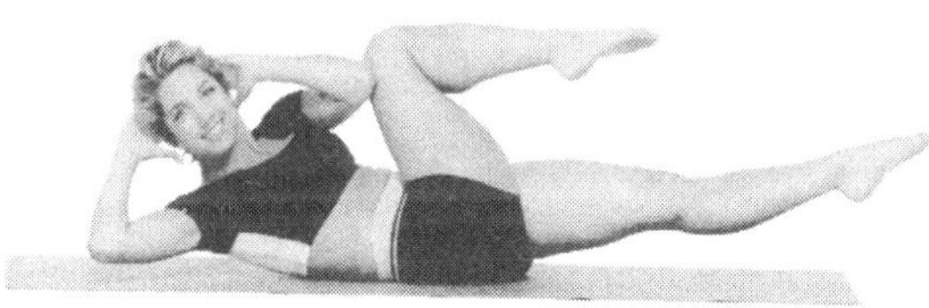

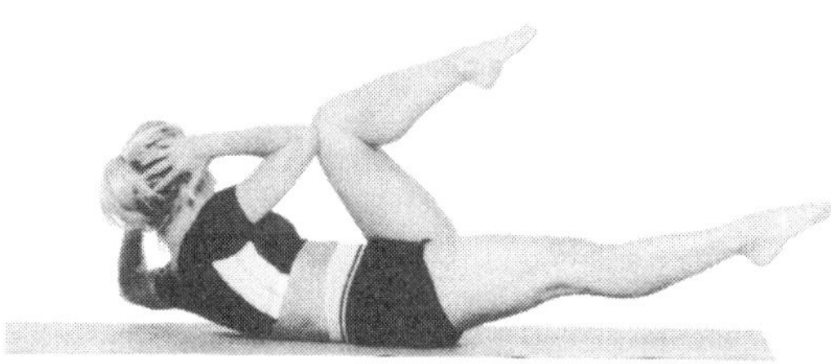

Flacher Rücken

Auf allen vieren knien, die Hände direkt unter den Schultern aufgestützt und der Rücken flach. Die Bauchmuskeln anspannen und beim Einatmen das linke Bein nach hinten und den rechten Arm nach vorn strecken, bis beide parallel zum Boden sind. 10 bis 15 Sekunden halten, dabei darauf achten, dass die Bauchmuskeln wirklich angespannt sind. Beim Zurückkehren zur Ausgangsposition (auf allen vieren knien) ausatmen. Wiederholen, dieses Mal das rechte Bein und den linken Arm strecken. Die Seiten wechseln, bis jede Seite die Übung dreimal ausgeführt hat. Dies ist eine der besten Übungen zur Kräftigung der Muskeln längs der Wirbelsäule und hält Ihren Rücken gesund.

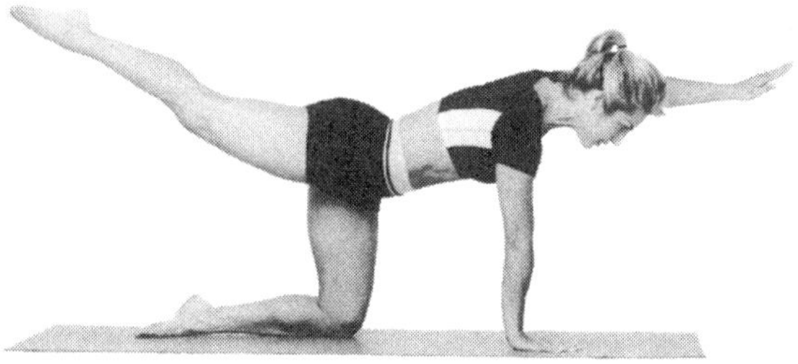

Becken-Curl

Auf dem Rücken liegen, die Knie angewinkelt, die Füße flach auf dem Boden. Eine Linie bilden, dabei Hals und Schultern entspannen. Einatmen und dabei mithilfe der Bauchmuskeln die Hüften langsam vom Boden heben. Weiter anheben, bis Rippen, Hüftknochen und Knie eine Linie bilden (siehe Foto). 5 Sekunden halten, dann beim Absenken der Wirbelsäule – Wirbel für Wirbel – ausatmen. Dreimal wiederholen – in aller Ruhe!

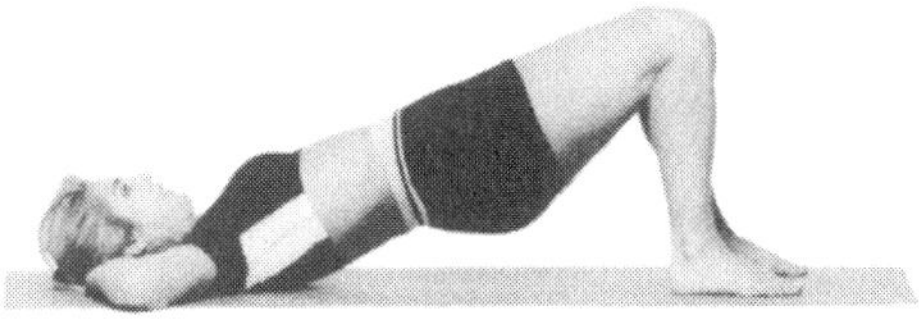

Roll-up

Den Körper langsam nach oben und vorne rollen, dabei die Bauchmuskeln anspannen. Dann langsam wieder zurückrollen, dabei jeden Wirbel spüren und massieren, bis der Rücken wieder flach auf der Matte liegt. Auf die unteren Bauchmuskeln unterhalb des Nabels konzentrieren. Während der Bewegung die Füße möglichst nicht am Boden absetzen. Leicht vor- und zurückschaukeln, etwa 8- bis 12-mal.

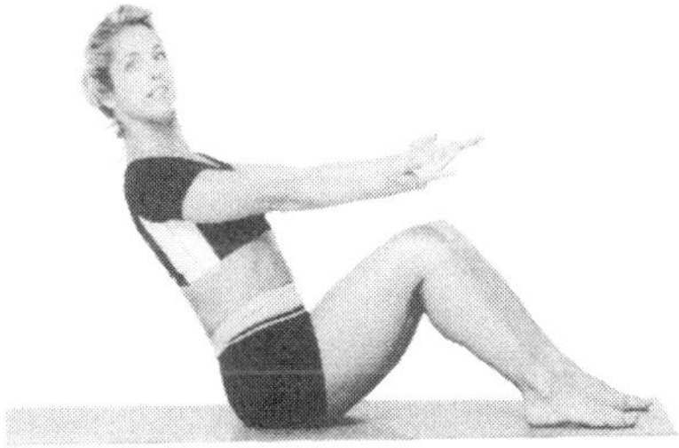

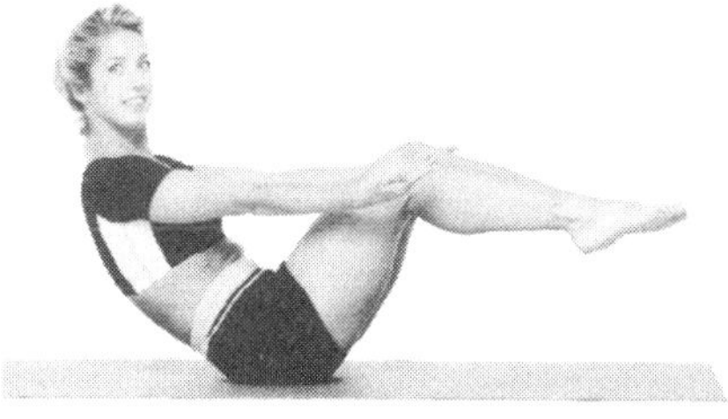

V-Sitz (Fortgeschrittene)

Auf dem Boden auf dem Rücken liegen, die Beine gestreckt und die Arme über dem Kopf. Einatmen, dabei beide Beine anheben und beide Arme über den Kopf nach vorn führen, bis die Finger in Richtung Zehen zeigen. Der ganze Körper sollte ein V bilden, das Gewicht wird auf dem Gesäß ausbalanciert. Die Beine während des Ausatmens in der Luft ausgestreckt halten, den Oberkörper Wirbel für Wirbel zurück auf den Boden legen und die Arme wieder in die Position über dem Kopf führen. Dreimal wiederholen.

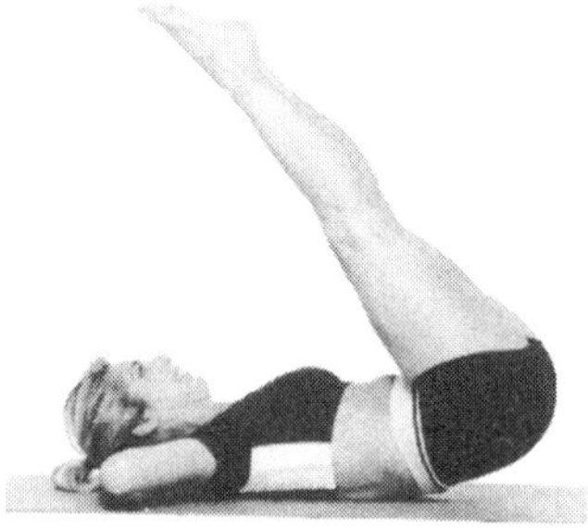

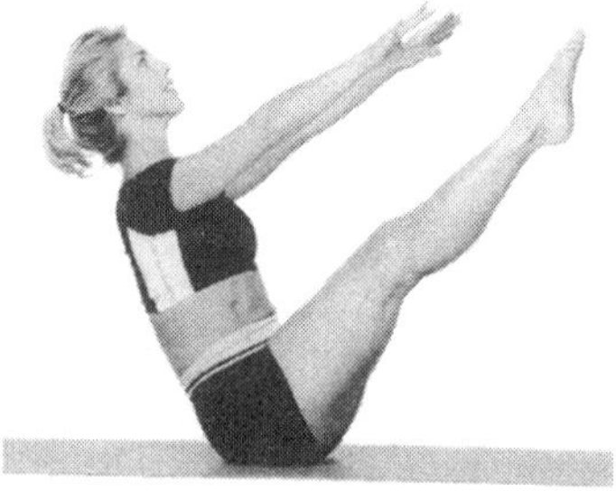

Schwimmen

Mit gestreckten Beinen auf dem Bauch liegen, die Füße hüftbreit voneinander und leicht nach außen gedreht, die Arme über dem Kopf ausgestreckt mit den Handflächen nach unten. Das Körpergewicht auf das Becken und die unteren Rippen verlagern, den Nabel in Richtung Wirbelsäule drücken, den Hals dehnen und die Schultern am Boden und locker halten. Beim Einatmen gleichzeitig den rechten Arm und das linke Bein ein kleines Stück vom Boden heben. Beim Ausatmen in die Ausgangsposition zurückkehren. Dann den linken Arm und das rechte Bein heben. Die Seiten wechseln, insgesamt 12 Wiederholungen mit gesteigerter Geschwindigkeit. Insgesamt drei Folgen mit je 12 Wiederholungen. Darauf achten, dass die Gesäßmuskeln zusammengedrückt sind, damit der Rücken nicht zu stark durchgebogen wird.

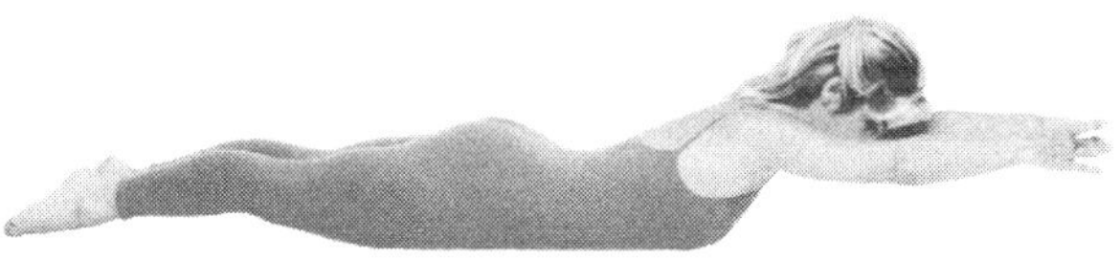

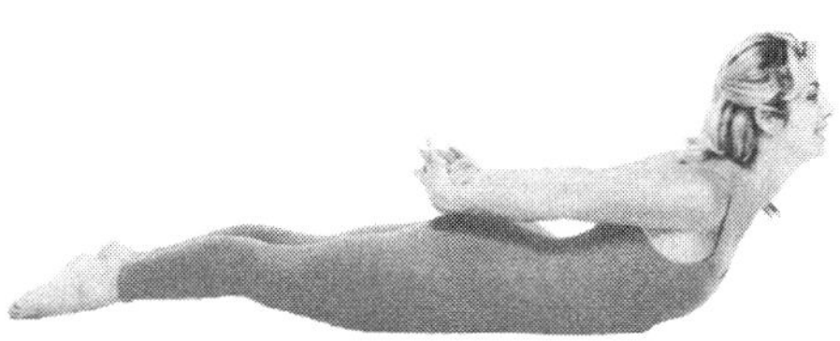

Yoga Cool-down

Katzenbuckel

Mit dieser Übung können Sie hervorragend Ihre Bauchmuskeln kräftigen und Ihren Rücken beweglich halten. Auf allen vieren knien, dabei darauf achten, dass der Bauch nicht durchhängt. Einatmen, dabei den Rücken flach halten, Kinn und Brust sind leicht nach oben gerichtet (**A**). Ausatmen und langsam den Rücken hochrollen, den Nabel einziehen und die Bauchmuskeln anspannen (**B**). Dreimal die ganze Folge mit Ein- und Ausatmen durchführen.

A

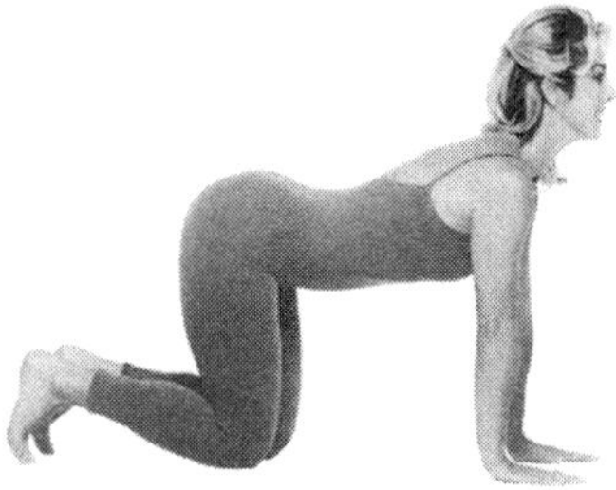

B

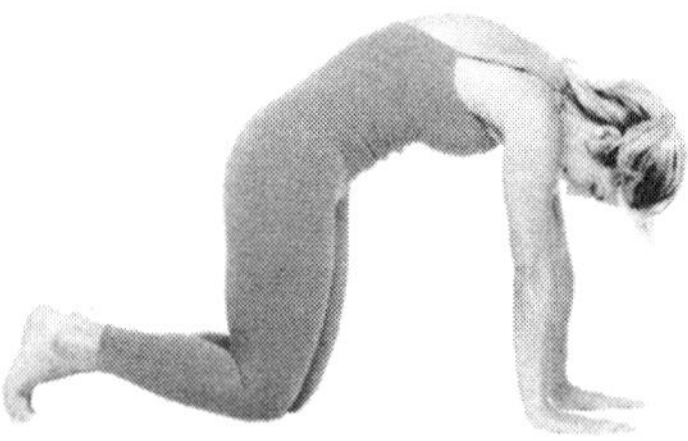

Hund

Ich beginne diese Stellung gern vom Knien aus. Sie können aber auch direkt vom Katzenbuckel in diese Stellung übergehen. Auf allen vieren knien. Mit den Armmuskeln so hochdrücken, dass Hüften und Gesäß in Richtung Decke gehoben werden, und die Beine strecken. Das Steißbein weist zur Decke, als ob der ganze Körper ein Dreieck bilden sollte. Jetzt die Fersen zum Boden drücken, dabei die Dehnung in den Waden spüren. Die Stellung, wie gezeigt, drei tiefe Atemzüge lang halten. Entspannen und zweimal wiederholen.

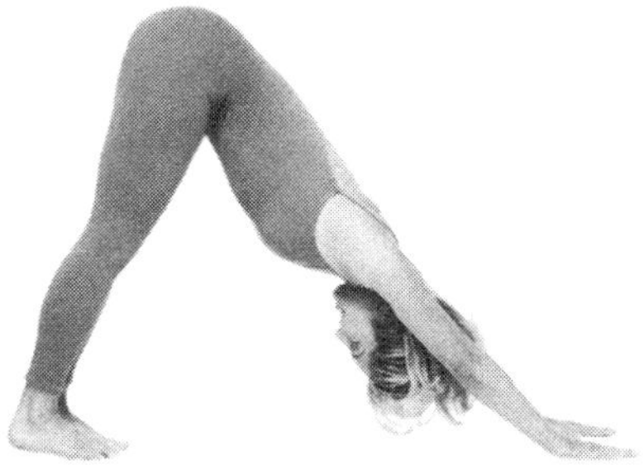

Brücke/Kamel (Fortgeschrittene)

Auf dem Rücken liegen, die Knie gebeugt, die Füße flach, etwa hüftbreit voneinander, auf dem Boden. Die Knie sind direkt über den Knöcheln. Die Arme seitlich am Körper ablegen. Mit den Fersen auf das Gesäß zugehen und die Hüften anheben, dabei den unteren Rücken mit beiden Händen stützen. Oberarme, Schultern, Hals und Kopf bleiben am Boden. Das Gesäß zusammendrücken. Drei tiefe Atemzüge lang halten, dann zur Ausgangsposition absenken.

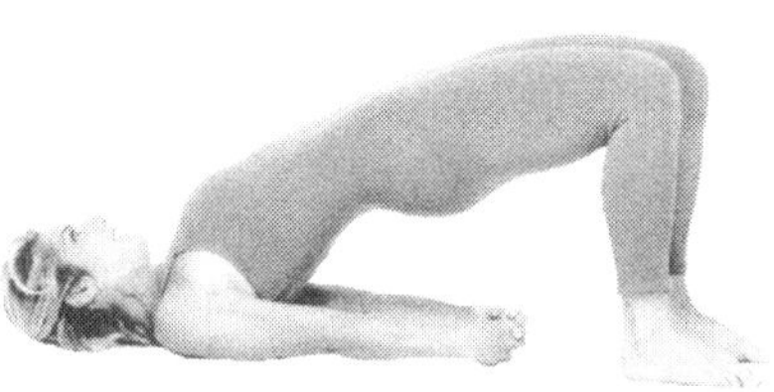

Meditation

- Eine Eieruhr auf 5 oder 10 Minuten einstellen (je nachdem, wie viel Zeit Sie haben).
- Sorgen Sie dafür, dass Ihr Zimmer ruhig ist und Sie nicht durch Telefon oder Fernsehen gestört werden.
- Legen Sie sich auf den Rücken, die Arme an den Seiten, die Beine leicht geöffnet. Wenn Ihr Rücken Ihnen Probleme macht, legen Sie ein Kissen unter Ihre Knie. Lassen Sie Ihren Körper sich entspannen und ganz »schwer« auf dem Boden liegen. Ihre Glieder sollten nicht verspannt sein.
- Machen Sie Ihren Geist von allen Gedanken frei. Das ist nicht einfach – ich weiß es. Wir sind alle so beschäftigt, dass unsere Gedanken ständig rasen. Aber versuchen Sie Ihren Geist in den nächsten 10 Minuten in der Gegenwart zu halten. Konzentrieren Sie sich auf Ihre Atmung und auf die Entspannung jedes Teils Ihres Körpers. Wenn Ihre Gedanken zu Ihrer Einkaufsliste gehen, holen Sie die Liste durch tiefe Atmung zurück. Sie haben die Macht, Ihre Gedanken zu kontrollieren. Tun Sie es!
- Wenn die Eieruhr läutet, rollen Sie langsam auf Ihre rechte Seite, bevor Sie sich hochdrücken und dann im orientalischen Sitz sitzen. Nehmen Sie drei tiefe, reinigende Atemzüge. Beim Ausatmen lassen Sie Ihrem Körper allen Stress entströmen.

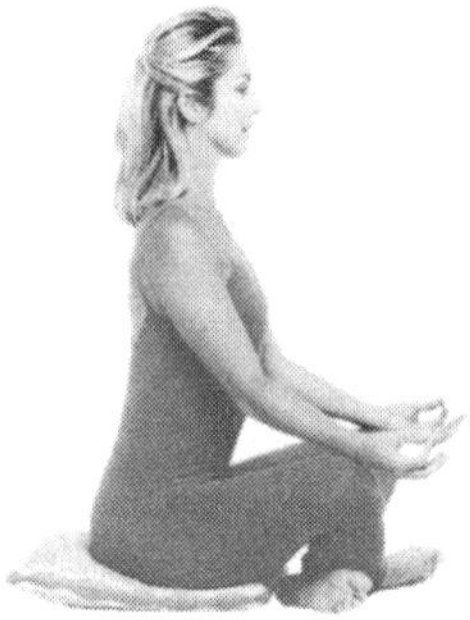

Freitags: Circuittraining

Sind Sie bereit, Ihren Stoffwechsel richtig in Fahrt zu bringen? Jetzt werden Sie wirklich Fett verbrennen!

Ihnen ist Circuittraining vielleicht neu, aber es gibt diese Trainingsform schon seit den fünfziger Jahren. Was ist das genau? Ein »Circuit« ist eine Reihe von Übungen, die ohne Pausen nacheinander ausgeführt werden. Das Ziel ist, schnell von einer zur nächsten zu wechseln, um Ihre Pulsfrequenz hoch zu halten – und jede Menge Kalorien zu verbrennen.

Es gibt verschiedene Arten von Circuittraining. Sie können reine aerobe oder reine Kraft-Circuittrainings durchführen. Oder Sie können Bewegungen aus beiden Bereichen mischen, wie wir es in unserem heutigen Workout tun. Dies ist ein zeitsparendes Programm – Sie haben aerobes und Muskel aufbauendes Training in 30 Minuten. Fantastisch für den Körper!

Dieses schnelle Workout verlangt ein kleines bisschen Ausrüstung – aber wenn Sie nicht alles haben, können Sie auch Gegenstände aus dem Haushalt dafür nehmen:

- 3-, 5- und 8-Pfund-Gewichte oder Suppendosen oder Wasserflaschen;
- Springseil oder irgendein anderes Seil;
- Übungsbank oder ein stabiler Stuhl mit gerader Lehne.

Ich gehe für mein Circuittraining entweder in meinen kleinen Fitnessraum zu Hause, oder ich schiebe im Wohnzimmer die Sessel zur Seite und schaffe drei verschiedene Plätze. An einen Platz lege ich ein Springseil, an einen zweiten ein Paar Hanteln und an einen dritten eine Trainingsmatte. Ich schalte meine Lieblingsmusik ein, um motiviert zu werden, und bewege mich während der nächsten 30 Minuten von Platz zu Platz. Im Nu ist mein Workout vorbei!

Wie viel Gewicht sollten Sie verwenden? Beginnen Sie mit 3-Pfund-Hanteln oder Suppendosen. Wenn Ihre Muskeln am Ende einer Übung (15 bis 20 Wiederholungen) nicht müde sind, ist es Zeit, zum nächsten Gewicht zu wechseln – vielleicht 2 Pfund mehr. Da Sie in den nächsten vier Wochen an Kraft zunehmen, möchten Sie die Gewichte vielleicht anpassen, damit Sie auch weitere Fortschritte machen.

Legen Sie also Ihr Springseil und Ihre Hanteln bereit – und stellen Sie sich auf Action ein. Sie müssen Ihr Wohnzimmer nicht komplett umräumen: Schaffen Sie nur so viel Platz, dass Sie nicht über Ihr Springseil oder Ihre Hanteln fallen. Ich möchte, dass Sie sich in den nächsten 30 Minuten ständig bewegen. Wenn Sie müde werden, hören Sie nicht auf, sondern gehen Sie einfach auf der Stelle. Geben Sie bei diesem Workout zum Ende der Woche 110 Prozent! Sie können es!

Erinnern Sie sich: Wenn Sie eine aerobe Lieblingssportart haben, können Sie gern auch dabei bleiben. Oder Sie können eine aus der Liste auf Seite 32 wählen. Doch nach 20 bis 30 Minuten aerobem Training sollten Sie unbedingt die Kraftübungen machen, die auf den folgenden Seiten gezeigt sind, um Ihre Muskeln aufzubauen. Machen Sie je zwei Serien mit 15 bis 20 Wiederholungen von Brustdrücken, Torso-Trimmern, Einarm-Rudern, raffinierten Sit-ups, Rücken-Straffern, Tiefflieger und Bauchmuskel-Trimmern.

Führen Sie die folgenden Übungen in dieser Reihenfolge aus. Versuchen Sie, zwischen den Übungen nicht zu ruhen. Wenn Sie müde werden, gehen Sie einfach auf der Stelle, sobald Sie wieder können, nehmen Sie die Übung wieder auf. Nachdem Sie alle hier aufgeführten Übungen beendet haben, wiederholen Sie den ganzen Circuit. Vergessen Sie nicht, dass Sie am Schluss noch ein paar Minuten für die Dehnübungen brauchen.

Circuit

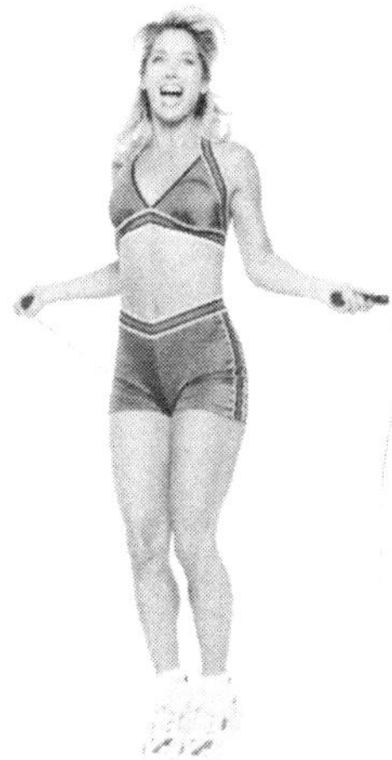

Aerob
Seilspringen
3 Minuten

Wenn Sie mit dem einfachen Seilspringen gut zurechtkommen, versuchen Sie Varianten, etwa mit den Fersen vor dem Körper auf den Boden tippen, während Sie springen, oder schnelles Hüpfen (wie ein Boxer). Wenn Sie kein Seil haben, tun Sie so, als ob Sie eins hätten.

Kraft
Schräges Brustdrücken
1 Minute

Wenn Sie keine Übungsbank zum Schrägstellen haben, legen Sie sich auf den Boden mit zwei Kissen unter dem Rücken, um sich in Schräglage zu bringen. Während der Übung sollen Ihre Ellbogen tiefer kommen als Ihr Rücken. Auf dem Rücken liegen, die Ellbogen an den Körperseiten, dann die Arme strecken, so-

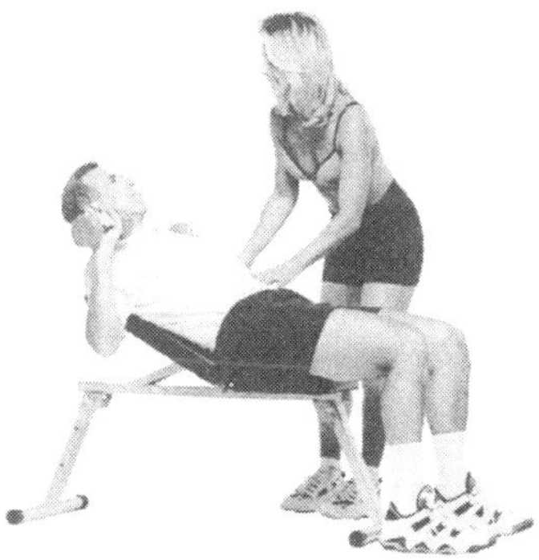

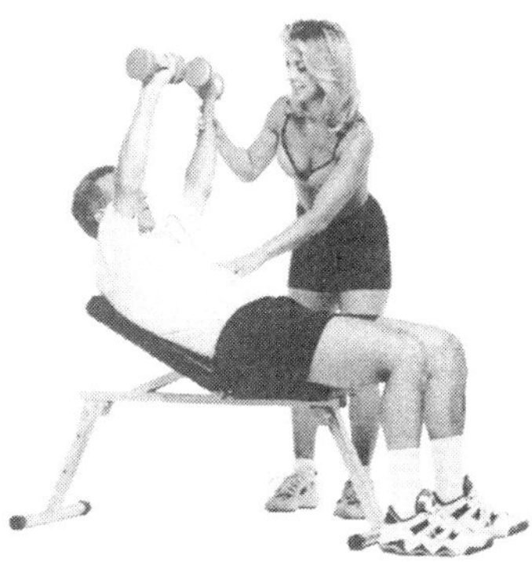

dass die Gewichte in die Luft gestemmt werden. 15 bis 20 Wiederholungen oder so viele wie möglich. Falls noch keine Minute vergangen ist, auf der Stelle gehen, bis die Zeit vorbei ist. Am Ende dieser Bewegung den Kopf oberhalb des Herzens behalten, wenn die Gewichte auf den Boden zurückgelegt werden.

Kraft
Torso-Trimmer
1 Minute

Auf der Seite liegen, auf den Ellbogen aufgestützt, der sich genau unter der Schulter befindet. Die Beine, wie gezeigt, zur Seite strecken. Die Hand hinter den Kopf legen. Langsam nach vorne beugen, dabei den Ellbogen vor den Fingerspitzen auf den Boden tippen. Zur Ausgangsposition zurückkehren. 3- bis 5-mal ausführen, dann die Seite wechseln und wiederholen. Diese Übung ist schwierig, sie braucht Zeit. Dabei werden die Seiten der Taille ausgezeichnet trainiert.

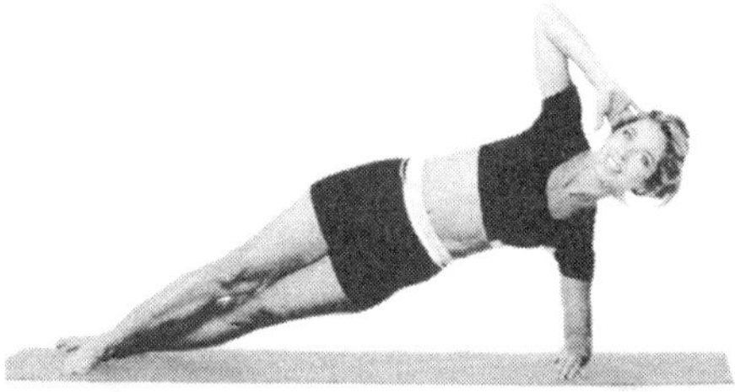

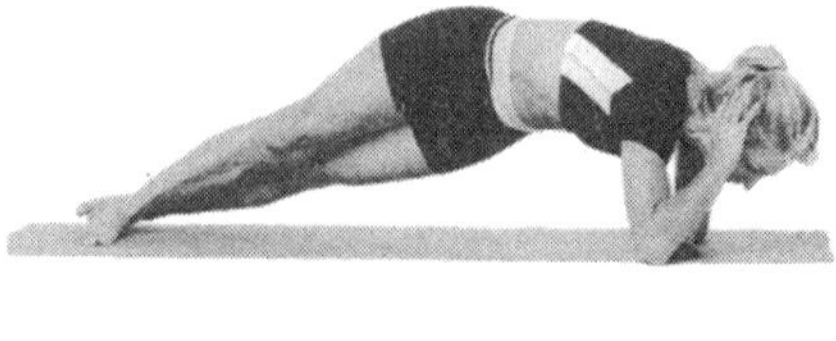

Aerob
Sprünge aus der Hocke
2 Minuten

Mit geschlossenen Füßen stehen, die Arme an der Seite. In die Hocke setzen, dabei den Rücken gerade halten und die Bauchmuskeln einziehen. Die Oberschenkel sollten so parallel wie möglich zum Boden sein. Aus der Hocke in die Luft springen, dabei mit den Armen in Richtung Decke fassen. Beim Landen die Knie beugen, damit der Aufprall weitgehend abgefangen wird. Wiederholen.

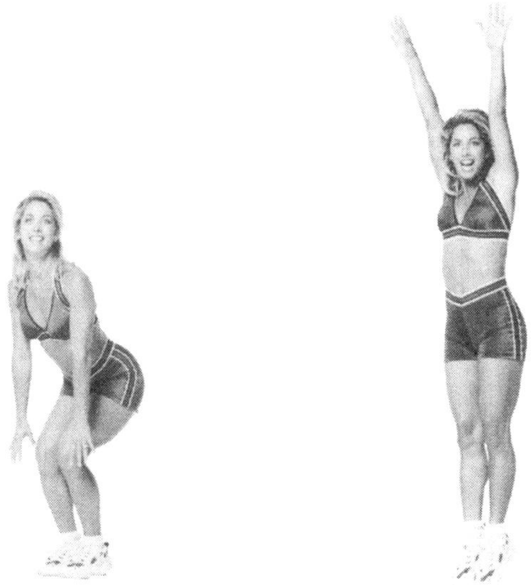

Kraft

Einarmiges Rudern

1 Minute

Mit gespreizten Beinen stehen, wie auf dem Foto gezeigt. Die Knie leicht beugen und die Bauchmuskeln anspannen. Die Handfläche ruht zur Unterstützung auf dem vorderen Schenkel oder auf einem Stuhl. Mit dem ganz gestreckten Arm anfangen, sodass der Arm gut gedehnt wird. Den Rücken flach halten (nicht rund) und langsam das Gewicht in Richtung Achselhöhle heben. Langsam absenken, 15-mal wiederholen, dann die Seite wechseln.

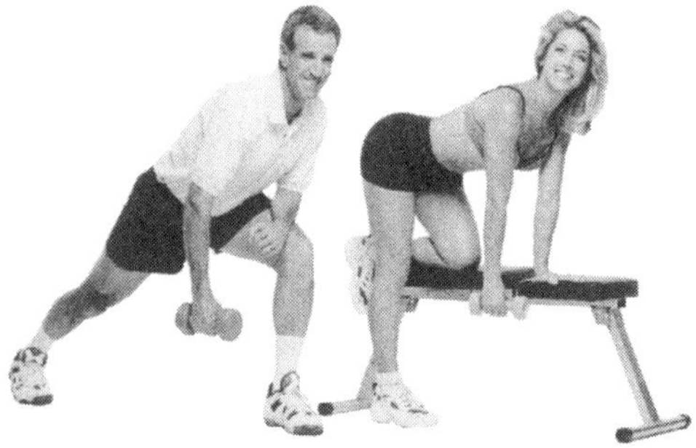

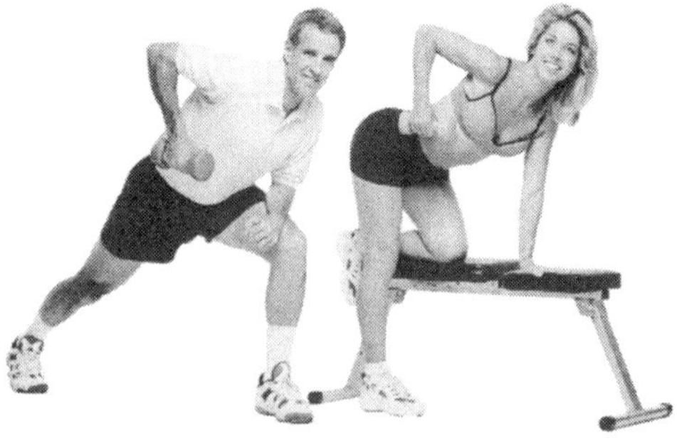

Kraft
Raffinierte Sit-ups
1 Minute

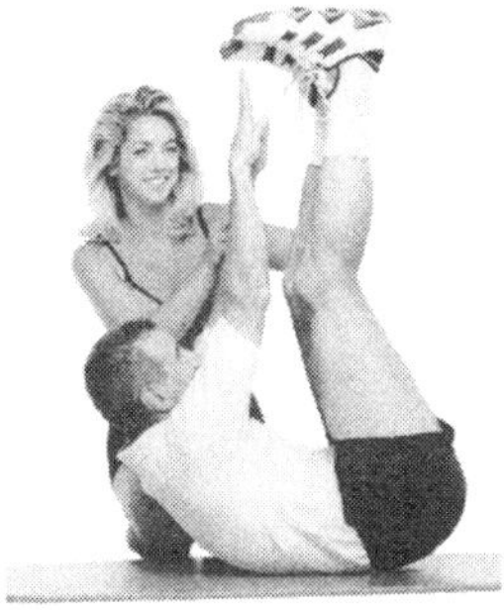

Auf dem Rücken liegen, die Beine gerade in die Luft gestreckt. Die Bauchmuskeln anspannen und mit den Fingerspitzen nach den Zehen greifen. Kopf, Hals und Schultern heben sich vom Boden. Ohne den Kopf abzulegen 15- bis 20-mal auf- und abbewegen. 15 Sekunden ruhen, den Hals entspannen und den Kopf auf den Boden legen, dann weitere 15 bis 20 Wiederholungen durchführen. Anfänger oder weniger bewegliche Menschen beugen die Knie und machen die gleiche Bewegung. Auch das ist noch ein gutes Training!

Aerob
Taillendrehung
2 Minuten

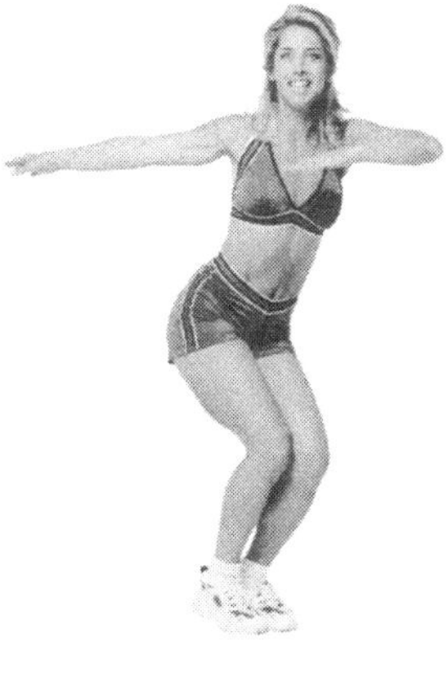

Denken Sie an Slalomläufer: Mit geschlossenen Füßen leicht springen und die Knie und Zehen nach rechts drehen, gleichzeitig den rechten Ellbogen zur rechten Schulter heben und den linken Arm gerade nach links strecken. Ohne die Arme zu senken nach der anderen Seite wiederholen: Leicht springen und Knie und Zehen nach links drehen, dabei den linken Ellbogen zur linken Schulter heben und den rechten Arm gerade nach rechts strecken. Die Dehnung ist in der Taille zu spüren. Weiter die Seiten wechseln, dabei das Tempo steigern.

Kraft
Rückenstraffer
1 Minute

Auf einem Stuhl oder der Bank sitzen. Nach vorn beugen, dass die Brust sich den Schenkeln nähert. Mit einer Hantel in jeder Hand langsam die Arme gerade zur Seite heben. Die Schulterblätter zusammendrücken. In die Ausgangsposition zurückkehren und die Bewegung wiederholen. Darauf achten, dass jede Bewegung langsam und bestimmt ist; die Gewichte nicht mit Schwung bewegen.

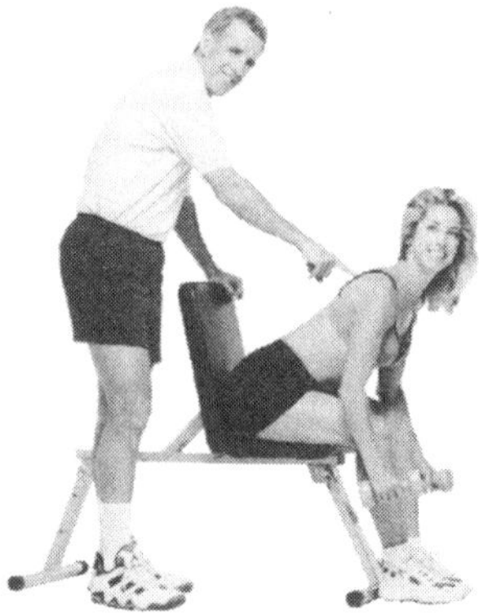

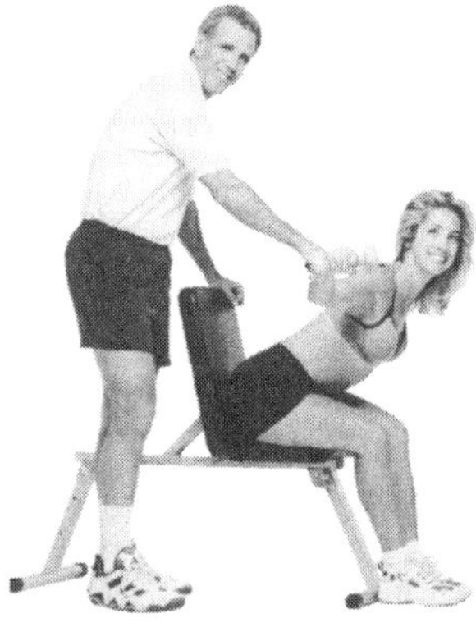

Kraft

Teil 1
Tiefflieger
30 Sekunden

In einer gemäßigten Liegestützposition mit gestreckten Beinen beginnen. Die Ellbogen sind am Boden direkt unter den Schultern, die Hüften leicht angehoben, die Bauchmuskeln angespannt. Die Liegestützposition aus den Ellbogen heraus aufrechterhalten, die Bauchmuskeln dehnen und die Gesäßmuskeln zusammendrücken. 30 Sekunden halten.

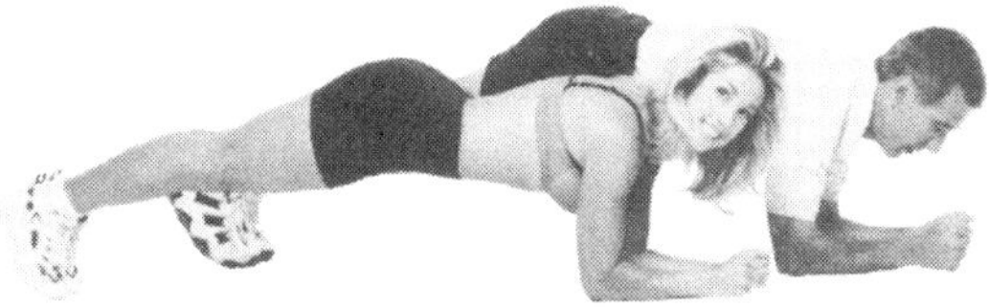

Teil 2
Bauchmuskel-Trimmer
30 Sekunden

Aus der Tieffliegerstellung heraus ein Knie anziehen und zur entgegengesetzten Schulter führen. Zwei Zählzeiten lang halten. Zur Ausgangsposition zurückkehren, dann mit dem anderen Knie wiederholen. Darauf achten, dass die Bauchmuskeln angespannt sind. 30 Sekunden die Knie abwechseln. Nehmen Sie sich für diese Übung Zeit, sie ist schwierig, aber großartig für die Bauchmuskeln und die Taille.

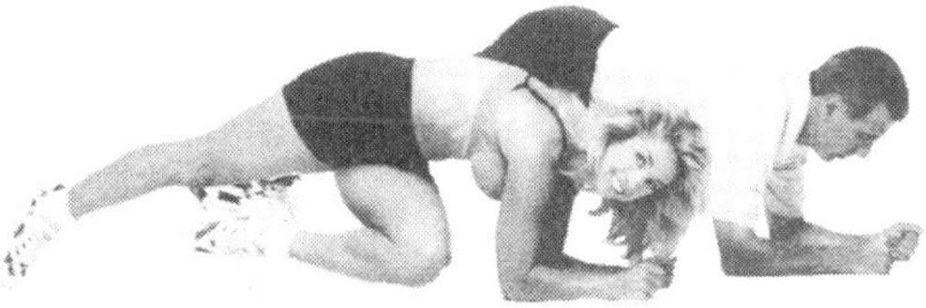

Aerob
Hampelmann
2 Minuten

Mit geschlossenen Füßen in die Hocke gehen, als ob Sie auf einem Stuhl sitzen, dann hochspringen und die Füße und Hände nach außen strecken, sodass Ihre Beine und Arme ein V bilden. Die Füße wieder schließen, dann wiederholen.

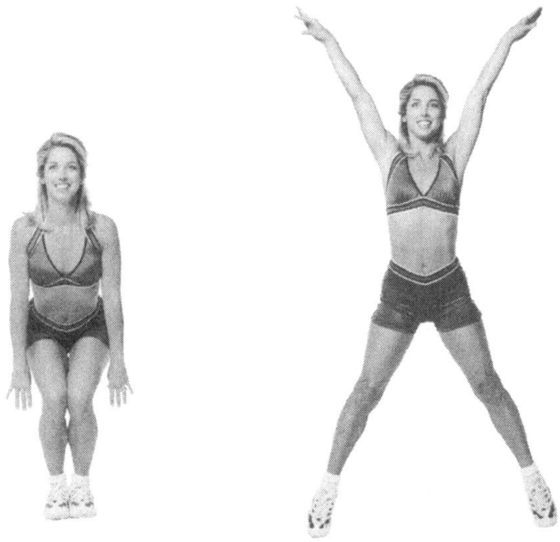

Den ganzen Circuit von Beginn an wiederholen.

Dehnübungen

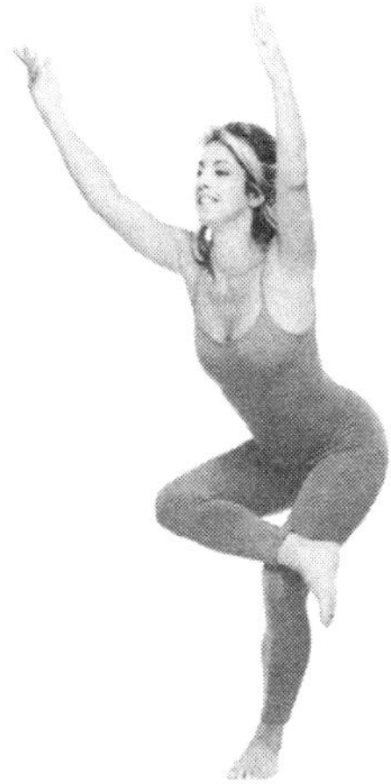

Beste Dehnübung für die Beine

Auf dem linken Fuß stehen und den rechten Knöchel am linken Oberschenkel anlegen, das rechte Knie ist nach außen abgewinkelt. In den Hüften leicht beugen, das Gesäß zusammendrücken und beide Arme nach oben strecken. Um das Gleichgewicht zu halten, kann ein Stuhl oder die Wand verwendet werden.

Gut für: Dehnung der Hüften, Oberschenkel und des Gesäßes.

Seitliche Dehnung

Auf dem Boden sitzen, das linke Knie gebeugt, den linken Fuß vor den Körper legen, das rechte Bein gerade zur Seite strecken. Die rechte Hand in der Nähe des rechten Fußes platzieren, während der linke Arm sich über den Kopf streckt. 20 bis 30 Sekunden halten. Die Dehnung muss von der Hüfte bis in die Fingerspitzen zu spüren sein. Seite wechseln und wiederholen.

Gut für: Dehnung des Rückens und der Taille.

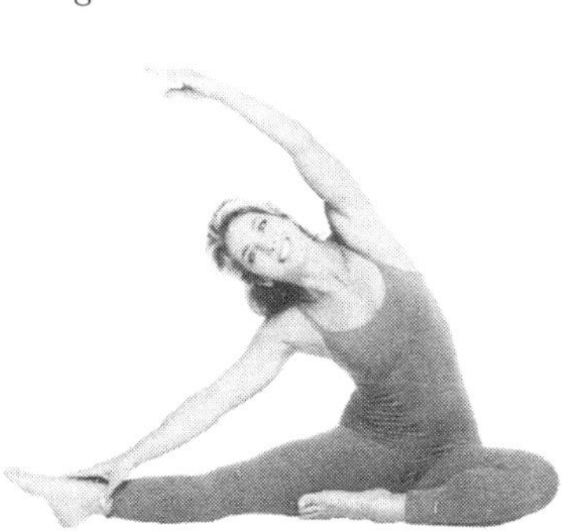

Mini-Workouts

Meine Überzeugung
Verwandeln Sie müßige Zeit in Trainingszeit!
Sie können am Muskelaufbau arbeiten, egal ob Sie in der Küche oder vor dem Fernseher sind – kein Schweiß muss vergossen werden.

Wenn es Ihnen so geht wie den vielen Menschen, die mir jede Woche schreiben, dann haben Sie Schwierigkeiten, die Zeit für ein Workout zu finden. Besprechungen, Besorgungen, Wäsche, Kochen – Sie rennen ständig von einer Arbeit zur nächsten. Selbst wenn Sie wirklich trainieren wollen, finden Sie absolut keinen freien Moment – geschweige denn volle 30 Minuten.

Mit den Mini-Workouts, die ich auch Herumhampeln nenne, brauchen Sie weder Extrazeit noch ein Paar Trainingsschuhe, um ein bisschen zu trainieren! Diese Mini-Workouts können immer durchgeführt werden – während Sie am Telefon sprechen, das Essen in der Mikrowelle warm machen oder die Wäsche zusammenlegen. Denken Sie daran: Ihre Muskeln wissen nicht, ob Sie im Fitnesscenter oder in der Küche sind. Für jede Übung ist nur eine Minute oder weniger nötig.

Das Ziel: Kalorien verbrennen, die Muskeln dehnen und aufbauen und lernen, wie man sich während des Tages bewegen kann.

Wenn das Leben hektisch wird (und das ist recht häufig der Fall), vertraue ich wirklich auf diese kleinen Bewegungen, um meinen Körper beweglich und kräftig zu halten. Während Sie 30 Minuten kontinuierlichen aeroben Trainings brauchen, um Ihr Herz in

Topform zu halten, können Sie Ihre Muskeln auch mit einer einzelnen Minute dehnen und aufbauen. Das Herumhampeln bringt auch den Sauerstoff, der den Kreislauf anregt und gibt Ihnen einen Energieschub – ein perfekter Muntermacher. Wenn Sie die Mini-Workouts in Ihren Alltag aufgenommen haben, werden Sie die Durchhänger am frühen Nachmittag nicht mehr kennen.

Glauben Sie es oder nicht, aber Sie können allein mit diesen »Hampeleien« bis zu 500 Kalorien pro Tag verbrennen! Das Schwierigste ist, daran zu denken – kleben Sie einen Erinnerungszettel in Ihr Büro und/oder Ihre Küche. Ich möchte, dass Ihnen diese Mini-Workouts so selbstverständlich werden wie das Zähneputzen. Üben Sie, und diese Bewegungen, die so viele Kalorien verbrennen, werden bald eine angenehme, produktive Gewohnheit sein.

1 Gesäß- und Oberschenkelstraffer

Das ist eine großartige Übung, um Ihr Gesäß und Ihre Oberschenkel zu festigen. Ich mache sie gern, während ich meine Zähne putze.

Strecken Sie ein Bein nach hinten aus. Beugen Sie das Knie, sodass die Ferse sich in Richtung Gesäß hebt. Heben und senken Sie das Bein. Führen Sie diese Bewegung eine ganze Minute lang aus. Wechseln Sie dann das Bein und wiederholen die Übung.

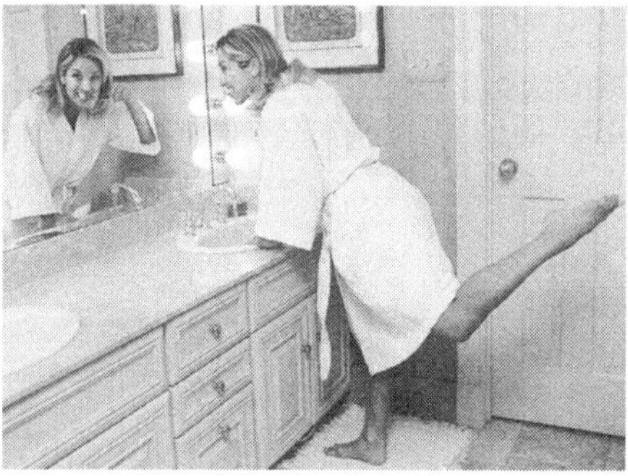

2 Oberschenkelstraffer

Dies ist eine der besten Übungen für die Oberschenkel, die Sie durchführen können – es ist meine Lieblingsübung. Ich mache sie, wenn ich in einem Aufzug bin (natürlich allein) oder wenn ich mein Haar föne.

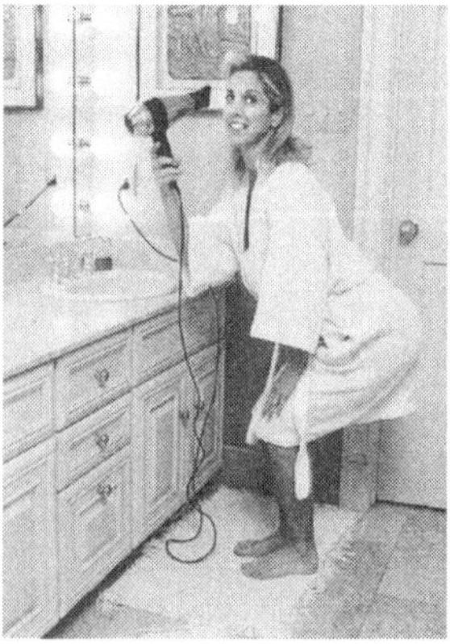

Die Füße stehen etwa hüftbreit voneinander. Beugen Sie die Knie und schieben Sie das Gesäß nach oben. Führen Sie die Übung aus, so lang Sie können (oder bis Ihr Haar trocken ist).

3 Brustdehnen mit Handtuch

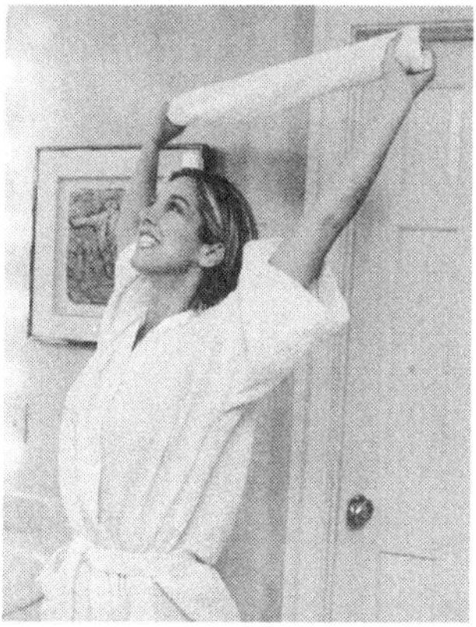

Diese einfache Dehnübung bringt Sie automatisch zu einer perfekten Haltung. Ich mache Sie gern, bevor ich unter die Dusche gehe.

Mit geradem Rücken stehen, die Füße schulterbreit voneinander, die Knie leicht gebeugt. Das Handtuch fassen und die Arme über den Kopf strecken. Die Arme nach hinten neigen, bis Sie eine Spannung spüren. 5 bis 10 Sekunden halten, dann lösen. Zweimal wiederholen.

4 Taillenschlankmacher mit Handtuch

Sie können Ihr Handtuch nicht nur zum Abtrocknen verwenden. Weshalb nicht abtrocknen und gleichzeitig an einer schlanken Taille arbeiten?

Das Handtuch fassen und die Arme über den Kopf strecken. Sehr langsam von Seite zu Seite beugen und dehnen. Beim Dehnen die Bauchmuskeln anspannen. Zehnmal nach jeder Seite beugen.

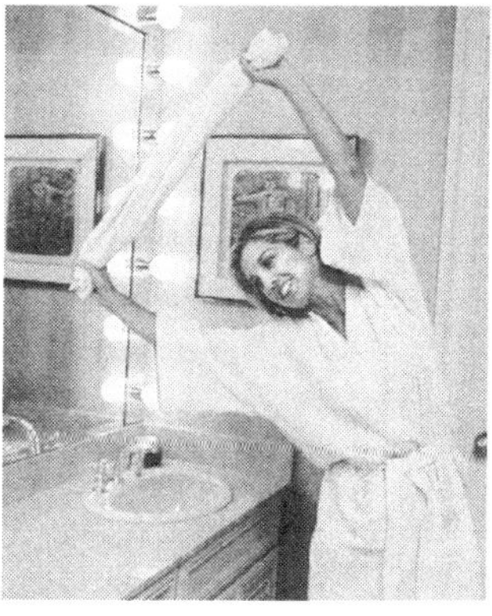

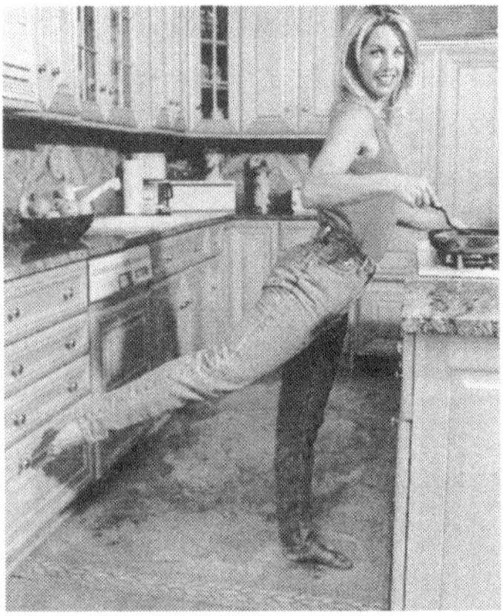

5 Gesäßstraffer

Wenn ich koche, bügle oder irgendwo anstehe, trainiere ich meine Gesäßmuskeln.

Gerade stehen. Das rechte Bein hinter dem Körper anheben, nur 15 bis 20 cm vom Boden. Den Fuß strecken. Das Gesäß zusammenpressen und spüren, wie die Muskeln sich anspannen und arbeiten. Die Hüften gerade nach vorn halten und nicht hängen lassen. Den Fuß zurück zum Boden führen. Wiederholen. Nicht vergessen, mit beiden Beinen zu arbeiten!

6 Oberschenkel-Schlankmacher

Sie können die Außenseite Ihrer Oberschenkel fast immer und überall trainieren – beim Wickeln des Babys, beim Tanken oder am Kopierer.

Aufrecht stehen. Das rechte Bein ein Stück zur Seite heben, dann wieder zurückziehen. 15-mal wiederholen, dann mit dem anderen Bein.

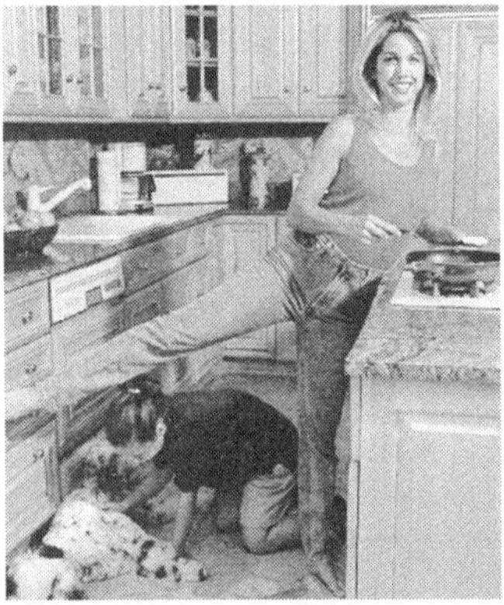

Ja, das sind meine Tochter und mein Hund!

7 Straffung für die Schenkelinnenseite

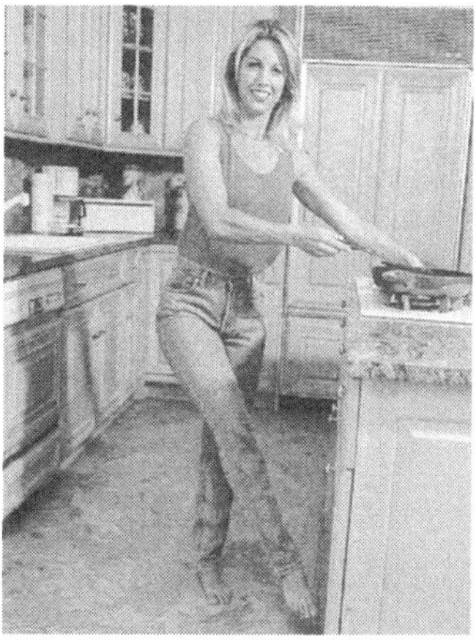

Dies ist einer der schnellsten Wege, um die Innenseite der Oberschenkel zu straffen.

Aufrecht stehen. Das rechte Bein vor das linke ziehen, die Oberschenkelinnenseite leicht anspannen. Die Beine kreuzen einander. Zur Ausgangsposition zurückkehren und wiederholen. 15 Wiederholungen und dann mit dem anderen Bein.

8 Sitzen an der Wand

So nütze ich die Telefonzeit am liebsten!

Leicht gegen die Wand lehnen. Die Wirbelsäule flach an die Wand anlegen. Den Körper längs der Wand absenken, bis die Knie wenigstens in einem 45-Grad-Winkel gebeugt sind, aber höchstens in einem 90-Grad-Winkel. Vorgeben, auf einem Stuhl zu sitzen. So lang wie möglich halten – bis zu 60 Sekunden.

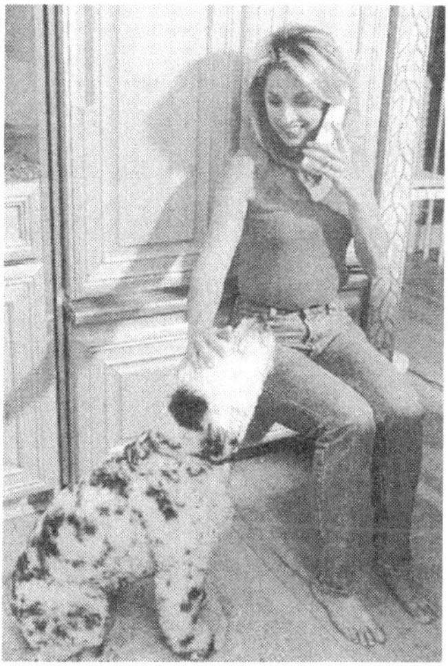

9 Wadendehnungen

Schön geformte Waden sehen in einem Rock sexy aus. Hier ist ein schneller Weg dahin!

Den Ballen des rechten Fußes auf den Rand einer Treppenstufe platzieren, dabei zur Sicherheit am Geländer festhalten. Die rechte Ferse nach unten drücken, bis es im rechten Unterschenkel zieht. 15 bis 30 Sekunden halten. Die Ferse heben, sodass das Gewicht auf den Zehen ruht, 3 Sekunden halten. Lösen. Das Bein wechseln und wiederholen.

10 Trizeps-Trimmer

Ganz rasch können Sie die Rückseite Ihrer Arme in bessere Form bringen … immer und überall.

Einen Briefbeschwerer oder eine Suppendose halten und den Arm gerade über den Kopf hoch strecken. Den Arm am Ellbogen abwinkeln und das Gewicht zur Schulter führen. Der Oberarm sollte gerade bleiben. 10-mal wiederholen, dann mit dem anderen Arm.

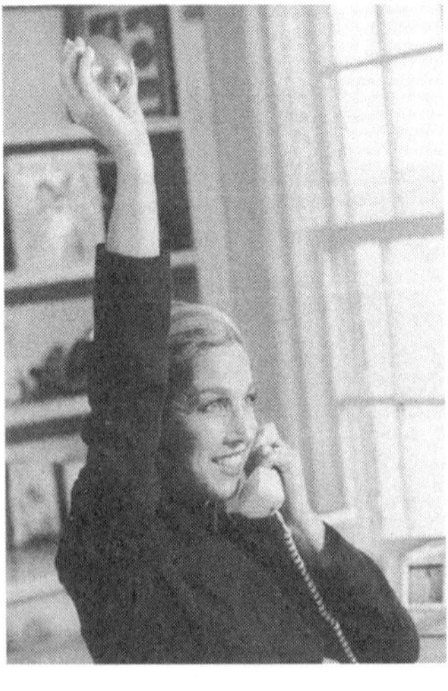

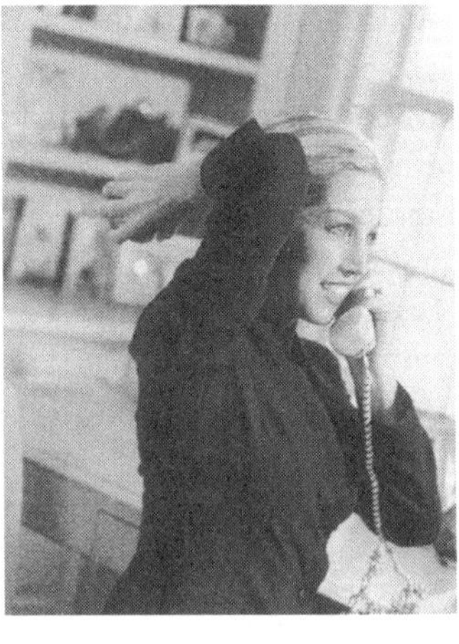

11 Beine anziehen

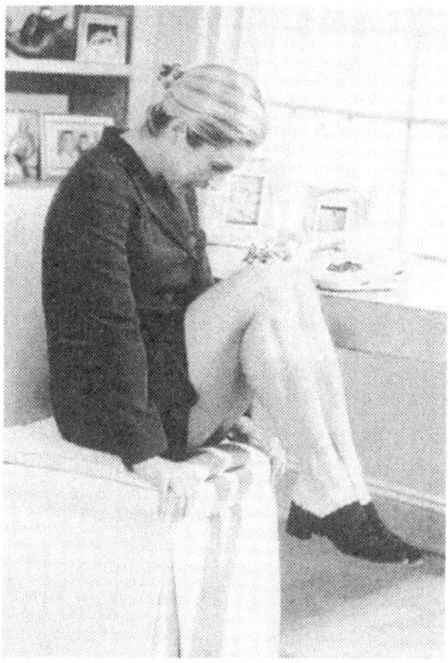

Diese Übung mache ich, wenn ich im Flugzeug, in meinem Auto oder an meinem Schreibtisch sitze, außerdem beim Fernsehen.

Aufrecht auf einem Stuhl sitzen. An den Armlehnen oder auf dem Sitz des Stuhls festhalten. Die Füße sind zusammen, die Knie gebeugt. Die Knie in Richtung Brust heben und dabei die Bauchmuskeln anspannen. 3 bis 5 Sekunden halten. Lösen und wiederholen.

12 Seitliche Dehnung

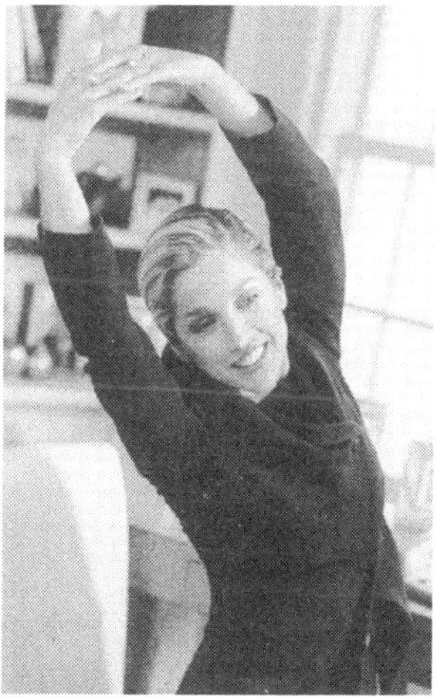

So können Sie ausgezeichnet die Wirbelsäule dehnen und den Kreislauf in Schwung bringen, vor allem, wenn Sie den ganzen Tag am Computer gearbeitet haben.

Die Finger verschränken und die Arme über den Kopf heben. Die Arme so weit wie möglich nach hinten drücken. Langsam nach links lehnen, 3 bis 5 Sekunden halten. Dann nach rechts lehnen und 3 bis 5 Sekunden halten. Dabei die Dehnung spüren. Fühlen Sie sich nicht wiederbelebt?

13 Drehung in der Taille – Wirbelsäulenkräftigung

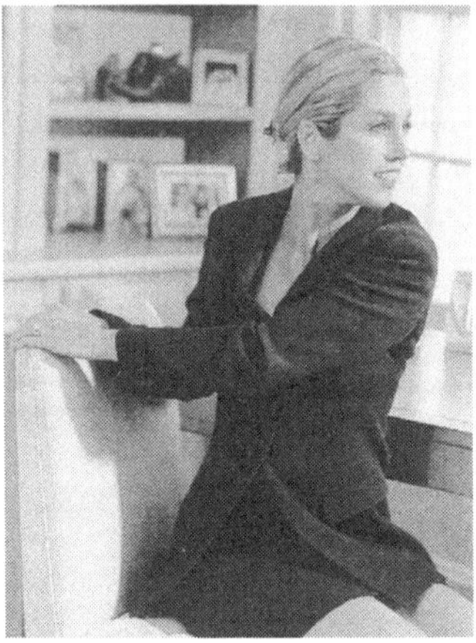

Auch diese Dehnung ist fantastisch, wenn Sie vor dem Computer sitzen. Ich führe diese Übung beim Arbeiten aus oder wenn ich vor der Schule im Auto auf die Kinder warte.

Bequem mit geradem Rücken sitzen. Den Oberkörper nach rechts drehen, weit genug, um die Rückenlehne des Sitzes mit beiden Händen fassen zu können. Die Dehnung in der Taille, am Oberarm und im Rücken spüren. 15 Sekunden halten und entspannen. Dann nach links drehen.

14 Halsentspannung

Mit dieser sofortigen Entspannung für den Nacken können Sie Müdigkeit vertreiben.

Aufrecht sitzen, die Schultern entspannt und der Hals gestreckt. Das linke Ohr langsam zur linken Schulter bewegen. 15 Sekunden halten. Den Kopf nach rechts rollen und das rechte Ohr zur rechten Schulter bringen. 15 Sekunden halten. Den Kopf zur Mitte drehen. Mit dem Kinn die Brust berühren und 15 Sekunden halten. Das Kinn auf der Brust lassen und den Kopf langsam nach links, dann nach rechts rollen. Diese Bewegung 15 Sekunden lang durchführen. Bei der ganzen Übung darauf achten, dass der Hals gestreckt ist. Den Kopf nicht nach hinten oder in einem vollen Kreis drehen.

15 Schulterkreisen

Haben Sie sich je gefühlt, als ob Sie die Last der Welt auf den Schultern trügen? So werden Sie einen Teil der Spannung los!

Die Schultern zu den Ohren heben. Einatmen. Die Schultern senken und ausatmen. Wiederholen. Die Schultern fünfmal hoch und nach hinten kreisen lassen. Die Schultern fünfmal hoch und nach vorn kreisen lassen. Drei Sets von Schulterkreisen ausführen, rückwärts und vorwärts.

16 Starke Haltung

Schlechte Haltung kann Rückenschmerzen ebenso hervorrufen wie einen steifen Hals und manche andere Beschwerden. Diese Dehnübung hilft Ihnen aufrecht zu stehen, weil sie die Spannungen in Rücken und Brust löst.

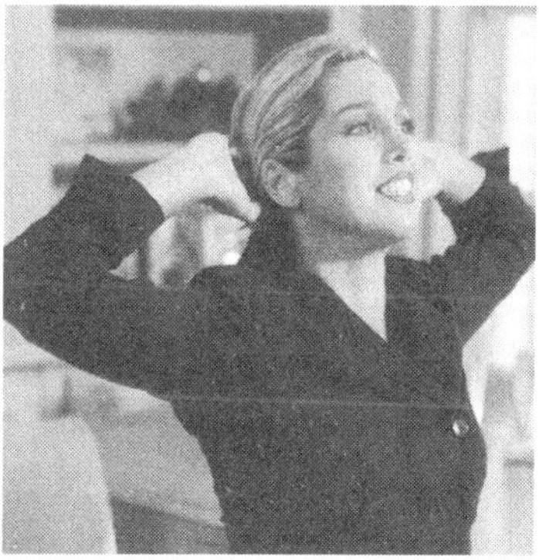

Die Finger hinter dem Kopf verschränken. Die Ellbogen so weit wie möglich nach hinten ziehen. 10 Sekunden halten. Die Finger verschränkt lassen und versuchen die Ellbogen vorn zusammenzuführen. 5 Sekunden halten. Die Hände lösen und 5 Sekunden entspannen. Die ganze Übungsfolge dreimal wiederholen.

17 Bizeps-Trimmer

Ich arbeite meinen Bizeps durch, wenn ich Wasserflaschen oder meinen Aktenkoffer trage. Selbst der Locher auf meinem Schreibtisch eignet sich für eine rasche Übung. Doch noch besser ist es, wenn Sie am Arbeitsplatz Hanteln deponieren – eine tolle Erinnerung, Ihre Muskeln durchzuarbeiten.

Stehen, die Füße sind hüftbreit voneinander. Die Bauchmuskeln sind fest, der Rücken gerade und die Knie leicht gebeugt. Die Gewichte von unten vor den Oberschenkeln halten. Ausatmen und die Gewichte langsam in Richtung Oberarme und Schultern heben. Einen Augenblick halten und die Hände in die Ausgangsposition führen.

18 Oberkörperdehnung

Diese großartige Dehnübung hilft Ihnen, die Brust zu öffnen, damit Sie leichter eine positive Haltung einnehmen und nicht in sich zusammensacken.

Aufrecht sitzen. Die Hände hinter dem Rücken verschränken. Die Hände nach hinten und nach oben führen, so weit wie möglich. 5 bis 10 Sekunden halten, dann entspannen. Zweimal wiederholen.

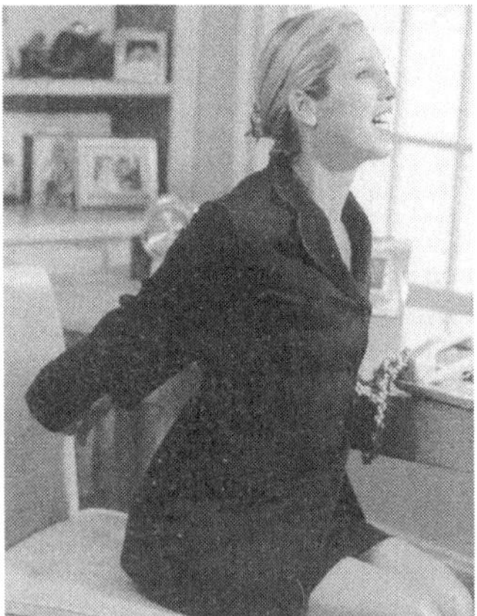

19 Oberschenkelformer

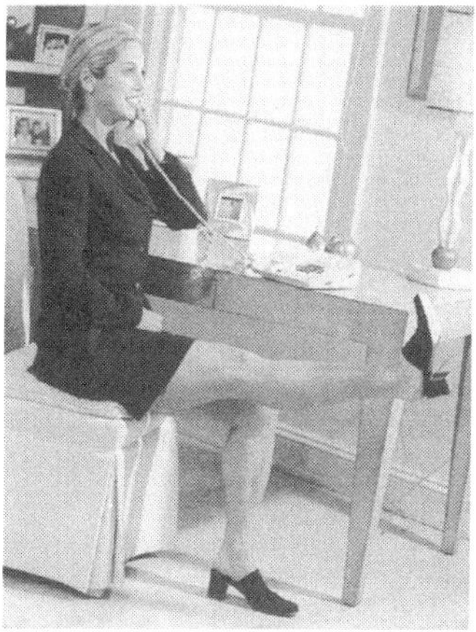

So können Sie die Vorderseite Ihrer Oberschenkel formen, selbst wenn Sie am Schreibtisch sitzen müssen. Schluss mit schwabbeligen Knien!

Aufrecht sitzen, die Füße flach am Boden. Ein Bein gerade vor den Körper strecken. Das Bein 5 bis 10 Sekunden hochhalten, dabei auf eine gute Haltung achten, mit geradem Rücken und hochgerecktem Kinn. Das Bein senken, dann mit dem anderen Bein wiederholen. Zweimal mit jedem Bein.

20 Rückenentspannung

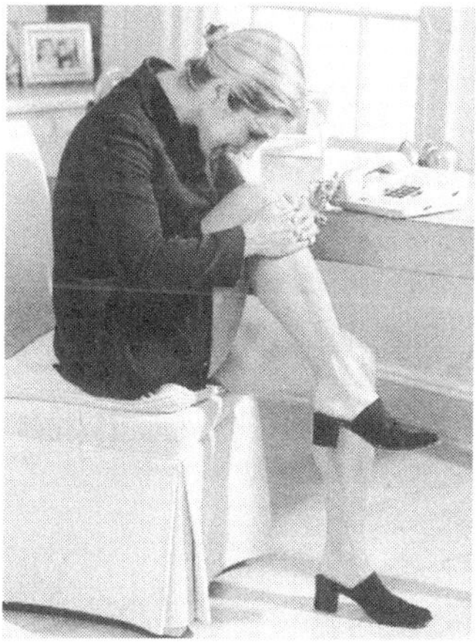

Mit dieser Übung können Sie einen müden, schmerzenden Rücken wunderbar entspannen. Ich sage dazu mein »Kniekuss«.

Im Sitzen ein Bein mit beiden Händen zur Brust ziehen und 5 bis 10 Sekunden halten. Mit dem anderen Bein wiederholen.

Fast unsichtbare Übungen

Muskeln können auch mit ganz geringen Bewegungen trainiert werden. Man nennt diese Übungen »isometrisch«, und sie sind in unserer programmierten Gesellschaft ein Geschenk des Himmels. Hier sind einige ganz unauffällige Übungen, die Sie machen können, ob Sie im Bus sitzen oder ein Fax senden. Niemand wird das Geringste merken!

Für die Oberschenkelinnenseite: Im Sitzen einen Tennisball oder die Faust zwischen die Knie legen und die Schenkel 5 bis 10 Sekunden zusammenpressen. Spüren Sie die Spannung an der Innenseite der Oberschenkel!

Für das Gesäß: Die Gesäßmuskeln 5 Sekunden zusammenpressen. Eine fantastische Bewegung für die Ansicht Ihrer Kehrseite!

Für den Bauch: Den Bauch einziehen, die Bauchmuskeln fest anspannen, 10 Sekunden halten. Das entspricht einem Sit-up!

Für die Bauchmuskeln: Aufrecht sitzen und die Hände auf die Schenkel legen. Die Bauchmuskeln anspannen, während die Hände gegen die Schenkel drücken und die Knie in Richtung Brust gezogen werden. 5 bis 10 Sekunden halten, dann entspannen.

Für den Trizeps: Stehen, die Arme an den Seiten, die Handflächen hinter dem Körper. Die Arme gerade halten und sanft 5 Sekunden nach hinten bewegen, dann entspannen. Dies ist eine großartige Übung für die Rückseite der Arme – ich mache sie beim Warten in einem Laden.

Für die Arme: Die linke Hand vor dem Körper auf die rechte legen, die Handfläche aufeinander. Mit dem rechten Arm nach oben ziehen, während der linke Arm Widerstand bietet. Die Kraft im rechten Arm fühlen. Diese Spannung 5 Sekunden halten. Die Arme wechseln und wiederholen. Zweimal auf jeder Seite.

Für die Brust: Hier werden die Brustmuskeln durchgearbeitet. Die Handflächen in Gebetshaltung aneinander legen, dann die Hände 5 Sekunden gegeneinander pressen. Entspannen und zweimal wiederholen.

Für die Haltung: Diese Übung kann im Stehen oder im Sitzen durchgeführt werden. Die Ellbogen im 90-Grad-Winkel beugen, die Unterarme sind parallel zum Boden. Die Schulterblätter nach unten und zusammendrücken, während die Ellbogen sanft nach hinten gedrückt werden. Dies ist eine sehr kleine Bewegung. 5 Sekunden halten, dann entspannen.

Sie haben jetzt mehr als eine »Hampelei« für jede Stunde des Tages, in der Sie nicht schlafen. Doch lassen Sie das nicht alles sein! Seien Sie kreativ, und erfinden Sie Bewegungen, die Ihnen gut tun – denken Sie nur immer daran, sich zu bewegen! Wenn die Mini-Workouts erst einmal zur Gewohnheit geworden sind, werden Sie sich fragen, wie Sie je still sitzen konnten.

Denken Sie daran: Nicht das Essen ist unser Feind, sondern das Stillsitzen!

Geist-Körper-Übungen

Unser Geist und unser Körper sind unlöslich miteinander verbunden. In unserer gemeinsamen Arbeit während dieser 28 Tage möchte ich, dass Sie an diese unwahrscheinlich wichtige Verbindung denken. Zu einem gesunden Körper gehört ein gesunder Geist. Deshalb ist diese Geist-Körper-Übung ein fester Bestandteil meines Programms.

Die sanften Bewegungen können zu jeder Tageszeit ausgeführt werden – am Morgen, Nachmittag oder Abend. Und sie benötigen nur fünf Minuten! Ich mache sie gern morgens als Erstes – es ist ein kräftiger, inspirierender Start in den Tag. Wenn ich geschäftlich unterwegs bin, mache ich sie gern am Ende eines anstrengenden Tages – bevor ich los muss zu einem Geschäftsessen –, um zu entspannen. Oder Sie können sie auch vor dem Zubettgehen durchführen, um Ihren Geist freizubekommen und dann besser schlafen zu können.

Wenn Sie tagsüber sehr lange sitzen, sind diese Übungen genau richtig für Sie. Über ein Lenkrad oder eine Computertastatur gebeugt zu sitzen kann dazu führen, dass Muskeln und Bindegewebe sich verkürzen und zu Beschwerden im Rücken führen. Meine Geist-Körper-Übungen können diese Verspannungen lockern, fast wie eine natürliche Massage.

Wenn Sie die Übungen erst einmal gelernt haben, können Sie flüssig von einer zur nächsten übergehen, fast wie in einem sanften Tanz. Achten Sie auf Ihren Körper, während Sie die verschiedenen Stellungen halten. Sie stellen vielleicht fest, dass ein bestimmter Bereich – Ihre Schultern, Ihr Rücken oder sogar Ihre Kiefer – sich verspannt und fest anfühlt. Sie lernen viel darüber, was in Ihrem Körper vorgeht, körperlich und emotional, wenn Sie diese geringfügigen Unausgewogenheiten beachten.

Wenn Sie sich entspannen, verlängern Sie Ihre Muskeln: Dadurch können Sie in wenigen Minuten fünf Pfund dünner und zwei bis drei Zentimeter größer aussehen! Wenn Sie die Verspannungen lösen, werden die Schultern locker und Ihr Rücken wird länger. Sie halten sich mit mehr Selbstbewusstsein und Anmut. Und am allerbesten, Sie fühlen sich wie eine neue Person. Aufzustehen und sich zu bewegen ist eine Freiheit, auf die Sie sich freuen – keine lästige Aufgabe.

Führen Sie eine oder zwei dieser Übungen durch, wenn Sie Ihre Nerven beruhigen, Ihren Geist besänftigen oder Verspannungen lösen wollen. Oder wenn Sie sich ganz wiederbelebt fühlen wollen, führen Sie alle Übungen durch, von Anfang bis Ende. Es sind fünf lohnend verbrachte Minuten!

Dehnübungen

Tai Chi Drücken und Ziehen

Mit den Füßen hüftbreit voneinander stehen, ein Bein vor dem anderen. Das Gewicht ruht über dem hinteren Fuß, die Hände sind vor der Brust, die Ellbogen nach seitlich gebeugt, parallel zum Boden, die Handflächen sind zum Herzen gewendet. Das Gewicht auf den vorderen Fuß verlagern, während die Hände nach außen drücken. Etwa 30 Sekunden lang das Gewicht vor und zurück verlagern. Dies ist eine stetige, fließende Bewegung, die dazu geschaffen wurde, das »Chi«, die Energie, durch den Körper fließen zu lassen. Die Beine wechseln und mit dem anderen Bein vorn weitermachen.

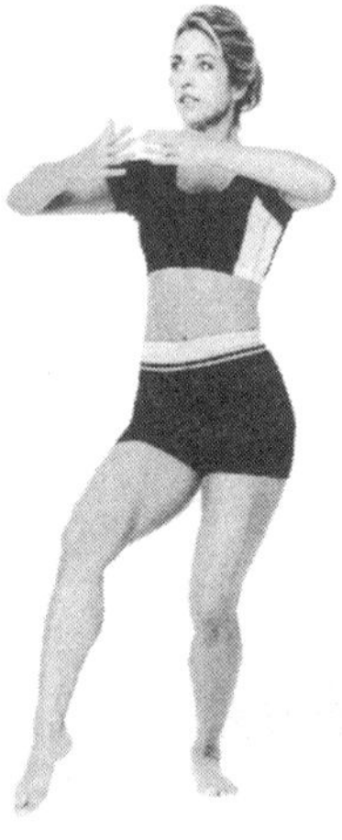

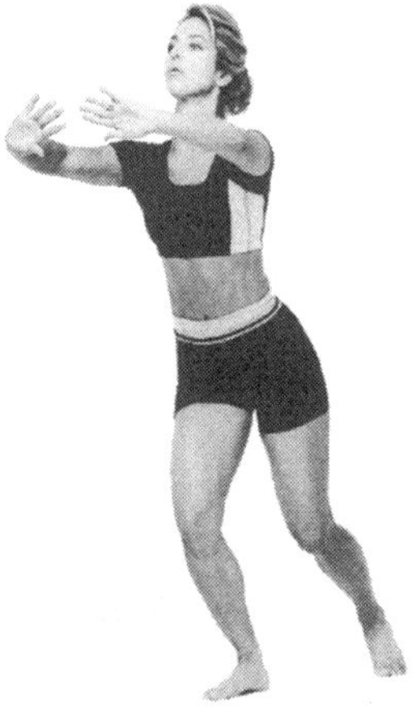

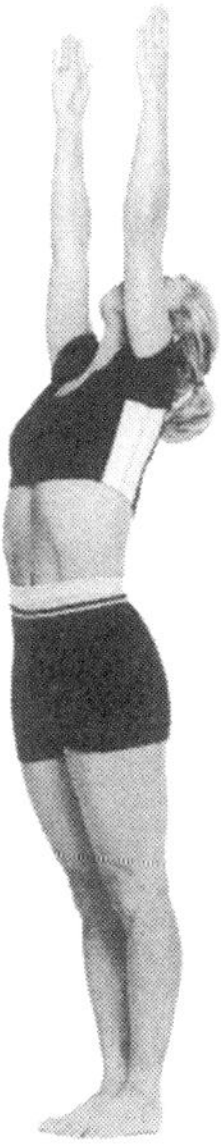

Die Arme zum Himmel strecken

Diese Übung führt zu einem größeren, schlankeren Körper, gleicht die Wirkung von schlechter Haltung aus und löst Verspannungen im Rücken.

Mit geschlossenen Beinen stehen und die Arme über den Kopf dehnen, als ob der Himmel erreicht werden sollte. Man muss die Verlängerung der Wirbelsäule spüren. 5 Sekunden halten. 2 Sekunden entspannen, dann wiederholen.

Körperstreckung

Bei dieser Übung muss man die Dehnung in der Taille fühlen. Durch ein Anheben des Brustkorbs und ein Dehnen der Muskeln längs der Wirbelsäule lässt Sie diese Übung größer und schlanker aussehen.

Mit geschlossenen Füßen und leicht gebeugten Knien stehen. Die Arme über den Kopf gestreckt,

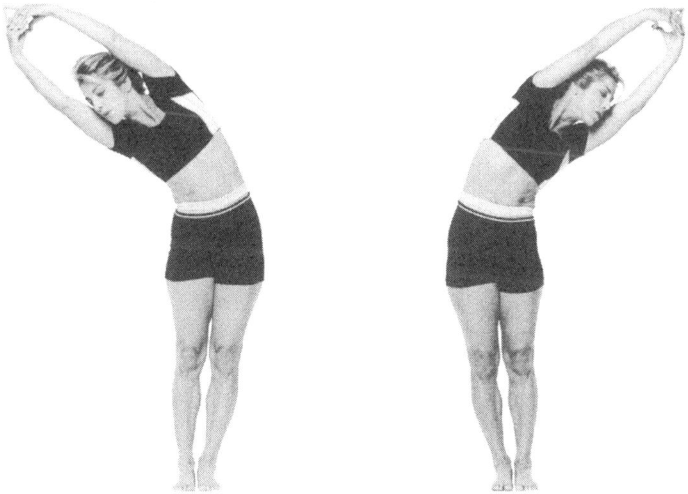

die Hände verschränkt und nach oben gedehnt. Mit gehaltener Dehnung den Körper nach rechts biegen, drei tiefe Atemzüge lang halten. In die aufrechte Stellung zurückkehren, dann nach links biegen. Drei tiefe Atemzüge lang halten. Wiederholen.

Yin-Yang-Dehnung

Dies ist eine ausgezeichnete Dehnung für Schultern, Hals und Rücken. Damit wird der obere Rücken verlängert und die Brust geöffnet, um die Grazie und Eleganz eines Tänzers zu schaffen.

Die Füße stehen etwas breiter als schulterbreit voneinander, die Knie sind leicht gebeugt. Die Hände oberhalb der Knie auflegen, um den Rücken zu stützen. Mit flachem Rücken den Körper nach rechts bewegen. 10 Sekunden halten. Zur Mitte zurückkehren, nach links wiederholen.

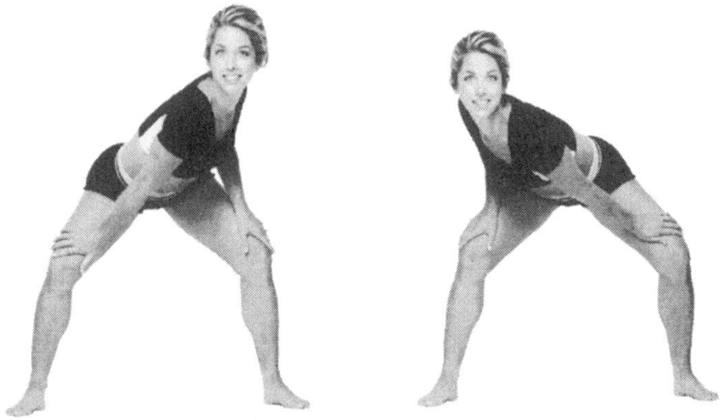

Sanfte Rückendehnung

Ihre Wirbelsäule ist lebenswichtig! Mit dieser Übung können Sie die Wirbelsäule wunderbar aufwecken, Spannungen im Rücken lösen und den Kreislauf anregen.

Die Füße stehen schulterbreit voneinander, die Knie sind gebeugt, die Arme entspannt. Das Kinn auf die Brust drücken und langsam nach unten abrollen, bis die Hände den Boden erreichen. Die Knie sollten dabei weich bleiben. Spüren Sie, wie der Oberkörper locker vor den Hüften hängt. 10 Sekunden halten. Wirbel für Wirbel zum Stehen hochrollen. Die ganze Bewegung wiederholen. Das Wichtigste bei dieser Übung ist, sich *langsam* zu bewegen.

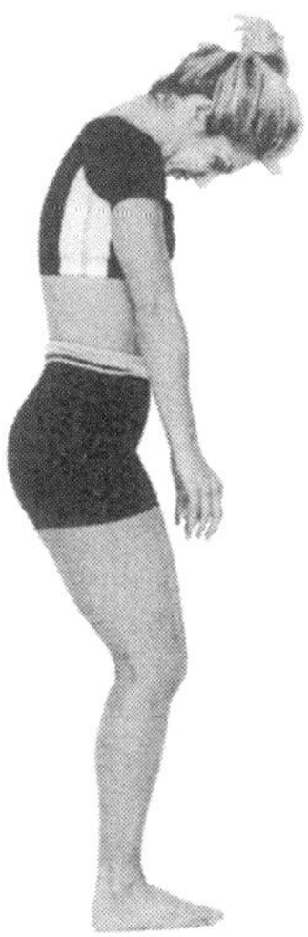

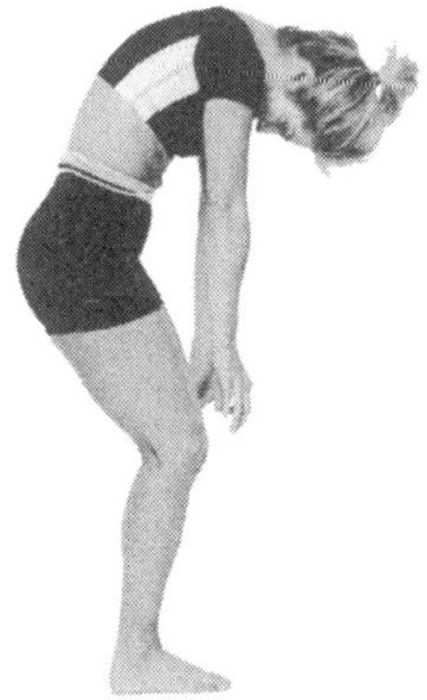

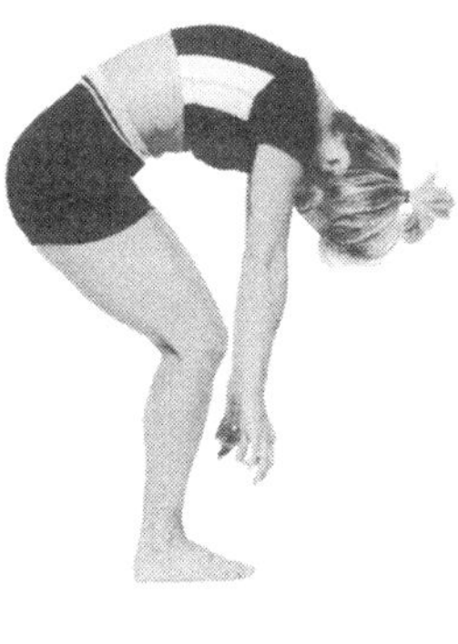

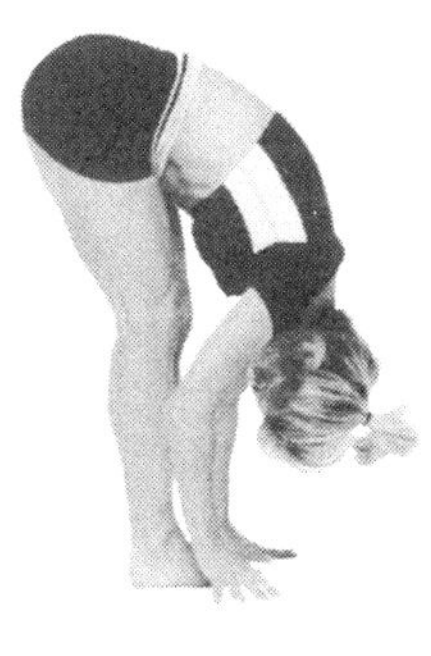

4
Schlank bleiben

Nach den ersten vier Wochen

Bevor wir darüber sprechen, wie Sie das jetzt erreichte Gewicht halten können, möchte ich, dass Sie ein paar Minuten über Ihre Leistungen nachdenken. Denken Sie daran, wie leicht und gelenkig Ihr Körper sich jetzt fühlt. Wie schlank und beweglich Ihre Muskeln jetzt sind. Welche neue Energie in Ihrem Gang liegt. Vergessen Sie auch nicht das Lächeln auf Ihrem Gesicht. Wenn Sie sich von außen und von innen betrachten, sehen Sie ein brandneues gesünderes Selbst. Ein gutes Gefühl, nicht wahr?

Inzwischen haben Sie wohl das Geheimnis gefunden, um Ihr Idealgewicht zu halten und sich weiterhin großartig zu fühlen: Ausgewogenheit. Sie können nicht nur eine große Mahlzeit essen oder einmal pro Woche trainieren. Um gesund zu bleiben, müssen Sie in jeden Aspekt Ihres Lebens Ausgewogenheit bringen – in Ihre Essgewohnheiten, Ihr Training, Ihren Beruf und Ihre Beziehungen. Stellen Sie sich Ihr Leben als Auto mit vier Rädern vor: Wenn Sie einen einzigen Platten haben, ist an Fahren gar nicht zu denken!

Die Straße vor Ihnen hat viele Höhen und Tiefen, und Sie können leicht die Kontrolle verlieren. Ihre große Aufgabe ab jetzt ist es, das Gleichgewicht, das Sie in den letzten vier Wochen aufgebaut haben, nicht wieder zu verlieren. Sie wachen nicht eines Tages auf und haben ein garantiert harmonisches Leben. Genau wie bei einer neuen Sportart oder einem neuen Musikinstrument müssen Sie üben – und üben und üben und …

In den vergangenen 28 Tagen hatten Sie vorgegebene Ernährungs- und Trainingspläne, die Sie nur befolgen mussten. Aber ich habe Ihnen auch das nötige Wissen vermittelt, damit Sie jetzt allein weitermachen können. Dieses Buch ist voller Tipps, um die letzten zehn Pfund abzunehmen, und die gleichen Tipps gelten auch für das Halten des erreichten Gewichts. Hören Sie auf jeden davon. Legen Sie eine Kopie Ihrer täglichen Checkliste auf den Kühlschrank, den Nachttisch oder in Ihren Terminplaner. Führen Sie in einem speziellen Tagebuch weiterhin über Ihre Ernährung und Ihre Workouts Buch.

Dieser gesunde und gut durchführbare Plan ist als Grundlage für den Rest Ihres Lebens gedacht. Solange Sie regelmäßig trainieren, können Sie auch bis zu 2000 Kalorien täglich zu sich nehmen – doch diese Kalorien sollten aus nährstoffreichen Lebensmitteln stammen, nicht aus Junk Food. Natürlich können Sie sich gelegentlich irgendeinen Leckerbissen genehmigen, wenn Sie dann wieder auf den richtigen Weg zurückkehren. Was auch geschieht, denken Sie nicht einmal darüber nach, weniger zu trainieren – Training ist der Schlüssel, um abzunehmen oder sein Gewicht zu halten.

Nur weil das Programm jetzt zu Ende ist, müssen Sie das Buch nicht weglegen. Im letzten Kapitel finden Sie weitere gesunde, köstliche Rezepte zum Ausprobieren. Oder wählen Sie Ihre Lieblingsrezepte aus den vergangenen 28 Tagen und bauen Sie diese in Ihre wöchentlichen Menüpläne ein. Sie können weiterhin Ihre wöchentlichen aeroben und Muskel aufbauenden Workouts durchführen; sorgen Sie nur immer für Abwechslung, damit Ihre Muskeln gefordert werden.

Das Leben ist voller Ferien, Festlichkeiten und Versuchungen, und ich möchte nicht, dass Sie etwas verpassen. Wenn Sie vom rechten Weg abkommen, keine Sorge – Sie können immer wieder dorthin zurück. Lassen Sie sich nie durch Enttäuschungen oder Entmutigung von Ihren gesunden Gewohnheiten abbringen. Sie schaden sich nur selbst. Angriff ist die beste Verteidigung und der beste Angriff ist ein starker, beweglicher Körper.

Einer der besten Wege, um bei der Stange zu bleiben, ist, aktiv nach Problemlösungen zu suchen. Menschen, die erfolgreich abnehmen und dann ihr Gewicht halten, lernen, Hindernisse zu erkennen und sie aus dem Weg zu räumen. Versuchen Sie mögliche Fallen festzustellen und sich zu überlegen, wie Sie ihnen begegnen. So setzen Sie Grenzen, die Sie vor der Versuchung schützen. Mit etwas Erfindungsgeist können Sie jedes Problem lösen.

Ein weiterer Schlüssel zu dauerhaftem Erfolg ist, organisiert zu sein. Vorausschauende Planung kann telefonische Pizzabestellungen in letzter Minute verhindern. Wenn Sie nur für ein oder zwei Personen kochen, bereiten Sie die doppelte Menge zu und frieren Sie den Rest ein. Am Wochenende plane ich die Mahlzeiten für die ganze Woche und kaufe alles ein. Dann grille ich ein großes Hähnchen, bereite ein fettarmes Putenchili oder eine Gemüselasagne zu. Wir essen etwas davon zum Mittagessen, den Rest friere ich für einen späteren Tag der Woche ein. So kann ich die Küchenarbeit halbieren und meine kostbare Zeit für andere Tätigkeiten und Workouts verwenden.

Nachdem Sie jetzt Ihr Zielgewicht erreicht haben, brauchen Sie einen neuen Anreiz, um motiviert zu bleiben. Planen Sie einen Aktivurlaub – Skilaufen, Radfahren oder Wandern. Oder schließen Sie mit sich selbst eine Wette ab: Wetten Sie mit sich um 150 Euro, die Sie in einem verschlossenen Umschlag hinterlegen, dass Sie in sechs Monaten Ihr Gewicht noch halten. Wenn Sie gewinnen, stecken Sie das Geld in Kleidung oder was auch immer. Sie finden sicher irgendeinen Beweggrund und einen Grund, sich zu bewegen!

Eine weitere sehr wirksame Möglichkeit, die auch noch Spaß macht, um bei der Stange zu bleiben, ist, sich in der Gruppe um gute Gesundheit zu bemühen. Studien zeigen, dass Unterstützung wesentlich ist, damit das Idealgewicht über einen längeren Zeitraum erhalten bleibt. Familie und Freunde können keine Gedanken lesen, also machen Sie alle mit Ihren Zielen bekannt. Wenn Sie Ihren Haushalt und die Kinder unter einen Hut bringen müssen, bitten Sie eine Freundin, auf die Kinder aufzupassen, oder Ihren Mann, das Geschirr zu spülen, während Sie trainieren. Um Hilfe zu bitten ist kein Zeichen für Schwäche oder Unfähigkeit, sondern für Intelligenz.

Am wichtigsten ist es, dass Sie es nicht als Luxus betrachten, wenn Sie – außer Ihrer vielen Sorgen für andere – auch einmal für sich selbst sorgen. Es ist eine Notwendigkeit. Wenn Sie fit und gesund bleiben, können Sie sich auch besser um andere kümmern. Es gehört zum Besten, was Sie für Ihre Lieben tun können. Sie haben mehr Energie und Geduld, und der Umgang mit Ihnen macht mehr Spaß.

Streben Sie Ausgewogenheit und Gleichgewicht an – diese brauchen wir alle, um wirklich glücklich zu sein. Ein gesunder Körper und ein gesunder Geist werden Ihnen helfen, diese verflixten letzten zehn Pfund nicht wieder zuzunehmen – nie wieder!

Was bei mir funktioniert

Menschen fragen mich oft, wie mein Leben wirklich aussieht, woher ich die Zeit fürs Training nehme und was ich esse. Sie sind meist von meinen Antworten überrascht: Ich habe ein ausgefülltes Familienleben, ich trainiere nicht den ganzen Tag, und ich liebe Plätzchen! Ich möchte Sie nicht entmutigen oder Sie glauben machen, dass ich eine Art genetisches Wundertier bin. Ganz im Gegenteil: Ich möchte, dass Ihnen klar wird, dass ein fitter, trainierter Körper für jeden erreichbar ist.

Auf den folgenden Seiten nehme ich Sie mit auf einen Spaziergang durch einen typischen Tag im Haushalt der Familie Austin. Sie werden sehen, wie ich es schaffe, Workouts in einen Zeitplan einzubauen, zu dem zwei Kinder, selbst zubereitete Mahlzeiten und ein Ganztagsjob gehören. Es ist nicht immer leicht – und manchmal essen wir Fertiggerichte statt frischen Salat. Aber selbst an Tagen, an denen ich keine 30 Minuten dafür Zeit habe, trainiere ich ein bisschen.

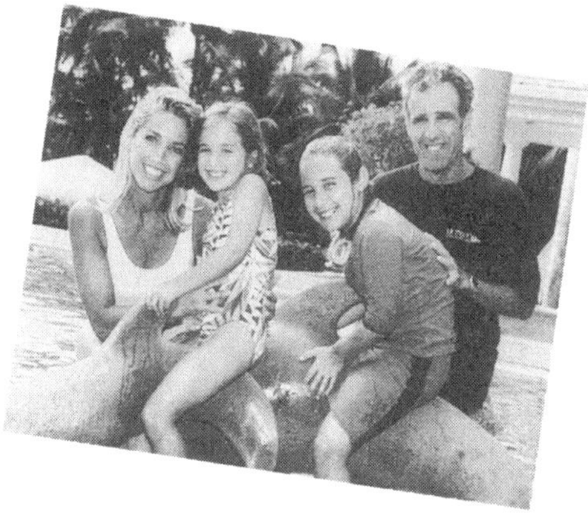

Ich, mein Mann Jeff und unsere wunderbaren Mädchen, Katie und Kelly, in einer Drehpause bei der Aufzeichnung meiner Fernsehsendung.

Grundregel: Wenn Sie Ihr Idealgewicht halten wollen, müssen Sie sich bewegen – Ihre Muskeln durchzuarbeiten ist die einzige Möglichkeit, um Ihren Stoffwechsel auf Trab zu bringen. Damit Sie verstehen, was ich meine, lesen Sie weiter.

6.30 Mit einem Lächeln geht's heraus aus den Federn, dann folgen drei tiefe Atemzüge – Sauerstoff bringt Energie. Ein Teil von mir möchte eigentlich zurück unter die Bettdecke, doch ich weiß, dass fünf Minuten Tai Chi, Qi Gong oder Yoga meinen Kreislauf anregen und meinen ganzen Körper richtig wach machen. Bevor ich beginne, trinke ich einen halben Liter Wasser – ich habe seit acht Stunden keines getrunken, und meine Muskeln brauchen es, um richtig zu funktionieren.

6.45 Da ich gestern ein Muskel aufbauendes Training hatte, wechsle ich heute zu 30 Minuten aerobem Workout. Ich ziehe mir die Schuhe an und laufe am Fluss entlang. Ich versuche, meine Workouts immer am Morgen durchzuziehen, damit nicht später etwas dazwischenkommt.

7.15 Uff! Das war Arbeit. Um Muskelkater vorzubeugen, dehne ich mein Gesäß, meine Ober- und Unterschenkel. Dauert zwar noch einmal fünf Minuten, zahlt sich aber letzten Endes aus.

7.20 Ich wecke die Kinder, renne nach oben – drei Treppenabsätze insgesamt –, um zu duschen und mich anzuziehen. Dank meiner Routine bin ich in nur 20 Minuten fertig.

7.40 Wieder unten bereite ich ein gesundes Frühstück für Jeff, Katie, Kelly und mich zu. Zuerst ein großes Glas Wasser und Grapefruitsaft. Wir alle lieben Cerealien, vor allem mit Beeren, Bananen oder Pfirsichen. Joghurt, entrahmte Milch oder Sojamilch dazu liefern auch noch Proteine.

8.00 Zeit für ein Mini-Workout. Während ich mir die Zähne putze, mache ich eine Übung zur Straffung meines Gesäßes (siehe Seite 282).

8.05 Ich bereite Lunch (Puten- oder Thunfischsandwiches) und Snacks (Äpfel, Möhrensticks und Haferplätzchen) für die Kinder und mich. Ich fülle für den Tag fünf handliche Flaschen mit Wasser (ich verwende Sportflaschen oder leere Wasserflaschen aus Kunststoff, die ich ausspüle), dann fahre ich die Kinder zur Schule. Als Mutter bin ich ständig unterwegs, um eines oder beide Mädchen irgendwo hinzubringen oder abzuholen, also deponiere ich eine Wasserflasche auf dem Vordersitz.

8.30 Ich stecke auf dem Weg zurück zur Arbeit im Stau. Nur nicht ärgern, das gibt nur Falten. Während ich warte, ziehe ich den Bauch 15-mal ein, 4 Sekunden halten, dann wieder 4 Sekunden entspannen.

9.00 Ich komme im Büro (bei mir zu Hause) an und lande sofort am Telefon. Meine Tage sind mit vielen Anrufen ausgefüllt. Während ich spreche, mache ich 30 Trizeps-Trimmer, 15 mit jedem Arm. Als Gewicht nehme ich einen Briefbeschwerer. Außerdem versuche ich, während des Telefonierens immer herumzulaufen. Denken Sie immer daran: Stehen – oder noch besser gehen – verbraucht mehr Kalorien als sitzen.

10.00 Mini-Workout Nr. 3 – eine Rückendehnung mit Stütze (siehe Seite 287). Anschließend versende ich ein Fax.

10.30 Zeit für neue Energie: ein Süßkartoffelsnack (siehe Rezept, Seite 340) gibt wieder Kraft. Dann geht's wieder an die Arbeit.

11.00 Wieder Zeit für ein Mini-Workout. Dieses Mal setze ich mich an die Wand (Seite 283), während ich telefoniere.

12.00 Ich kann es gar nicht erwarten aus meinem Stuhl und ins Freie zu kommen. Vor dem Essen mache ich 10 Minuten Power Walking. Es ist ein herrlicher Tag, deshalb esse ich mein Sandwich mit Putenfleisch, Spinat und Tomate beim Spazieren am Fluss. Um meinen Appetit auf Süßes nach dem Essen zu stillen, knabbere ich eine Diätwaffel mit Schokolade – wenig Fett und zuckerfrei.

13.00 Wieder an der Arbeit. Vor dem Computer zu buckeln macht müde, also richte ich mich gerade auf. Gute Haltung lässt Sie dünner aussehen und kann Rückenschmerzen vorbeugen.

14.00 Ich blättere die Zeitung durch, um zu sehen, was in der Welt vorgeht. Ich greife mir eine Hantel und mache im Sitzen Bizepsübungen (zweimal 12 mit jedem Arm), während ich die letzten Neuigkeiten aus dem Bereich Gesundheit lese.

15.00 Zeit, die Kinder von der Schule abzuholen. Es ist auch Zeit für ein weiteres Mini-Workout, also drehe ich meine Taille, während ich im Auto warte.

15.30 Alle sind hungrig, als wir nach Hause kommen. Deshalb gieße ich drei Gläser fettarme Milch ein und gebe jedem einen Ingwerhappen.

16.00 Während die Mädchen Hausaufgaben machen, gebe ich rasch ein Telefoninterview. Nachdem ich eingehängt habe, übe ich ein paar meiner Bewegungen aus dem Kickboxen – Kick nach vorn, Kick zur Seite, linke Gerade, rechter Haken –, um den Sauerstoff wieder in Fluss zu bringen.

17.00 Jeden Tag nach der Arbeit versuche ich, mit Katie und Kelly wenigstens 20 Minuten an die frische Luft zu gehen und ein wenig zu trainieren. Heute spielen wir mit einem großen Gummiball. Ich kann gar nicht zählen, wie viele Sprünge ich mache, um den Ball zu fangen. Toll für die Oberschenkel! Als Nächstes gehe ich mit meinem Hund Madonna spazieren.

18.00 Ich heize den Grill an, dann mache ich ein paar Übungen für die Oberschenkel (Seite 280), während ich den Salat fürs Abendessen zubereite.

18.30 Ich setze mich mit meiner Familie zu einer entspannenden Mahlzeit. Alle mögen gegrilltes Hähnchen mit Röstkartoffeln, dazu Spinat-Möhren-Tomaten-Salat (sogar die Mädchen!). Als Dessert gibt es Melone und Heidelbeeren mit Vanillejoghurt (Katie und Kelly bekommen zwei Kugeln Eis).

19.00 Jeff hilft mir nach dem Essen saubermachen (er ist mir oft eine große Hilfe); ich mache Arabesken am Waschbecken, während ich das Geschirr abspüle. Dann sind wir alle als Familie zusammen – sehen fern, spielen ein Brettspiel oder gehen manchmal zu Kellys Baseball- oder Basketballtraining. Ich liebe die Zeit, die wir zu viert beisammen sind.

20.00 Ich hänge das unsichtbare Zeichen auf »Die Küche ist geschlossen«. Wir bringen die Mädchen ins Bett und erzählen noch eine Geschichte oder sprechen über ihren Tag. Dann sehen Jeff und ich ein wenig fern, unterhalten uns und entspannen gemeinsam. Auch wenn er lacht, mache ich ein paar Liegestütze und Sit-ups während der Werbepausen.

21.00 Ich nehme mir ein paar Minuten, um den Tag Revue passieren zu lassen – ich notiere nicht nur Dinge, die erledigt werden müssen, sondern überlege mir auch, was ich erreicht habe. Ich erinnere mich gern an all das Positive in meinem Leben – wie in Woche 4 erläutert – und denke darüber nach, wie ich Ihnen das Geheimnis des Zufriedenseins weitergeben kann. Vor allem rufe ich mir selbst ins Gedächtnis, dass das Leben ein Abenteuer ist! Und ich danke Gott für einen weiteren großartigen Tag.

22.00 Wir gehen ins Bett. Ein fleißiger Körper braucht Zeit, um sich zu sammeln, und so versuche ich jede Nacht wenigstens acht Stunden Schlaf zu bekommen. Eine letzte Übung – ich stelle den Wecker.

Fragen Sie Denise

Viele Menschen halten mich auf Flughäfen oder bei persönlichen Auftritten an und fragen mich zum Thema Abnehmen und Fitness. In diesem Kapitel habe ich Antworten zu den 20 häufigsten Fragen gesammelt. Wenn Sie abgenommen haben und jetzt Ihr Gewicht halten wollen, verwenden Sie diese Information, um keine Fehler, sondern kontinuierliche Fortschritte zu machen.

Frage: Wie kann ich die Zeit für sinnvolles Training finden?
Antwort: Sie müssen sich die Zeit schaffen. Es gibt einen Unterschied zwischen Menschen, die regelmäßig trainieren, und jenen, die es nicht tun: Die Ersteren erklären das Training für unerlässlich. Wenn Sie einen vollen Zeitplan haben, sollten Sie vielleicht morgens als Erstes trainieren. Die Versuchung, nicht zu trainieren, wächst, wenn die Zeit vergeht und Sie tiefer in den Alltagsaktivitäten stecken. Versuchen Sie, Ihr Leben so gut wie möglich in den Griff zu bekommen. Nehmen Sie sich nicht zu viel vor. Lernen Sie, auch NEIN zu sagen. Seien Sie flexibel. Wenn Sie keine ganze Stunde ermöglichen können, nehmen Sie fünf oder zehn Minuten, um einen Muskel gezielt zu kräftigen. Ganz gezielte Übungen sind gut zum Muskelaufbau – und Sie müssen keine Trainingskleidung tragen, um sie durchzuführen. Oder verwandeln Sie den Weg zur Arbeit in ein Workout. Ein schneller Spaziergang von 10 oder 20 Minuten zum Büro oder zum Bahnhof ist ein hübsches Training. Und kürzen Sie Ihre Mittagspause und gehen 20 Minuten spazieren. Zu Hause kön-

nen Sie die Treppen für ein kleines aerobes Training verwenden oder Musik einschalten und ein bisschen tanzen. Wenn Sie hier und da 10 Minuten Zeit finden, haben Sie die geforderten 30 Minuten im Handumdrehen beisammen!

Frage: Bekomme ich vom Training nicht mehr Hunger?
Antwort: Ja und nein. Studien zeigen, dass ein wenig Training vor dem Essen (etwa ein 10-Minuten-Spaziergang) den Appetit zügeln hilft, und Sie anschließend weniger in Gefahr sind, zu viel zu essen. Doch da Training Ihren Stoffwechsel beschleunigt und Sie im Lauf des Tages mehr Kalorien verbrennen, kann es sein, dass Sie sich im Allgemeinen etwas hungriger fühlen. Doch zum Glück können Sie sich erlauben, etwas mehr zu essen, da Sie die Kalorien ja abtrainieren. Das gilt nur, wenn Sie Ihr Gewicht halten wollen, nicht wenn Sie abzunehmen versuchen. Ich gebe Ihnen kein grünes Licht, um zu viel zu essen, ich will nur deutlich machen, dass Ihr Körper ausreichend mit Nahrungsmitteln, die Ihnen gut tun, versorgt sein muss. Wenn Sie abnehmen wollen, trinken Sie viel Wasser; es füllt und hindert Ihren Magen am Knurren.

Frage: Was esse ich, nachdem ich die zehn Pfund abgenommen habe?
Antwort: Vor allem, denken Sie nicht im Entferntesten daran zu den schlechten Gewohnheiten zurückzukehren, die das Abnehmen erst nötig gemacht haben – etwa das Frühstück ausfallen zu lassen, nur wenig Obst und Gemüse zu essen und von Fastfood zu leben. Bleiben Sie meinem Plan mit gesunden kleinen Mahlzeiten und mäßigen Snacks treu, steigern Sie dabei die Kalorien langsam auf 2000 täglich. Seien Sie kreativ und erfinden Sie neue Rezepte, basierend auf den Nahrungsmitteln aus meinem Menüplan.

Frage: Wie kann ich zwei bis drei Liter Wasser pro Tag trinken?
Antwort: Planen Sie voraus. Sie können Mineralwasser kastenweise kaufen oder jeden Morgen einige Minuten mit dem Auffüllen leerer Flaschen verbringen, wie ich es tue. Dann verteilen Sie das Wasser über den Tag. Trinken Sie ein großes Glas vor dem Frühstück, eines am Vormittag, eines vor und eines nach dem Mittagessen. Damit haben Sie die Hälfte geschafft. Dann wieder je ein Glas am Nachmittag, vor und nach dem Abendessen und am Abend. Gar kein Problem!

Frage: Wenn Sie von Dehnübungen sprechen, meinen Sie damit einfach, dass die Muskeln sich nach dem Training besser fühlen?
Antwort: Ja, aber es bedeutet auch noch viel, viel mehr. Dehnübungen sind sicher dafür da, dass man sich wohl fühlt – sie tun dem Körper gut und lösen Verspannungen, aber sie bereiten auch die Muskeln auf die Bewegung vor. Je beweglicher Sie sind, desto geringer ist die Verletzungsgefahr (und Sie wissen, wie eine Verletzung sich auf Ihre Figur auswirken kann!). Dehnübungen lösen auch die Verspannungen in Ihrem Hals, Rücken, in den Arm- und Beinmuskeln und verbessern so die Haltung und lassen Sie größer aussehen.

Frage: Sollte ich die Kleider in den großen Größen weggeben?
Antwort: Wenn Sie diese Frage stellen, glauben Sie noch nicht an sich selbst – und sind deshalb stärker in Gefahr, wieder zuzunehmen. Denken Sie nicht an ein Scheitern. Und machen Sie sich keine Sorgen um Ihren Kleiderschrank, solange Sie nicht zuerst an Gesundheit, Glück und Stolz auf Ihre neue Kraft denken.

Frage: Wie schnell soll ich für ein gutes aerobes Training gehen?
Antwort: Ein guter Schnitt für Anfänger ist 5 bis 5,5 km pro Stunde oder 1,5 km in etwa 18 Minuten. Sie brauchen kein raffiniertes Pedometer – es genügt, wenn Sie einige Strecken von 1

oder 1,5 km mit dem Auto abfahren und dann beim Gehen Ihre Zeit nehmen. Für Anfänger wäre es gut, vier- bis fünfmal pro Woche 3 bis 5 km zu gehen.

Frage: Selbst wenn ich abnehme, gefallen mir meine Hüften und mein Po nicht. Was kann ich speziell für diesen Bereich tun?
Antwort: Leider ist das Abnehmen an einer bestimmten Stelle nicht möglich. Sie müssen am ganzen Körper abnehmen, und selbst dann haben Sie keine Garantie, dass Sie auch an Hüften und Po abnehmen. Aber Sie können das Aussehen dieses Bereichs durch spezielle Muskelübungen verbessern. Die Übungen auf den Seiten 217 bis 221 dieses Buches können helfen. Erwarten Sie keine Wunder, aber wenn Sie dran bleiben, können Sie Ihre Formen in vier bis sechs Wochen verbessern.

Frage: Wie kann ich es vermeiden, dass ich an Feiertagen zunehme?
Antwort: Denken Sie an die Grundregeln. Vermeiden Sie fette Knabbereien ohne Nährstoffe. Trinken Sie viel Wasser statt alkoholischer Getränke. Verzehren Sie einen gesunden ballaststoffreichen Snack – einen Apfel, eine Orange oder eine Schüssel Vollkorn-Cerealien –, um Ihren Appetit zu verringern, bevor Sie sich auf Tante Marthas Buffet oder in die Weihnachtsfeier Ihrer Firma stürzen. Bei Partys sollten Sie Ihren Teller mit Gemüse und ein klein wenig Dip füllen. Bestellen Sie im Restaurant Fisch und wählen Sie Obst oder Sorbet, wenn alle auf einem Dessert bestehen. Und lassen Sie den Kaffee wegfallen, wenn er Ihnen nur mit viel Zucker und Milch schmeckt.

Frage: Kann ich, wenn die Zeit zum Kochen nicht reicht, auch ein TK-Menü verwenden?
Antwort: Fertiggerichte enthalten meist Unmengen Salz, doch wenn Sie keine Zeit zum Kochen haben, ist ein TK-Menü immer

noch besser, als beim nächsten Fastfood-Restaurant etwas zu holen. Da TK-Menüs meist nur wenig Gemüse enthalten, sollten Sie selbst einen kleinen Spinatsalat anmachen oder einige frische oder TK-Gemüse als Beilage dämpfen.

Frage: Wie werde ich meine Cellulitis los?
Antwort: Diese Frage wird mir immer wieder gestellt, aber leider gibt es keine einfache Lösung dafür. Cellulitis ist vor allem Fett unter der Haut an Gesäß und Oberschenkeln, das die meisten Frauen in unterschiedlichem Maß besitzen – ich bin da keine Ausnahme. Dieses Fett unterscheidet sich nicht vom Fett in anderen Teilen unseres Körpers, allerdings wird man es vielleicht ein wenig schwerer los. Das Geheimnis liegt darin, durch regelmäßiges aerobes Training und eine sorgfältige fettarme Ernährung überall Körperfett zu verlieren. Wie zuvor schon erwähnt, können Muskel aufbauende Übungen helfen, diesem Bereich ein glatteres, strafferes Aussehen zu geben.

Frage: Wie oft sollte ich meine Workouts abändern?
Antwort: So oft wie möglich. Es gibt Beweise, dass der Körper sich nach drei Monaten an ein Workout gewöhnt, doch ich persönlich glaube, dass Sie Ihr Programm häufiger ändern sollten. Im Lauf der Zeit gewöhnen sich Ihre Muskeln an eine gewisse Routine und »erinnern« sich an die Übungen. Sie arbeiten nicht mehr so hart, und Sie sehen dann keine Ergebnisse mehr. Vielfalt verhindert auch Langeweile und Verletzungen durch Abnützung. Ich führe zwar wöchentlich die gleiche Mischung von Herz-Kreislauf-, Kraft- und Beweglichkeitstraining durch, aber ich schiebe immer wieder neue Übungen ein und wechsle in der Intensität. Geben Sie Ihr Bestes!

Frage: Ich mache meine Sit-ups gewissenhaft, aber ich habe nicht das Gefühl, dass meine Bauchmuskeln straffer werden. Wo liegt mein Problem?
Antwort: Vielleicht sollten Sie weniger Zeit mit Sit-ups verbringen und mehr Zeit auf dem Laufband, dem Stepper oder dem Standfahrrad. Anders als man allgemein glaubt, kommen feste Bauchmuskeln nicht von einer Million Sit-ups. Vielleicht haben Sie schon Bauchmuskeln aus Stahl, die nur von einer Fettschicht bedeckt sind. Versuchen Sie also anstatt 10 oder 15 Minuten Sit-ups durchzuführen, 3 bis 5 Minuten lang Übungen zu machen, die auf die verschiedenen Bauchmuskeln und den unteren Rücken abzielen. Achten Sie dabei auf die richtige Form und darauf, diese Muskeln wirklich anzuspannen. Nehmen Sie sich dann zusätzliche 5 bis 7 Minuten, um mit einem aeroben Training wie Laufen oder Radfahren Fett zu verbrennen.

Frage: Wie viele Gramm Fett sollte ich pro Tag essen?
Antwort: Das hängt davon ab, wie viele Kalorien Sie zu sich nehmen. Ich versuche, 20 bis 25 Prozent meiner täglichen Kalorien aus Fett zu bekommen – und da meine tägliche Kalorienmenge etwa 2000 beträgt, sind das 44 bis 55 g Fett. Noch wichtiger als die gesamte Menge ist die Menge an gesättigten Fetten, die Sie aufnehmen. Gesättigte Fette schädigen Ihre Arterien und vergrößern Ihr Herzinfarktrisiko. Aus gesättigten Fetten sollten nicht mehr als 20 Prozent unserer täglichen Kalorien stammen; bei 2000 Kalorien pro Tag bedeutet das 22 g oder weniger.

Frage: Ich kenne viele Leute, die abgenommen haben, weil sie die Kohlenhydratmenge reduziert haben. Ist das ein guter Weg, um schlank zu werden?
Antwort: Ganz und gar nicht. Kohlenhydrate liefern schnell Energie, deshalb brauchen Sie diese unbedingt für Ihre Workouts und all Ihre täglichen Aktivitäten. Kohlenhydratreiche Diäten

sind sogar die einzig erwiesene Methode, um abzunehmen und das erreichte Gewicht auch zu halten. Man bringt sie auch mit einer höheren Lebenserwartung in Verbindung. Allerdings ist es keine schlechte Idee, weniger einfache Kohlenhydrate zu sich zu nehmen, etwa Weißbrot oder Plätzchen, weil diese Nahrungsmittel arm an Nährstoffen und reich an Zucker sind. Komplexe Kohlenhydrate, wie Kartoffeln, Haferflocken oder Vollkornbrot, liefern dagegen wesentliche Nährstoffe und Ballaststoffe. Wichtig ist, dass Sie Ihre Kohlenhydrate klug wählen. Versuchen Sie nie, eine Nahrungsmittelgruppe ganz auszuschließen – das ist ein ungesunder Schachzug, mit dem das Scheitern vorprogrammiert ist.

Frage: Welchen Prozentsatz Körperfett sollte ich anstreben?
Antwort: Die durchschnittliche Körperfettempfehlung für Frauen ist 22 bis 24 Prozent. Doch jede Frau und jeder Körperbau sind anders, deshalb empfehle ich, sich danach zu richten, wie Sie sich am besten fühlen und am besten aussehen. Einige Frauen sehen mit etwas Extrafett besser aus, andere brauchen nur weniger. Die Gesundheit ist das Wichtigste!

Frage: Sollte ich nicht abnehmen, bevor ich mit dem Gewichttraining beginne?
Antwort: Nein. Dies ist ein häufiges Missverständnis. Es ist nicht so, wie viele Menschen denken, dass sich Körperfett beim Gewichttraining in Muskeln verwandelt. Das ist unmöglich. Fett ist Fett, und Muskeln sind Muskeln! In Wirklichkeit trägt Gewichttraining sogar zum Fettabbau bei, da die zusätzlichen Muskeln Ihren Stoffwechsel beschleunigen. Und ein beschleunigter Stoffwechsel hilft, dass Sie schneller abnehmen.

Frage: Ich habe Rückenprobleme. Welche Workouts sind für mich am besten?

Antwort: Die Muskeln längs der Wirbelsäule zu kräftigen ist unerlässlich für einen gesunden Rücken, deshalb schlage ich ein Programm für die Bauchmuskeln und die Muskeln des unteren Rückens vor. Auch die Muskeln an der Rückseite der Oberschenkel kräftig und beweglich zu erhalten kann Rückenschmerzen vorbeugen. Yoga ist für all das ein ausgezeichnetes Training. Schwimmen und Spazieren sind aerobe Trainingsformen, die keine große Belastung für die Wirbelsäule darstellen. Wenn Sie aber schwerwiegende Rückenschmerzen haben, fragen Sie unbedingt Ihren Arzt, bevor Sie mit irgendeinem Training beginnen.

Frage: Wenn ich an einem Tag ein Herz-Kreislauf- und ein Muskel aufbauendes Training durchführe, welches sollte ich zuerst machen?
Antwort: Das hängt von Ihrem Ziel ab. Wenn Sie sich vor allem auf die Bildung und Formung Ihrer Muskeln konzentrieren, machen Sie das Muskeltraining zuerst, damit Sie dabei frisch und energiegeladen sind. Wenn Sie Ihre aerobe Ausdauer stärken wollen oder für ein bestimmtes Ereignis, wie eine Radtour, trainieren, sollten Sie das Herz-Kreislauftraining an die erste Stelle setzen. Ich beginne lieber mit dem Herz-Kreislauftraining; es hilft, die Muskeln zu wärmen und bringt mich in Fahrt für das Muskeltraining. Aber Sie können selbst entscheiden!

Frage: Ich habe gehört, dass es ein tolles Workout ist, Treppen zu laufen. Empfehlen Sie das?
Antwort: Ganz bestimmt. Überall machen Menschen Treppentraining, um Fett zu verbrennen und Muskeln aufzubauen. Es ist großartig für das Gesäß, die Oberschenkel und die Waden. Und wenn Sie rennen oder rasch gehen, ist es auch noch ein anaerobes Training für Ihr Herz – eine grandiose Möglichkeit, Fett zu verbrennen und den Zustand Ihres Herzens zu verbessern. Sie können das Treppenhaus zu Hause verwenden, aber noch besser ist

es, wenn Sie sich einige Stockwerke in irgendeinem nahe gelegenen Gebäude suchen. Ändern Sie Ihr Training ab, indem Sie zwei oder drei Stufen auf einmal nehmen oder seitwärts (dem Geländer zugewandt) hinauf- und hinuntergehen. Oder wenn Sie relativ fit sind, gehen Sie ein Stockwerk und joggen dann ein Stockwerk; wechseln Sie das ganze Workout lang zwischen Gehen und Joggen. Doch Achtung: Treppen abwärts immer gehen – nie joggen oder rennen. Das Rennen bringt viel zu starken Druck auf Ihre Kniegelenke, und Sie könnten stolpern und fallen. Gehen Sie kein Risiko ein!

Extrarezepte

Wie versprochen finden Sie hier weitere Rezepte entweder als Ersatz im täglichen Menüplan oder zur Verwendung, wenn die vier Wochen vorbei sind. Darunter sind einige meiner Lieblingsgerichte. Die meisten können in 30 Minuten oder weniger zubereitet werden. Als berufstätige Mutter weiß ich, wie wichtig die einfache und schnelle Zubereitung ist. Zu allen Gerichten gehören viele frische, nährstoffreiche Nahrungsmittel. Einige der Abendessen klingen vielleicht ein wenig exotisch, doch die Zutaten sind meist in gut sortierten Supermärkten vorrätig. Die Rezepte sind für vier bis sechs Personen berechnet. Wenn Sie nur für eine Person kochen, reduzieren Sie die Mengen oder heben den Rest bis zu einem späteren Zeitpunkt in der Woche auf.

Frühstück

Reiches Frühstück in einer Schüssel

Dieses reichhaltige Frühstück enthält wesentliche Vitamine, Mineralstoffe, Proteine und Ballaststoffe. Es ist süß, knusprig und sättigend!

4 Personen

2 mittelgroße rote Grapefruits, in Spalten
150 g Erdbeeren, Himbeeren oder Heidelbeeren, die Erdbeeren in Scheiben
2 kleine Bananen, in Scheiben
2 Esslöffel Honig
1/2 Teelöffel Zimt (nach Belieben)
8 Esslöffel fettarme Cerealien (nach Belieben)
1/4 l fettarmen Erdbeer-, Himbeer- oder Vanillejoghurt

Das Obst auf vier Müslischüsseln verteilen. Nach Belieben mit der Honigmischung beträufeln. Mit Cerealien bestreuen, wenn gewünscht, und Joghurt darüber geben.

Pro Person

Kalorien	*250*
Fett	*1 g*
Kalzium	*28 mg*
Ballaststoffe	*9 g*

Fruchtbrei

Ein großartiges Gericht, um den Tag gut anzufangen, oder ein Energieschub, wann immer Sie ihn brauchen!

4 Personen

3 Becher (je 250 g) sehr
fettarmer Joghurt mit Fruchtaroma
4 Bananen (je 12 cm)
300 g TK-Erdbeeren
450 ml Orangensaft
450 ml Milch

Alle Zutaten zu einer glatten Masse verrühren, eventuell im Mixer. In vier große Gläser gießen und kalt servieren.

Pro Person

Kalorien	*320*
Fett	*1 g*
Kalzium	*60 mg*
Ballaststoffe	*5 g*

Salate

Salat aus frischem Spinat und Grapefruit

Dieser ballaststoff- und kalziumreiche Salat mischt verschiedene Aromen und Strukturen. Jeder Bissen ist eine leckere Überraschung.

4 Personen

280 g Blattspinat, gewaschen, Stiele entfernt und zerpflückt
2 mittelgroße rote Grapefruits, in Spalten
1 rote Paprika, in kurzen schmalen Streifen
50 g Lauchzwiebeln, in Ringen
1/8 l Honigsenf oder Italian Salatdressing
80 g fettarme Speckstückchen (nach Belieben)
fettfreie, gewürzte Croutons

Spinat, Grapefruit, Paprika und Lauchzwiebeln in einer großen Schüssel mischen. Das Dressing zugeben und gut verrühren. Die Mischung auf vier Teller verteilen. Mit Speckstückchen und ein paar Croutons bestreuen.

Pro Person	
Kalorien	*150*
Fett	*3 g*
Kalzium	*100 mg*
Ballaststoffe	*9 g*

Für eine Variante dieses leckeren Salats geben Sie etwas Hähnchenfleisch zu:

4 Hähnchenbrüste von 110 g ohne Haut und ohne Knochen mit 2 zusätzlichen Esslöffeln Salatdressing bestreichen. In etwa 12 bis 15 cm Entfernung von der Wärmequelle 5 Minuten pro

Seite grillen, bis das Hähnchen durch ist. Das Hähnchenfleisch in kleine Würfel schneiden und auf dem Spinat-Grapefruit-Salat anrichten.

Pro Person	
Kalorien	*280*
Fett	*7 g*
Kalzium	*100 mg*
Ballaststoffe	*9 g*

Salat mit Thunfisch und Weißen Bohnen

Ein elegantes Mittagessen, das schnell zubereitet ist und wenig Kalorien hat. Als Garnierung verwende ich gern Kirschtomaten und schwarze Oliven.

4 Personen

1 Dose (etwa 180 g) Thunfisch in Wasser, abgegossen
1 mittelgroße Dose (etwa 440 g) Weiße Bohnen, abgegossen
3 Esslöffel Zwiebeln, zerkleinert
250 g Grüne Bohnen, gedämpft und trockengetupft
4 Esslöffel frisches Basilikum, zerkleinert
Saft 1 Zitrone
1 Teelöffel Dijon-Senf
2 Teelöffel Rotweinessig
1 Knoblauchzehe, fein zerkleinert
2 Esslöffel Olivenöl
1 Romanasalat

Den Thunfisch in eine Schüssel geben, größere Stücke mit der Gabel zerkleinern. Thunfisch mit Weißen Bohnen, Zwiebeln, Bohnen und Basilikum mischen. Zitronensaft über die Mischung gießen und leicht verrühren. In eine andere Schüssel Senf, Essig und Knoblauch geben und kräftig verquirlen. Das Olivenöl langsam zugießen. Weiterrühren, bis das Dressing glatt ist. Über die Thunfischmischung geben und unterziehen. Auf Salatblättern servieren. Dieser Salat kann kalt oder mit Zimmertemperatur serviert werden.

Pro Person	
Kalorien	*200*
Fett	*6 g*
Kalzium	*12 mg*
Ballaststoffe	*9 g*

Linsen-Avocado-Salat

Manchmal serviere ich diesen Salat als gesunden Dip mit fettarmen Tortillachips.

4 Personen

200 g Linsen
1/8 l fettarme Sour Cream
Saft 1 Zitrone oder Limette
1 Esslöffel Koriander, zerkleinert
1 Tomate, zerkleinert
Salz
Pfeffer
150 g Schwarze Bohnen aus der Dose
1 reife Avocado, geschält, entsteint und gewürfelt
1 kleiner Endiviensalat

Die Linsen nach der Angabe auf der Packung in Wasser oder Brühe zubereiten. Abgießen. In einer Schüssel Sour Cream, Zitronen- oder Limonensaft, Koriander, Tomaten, Salz und Pfeffer verquirlen. Bohnen und Linsen zugeben und umrühren. Die Avocado hinzufügen und auf Salatblättern anrichten. Die Avocado erst kurz vor dem Servieren zugeben, da sie sonst braun wird.

Pro Person

Kalorien	*250*
Fett	*8 g*
Kalzium	*11 mg*
Ballaststoffe	*12 g*

Warmer Hähnchensalat mit Orangen

Die Orangen geben diesem Salat ein leichtes Zitrusaroma, gar nicht zu reden von der Menge an Vitamin C. Außerdem ist er eines meiner schnellsten Rezepte.

4 Personen

250 g TK-Erbsen
2 Hähnchenbrüste, ohne Knochen und Haut
30 g Mehl (zum Panieren)
1 Esslöffel Pflanzenöl
2 Hand voll Blattsalate
2 frische Orangen, in Spalten
30 g Schalotten, in Ringen
1 Esslöffel Limettensaft
1 Esslöffel Orangensaft
80 g kernlose Trauben, halbiert
2 Teelöffel Dijon-Senf
1 Esslöffel Olivenöl

Die Erbsen in kochendes Wasser geben. 2 Minuten blanchieren, dann in eine Schüssel mit Eiswasser gießen, um den Kochvorgang zu stoppen. Abgießen und beiseite stellen. Die Hähnchenbrüste auf einem Schneidebrett mit dem Handrücken klopfen und leicht in Mehl wenden. Das Pflanzenöl in einer Pfanne erhitzen und das

Hähnchenfleisch hineingeben, etwa 4 Minuten pro Seite garen, bis es schön gebräunt ist. Die Blattsalate auf vier Tellern anrichten. Die Hähnchenbrüste in schmale Streifen schneiden und auf den Salat legen. Die Erbsen darüber geben. In die warme Pfanne Orangenspalten, Schalotten, Limetten- und Orangensaft, Trauben und Senf geben. Bei geringer Hitze einige Minuten köcheln lassen. Das Olivenöl einrühren und einige Sekunden bei geringer Hitze mit einem Löffel verrühren. Die Orangensauce über den Salat gießen.

Pro Person	
Kalorien	*240*
Fett	*9 g*
Kalzium	*9 mg*
Ballaststoffe	*6 g*

Abendessen

Köstliches Hähnchen mit Reis

Und wieder verleihen Zitrusfrüchte dem Hähnchen einen ganz besonderen Geschmack – dieses Gericht ist meiner Familie eine der liebsten mageren Proteinquellen.

4 Personen

400 g brauner Reis, parboiled
300 g gemischtes, vorgeschnittenes Gemüse (Brokkoliröschen, Möhrenstifte, Paprikawürfel und Zucchini oder Kürbis in Würfeln)
4 (je 110 g) halbe Hähnchenbrüste, ohne Haut und Knochen
1 Teelöffel getrockneter Rosmarin, zerstoßen
1/2 Teelöffel Salz

1/4 Teelöffel schwarzer Pfeffer aus der Mühle
1 Esslöffel Olivenöl
60 g Zwiebel, zerkleinert
2 Knoblauchzehen, zerkleinert
1/8 l Hühnerbrühe aus der Dose, salzarm
1 Esslöffel Maismehl
1 Teelöffel Orangenmarmelade
2 mittelgroße rote Grapefruits, in Spalten

Den Reis nach der Anleitung auf der Packung zubereiten. Während der letzten 5 Minuten der Kochzeit das Gemüse unterrühren. Während der Reis kocht, das Hähnchenfleisch mit Rosmarin, Salz und Pfeffer bestreuen. Das Öl in einer großen Pfanne bei Mittelhitze erhitzen. Fleisch, Zwiebeln und Knoblauch hineingeben, 5 Minuten garen. Das Fleisch wenden, Zwiebeln und Knoblauch umrühren und weitere 5 Minuten garen, bis das Hähnchenfleisch durch ist. Hähnchen auf einen Teller geben und beiseite stellen. Hühnerbrühe und Maismehl gut verrühren. In die Pfanne geben und weiterrühren, bis die Sauce andickt. Die Marmelade einrühren, die Grapefruit zugeben und gut verrühren. Das Hähnchen wieder in die Pfanne geben. Wenden, damit alle Seiten von Sauce benetzt sind.

Die Reis-Gemüse-Mischung auf vier Teller geben. Hähnchen und Grapefruitsauce auf dem Reis anrichten.

Pro Person	
Kalorien	*490*
Fett	*9 g*
Kalzium	*63 mg*
Ballaststoffe	*10 g*

Jeffs Lieblingsburger

Mein Mann ist ein Meister am Grill! Er hat entdeckt, dass verschiedene Fleischsorten Fett und Kalorien reduzieren und man daraus die saftigsten und würzigsten Hamburger zubereiten kann.

4 Personen

2 Tomaten, geschält, entkernt und zerkleinert
1 Avocado, geschält und zerkleinert
1/8 l fettarme Sour Cream
1 Esslöffel Koriander, zerkleinert
250 g mageres Putenhackfleisch
220 g mageres Rinder- oder Lammhackfleisch
1/8 l mittelscharfe Salsa
1 Teelöffel Chilipulver
1/4 Teelöffel gemahlener Kreuzkümmel
4 Hamburger-Brötchen, am besten Weizenvollkorn
Salatblätter und Tomatenscheiben zum Garnieren

Tomaten, Avocado, Sour Cream und Koriander verrühren. Beiseite stellen. Fleisch, Salsa, Chilipulver und gemahlenen Kreuzkümmel in eine Schüssel geben, mit den Händen gut vermischen und Hamburger formen. Auf einem gut gefetteten Grill garen, bis die Hamburger durch sind. Wir grillen sie meist 5 Minuten pro Seite. Auf jeden Teller ein Brötchen legen, darauf die Tomaten-Avocado-Mischung geben, den Hamburger obenauf legen und mit Salatblättern und Tomatenscheiben garnieren.

Pro Person	
Kalorien	*350*
Fett	*25 g*
Kalzium	*4 mg*
Ballaststoffe	*3 g*

Pasta mit Pilzen

Meine Pastarezepte sind oft mit Knoblauch, Gemüsen und sehr dünnen Spaghetti oder Cappelini. Die großen Austernpilze sind ein guter Steakersatz. Sie haben sehr wenig Kalorien und kein Cholesterin.

4 Personen

4 große Austernpilze
2 kleine Zucchini, der Länge nach in 1-cm-Stücke geschnitten
Olivenöl zum Bestreichen
340 g dünne Spaghetti, bissfest gekocht und abgegossen
2 Esslöffel Olivenöl
3 Knoblauchzehen, zerkleinert
2 große Pflaumentomaten, in Würfeln
Salz
Pfeffer aus der Mühle
4 Stängel frischen Basilikum, zerpflückt

Die Pilze und Zucchinischeiben von allen Seiten mit Öl bestreichen. Den Grill auf Mittelhitze vorheizen. Die Pilze auf beiden Seiten grillen, bis sie braun sind. Die Zucchinischeiben kurz auf einer Seite grillen. Die Pilze in Streifen schneiden. Beiseite stellen. Die Pasta zubereiten. Olivenöl in einer großen Pfanne bei Mittelhitze erhitzen. Knoblauch und Tomaten hineingeben und 1 Minute anbraten. Mit Salz und Pfeffer abschmecken. Einige Minuten rühren, bis alles warm ist. Alles auf einen Teller geben und mit zerpflücktem Basilikum garnieren.

Pro Person	
Kalorien	*270*
Fett	*11 g*
Kalzium	*4 mg*
Ballaststoffe	*4 g*

Jeffs würziger Shrimps-Adobo

Ein Adobo ist eine Marinade lateinamerikanischer Art. Die Mischung aus Gewürzen und Kräutern verleiht den Gerichten Charakter ohne Schwere. Es kann eine trockene Gewürzmischung sein oder eine Flüssigkeit wie hier. Bereiten Sie eine große Menge des Grundrezepts zu, denn diese Marinade passt zu vielen Gerichten. Shrimps oder Hähnchen müssen nur 2 bis 8 Stunden marinieren. Schweine- oder Rindfleisch kann über Nacht in der Marinade liegen.

4 Personen

Frischer Koriander-Adobo

Grundrezept

150 g frischer Koriander (Blätter und Stängel)
2 Teelöffel gemahlener Kreuzkümmel
2 Teelöffel getrockneter Oregano
2 Teelöffel getrockneter Thymian
2 Teelöffel Pfeffer
1 Esslöffel Salz
60 g weiße Zwiebeln, grob zerkleinert
4 Knoblauchzehen, grob zerkleinert
1/4 l Weißweinessig
1/8 l Pflanzenöl

Für die Mahlzeit

450 g große Shrimps, geschält
370 gekochter Reis
1 Tomate, in Scheiben

Alle Adobo-Zutaten bis auf das Pflanzenöl in der Mixer geben. Mit hoher Geschwindigkeit pürieren. Das Pflanzenöl hineinträufeln.

Für die Mahlzeit: Die Shrimps in etwa 1/4 l Adobo 2 bis 8 Stunden im Kühlschrank marinieren. (Den Rest der Marinade im Kühlschrank aufbewahren.) Eine große beschichtete Pfanne bei starker Hitze erhitzen. Die Shrimps anbraten, bis sie rundum rosa sind. Nicht anbrennen lassen. Den Reis (eventuell erwärmen) und die Tomatenscheiben auf vier Teller verteilen. Die Shrimps und die Tomaten darauf anrichten.

Pro Person	
Kalorien	*220*
Fett	*11 g*
Kalzium	*2 mg*
Ballaststoffe	*0,3 g*

Gefüllte Paprika, griechische Art

Einfach zum Anbeißen sind diese gefüllten Paprika, die ihren Ursprung auf der Kykladeninsel Santorin haben, wo man frische einheimische Lebensmittel zu einfachen Gerichten kombiniert.

4 Personen

4 rote oder gelbe Paprika
500 g fettarmer Ricotta
2 Knoblauchzehen, zerkleinert
80 g Feta-Käse, zerkrümelt
1 Eiweiß, leicht verschlagen
2 Teelöffel Oreganoblätter
30 g Walnüsse, zerkleinert und geröstet
40 g frische Semmelbrösel
2 Teelöffel Olivenöl

Die Paprika auf einen großen feuerfesten Teller geben und 4 bis 6 Minuten in die Mikrowelle geben – die Paprika sollten weicher werden, aber nicht zusammenfallen. Einen Deckel von den Paprika abschneiden und die Samen entfernen. Die Paprika auf dem Teller lassen. Den Grill vorheizen. In einer kleinen Schüssel Ricotta, Knoblauch, Feta, Ei, Oregano und Walnüsse verrühren. Jede Paprika mit dieser Mischung füllen. Semmelbrösel mit Olivenöl mischen und über die Käsefüllung streuen. Die gefüllten Paprika lose mit Alufolie abdecken und weitere 8 bis 12 Minuten in die Mikrowelle geben. Die Füllung sollte auch innen heiß sein. Nehmen Sie die Abdeckung weg und grillen Sie die Paprika ein bis zwei Minuten, um die Semmelbrösel zu bräunen. Sofort servieren.

Pro Person	
Kalorien	*350*
Fett	*11 g*
Kalzium	*2 mg*
Ballaststoffe	*0,3 g*

Süßkartoffelsuppe

Mithilfe einiger Dosenprodukte von guter Qualität können Sie diese Suppe in etwa 10 Minuten zubereiten.

4 Personen

1 Dose (etwa 450 g) Süßkartoffeln oder Yam, abgegossen
5/8 l Gemüse- oder Hühnerbrühe
1/4 l Magermilch (2 %)
450 g TK-Brokkoli, -Mais und -Paprika
1 Dose (etwa 450 g) Schwarze Bohnen,
abgespült und abgegossen
1 Teelöffel Oregano
60 g Schalotten, zerkleinert
Scharfe Sauce (nach Belieben)

Süßkartoffeln, Brühe und Milch im Mixer pürieren. Das Süßkartoffelpüree in einen mittelgroßen Topf geben und bei Mittelhitze erhitzen. Wenn es heiß ist, die anderen Zutaten zugeben und rühren, bis alles heiß ist. Sofort servieren.

Pro Person	
Kalorien	*380*
Fett	*5 g*
Kalzium	*18 mg*
Ballaststoffe	*18 g*

Kellys Gazpacho

Sie werden sehen, dass dieses Rezept ideal für ein schnelles Picknick ist. Der gekühlte Gazpacho schmeckt schön frisch. Servieren Sie als Beilage einige knusprige Bagels.

4 Personen

1/2 l Salsa (ich verwende milde)
Saft 1 Limette
170 g Gurke, in Würfeln
60 g Schalotten, in Würfeln
2 Dosen (je 450 g) Cannellini-Bohnen, abgespült und abgegossen
3/8 bis 1/2 l V-8-Saft

Salsa, Limettensaft, Gurken, Schalotten und Bohnen in eine große Schüssel geben. Genug V-8-Saft hineingießen, damit eine leicht dicke Suppe mit Stücken entsteht. Zum Kühlen können einige Eiswürfel eingerührt werden, wenn die Zutaten vor der Zubereitung nicht gekühlt waren. Sofort servieren oder im Kühlschrank durchziehen lassen.

Pro Person	
Kalorien	*220*
Fett	*1 g*
Kalzium	*8 mg*
Ballaststoffe	*21 g*

Mediterraner Relish zu gebratener Polenta

Haben Sie schon einmal Polenta im Restaurant probiert? Jetzt können Sie dieses köstliche Gericht auf Maisbasis auch leicht zu Hause zubereiten. Die Scheiben werden einfach gegrillt oder angebraten und mit etwas Exotischem garniert – wie hier mit einem Mediterranen Relish.

4 Personen

1 Aubergine (etwa 280 g), in 1 cm dicke Scheiben geschnitten
Olivenöl zum Bestreichen und Beträufeln
3 Knoblauchzehen, geschält
Salz
Pfeffer aus der Mühle
1 Esslöffel Kapern, gut abgespült und abgegossen
2 Anchovisfilets, gut abgespült und abgegossen (nach Belieben)
1/2 Teelöffel frische Thymianblätter, zerkleinert
1 Esslöffel dunkler Rum oder Cognac (nach Belieben)
2 Pflaumentomaten, in Würfeln
100 g geröstete rote Paprika aus dem Glas, gewürfelt
2 Esslöffel glatte Petersilie, frisch zerkleinert
1 Packung fertige Polenta (etwa 450 g, in 1,5 cm dicke Scheiben geschnitten)

Den Grill auf Mittelhitze vorheizen. Die Oberseiten der Auberginenscheiben mit Olivenöl bestreichen, die Knoblauchzehen mit Olivenöl bestreichen und leicht mit Salz bestreuen. Den Knoblauch auf ein kleines Stück Folie geben und mit den Auberginen auf den Grillrost legen. Alles etwa 15 Minuten rösten, bis die Auberginen und der Knoblauch goldbraun und weich sind, dabei die Auberginenscheiben einmal wenden. Wenn irgendwelche Teile zu dunkel werden, bevor alle fertig sind, diese zuerst herausnehmen. Langsam abkühlen und die Auberginen würfeln. Solange der Knoblauch noch warm ist, in den Mixer geben. Kapern, Anchovis, Thymian, Rum und Tomaten hinzufügen und nur so lange mixen, dass noch Stückchen erhalten bleiben. Von Hand die Auberginen und die Paprika unterrühren. Die Hälfte der Petersilie einrühren. Mit Salz und Pfeffer abschmecken. Beiseite stellen und warm halten. Die Polenta mit Olivenöl bestreichen und auf den Grill legen und auf beiden Seiten bräunen. Alle Scheiben grillen. Auf eine Platte legen und die Auberginenmischung darüber geben. Mit zerkleinerter Petersilie bestreuen.

Pro Person	
Kalorien	*180*
Fett	*4 g*
Kalzium	*2 mg*
Ballaststoffe	*3 g*

Szechuan-Hamburger

Diese vielseitigen Frikadellen, inspiriert von der asiatischen Küche, sind so köstlich wie einfach. Als Kugeln geformt kann man sie auch gut für Hors d'Oeuvres verwenden: Dazu aus der Mischung kleine Kugeln formen und etwa 8 Minuten backen. Je nachdem wie viel Cayennepfeffer Sie verwenden, ist das Gericht schärfer oder harmloser. Ich finde, je schärfer desto besser!

4 Personen

120 g Wasserkastanien, fein zerkleinert
35 g Schalotten, fein zerkleinert
75 g Staudensellerie, fein zerkleinert
3 Knoblauchzehen, fein zerkleinert
170 g gekochter weißer Reis
280 g Hackfleisch vom Hähnchen, Truthahn oder Schwein
2 Esslöffel geriebener frischer Ingwer
1 Teelöffel Sesamöl
1/2 Teelöffel Cayennepfeffer (nach Belieben)
1 Esslöffel Orangenmarmelade
2 Esslöffel Sojasauce
3 Esslöffel Sesamsamen

Den Backofen auf 220 °C (Umluft 200 °C, Gas Stufe 4) vorheizen. Ein Backblech fetten. In einer großen Schüssel alle Zutaten, außer den Sesamsamen, gründlich mischen. Zu flachen Hamburgern von 10 cm Durchmesser und 2,5 cm Höhe formen. Gleichmäßig mit Sesamsamen bestreuen, leicht andrücken, damit der Samen haftet. Die Hamburger auf das gefettete Backblech geben und 10 bis 14 Minuten backen, bis sie in der Mitte gar, aber nicht zu trocken sind. Sofort servieren.

Pro Person	
Kalorien	*230*
Fett	*7 g*
Kalzium	*10 mg*
Ballaststoffe	*2 g*

Lachs mit Ananas-Wasabi

Wenn ein Abendessen schnell fertig sein muss, wählen Sie dieses feurige Lachsrezept, das exotisch im Geschmack und fettarm ist. Wasabipulver (die scharfe grüne Paste, die zu Sushi serviert wird) sorgt für die Schärfe, aber Sie können auch fertig zubereiteten Meerrettich verwenden. Servieren Sie dazu Buchweizennudeln.

4 Personen

4 Lachsfilets (je 110 g)
1 Dose (etwa 170 g) Ananasstücke, abgegossen
2 Esslöffel Honig
1/2 Teelöffel asiatisches (geröstetes) Sesamöl
1 Teelöffel Ingwer, frisch gerieben
1/2 Teelöffel Wasabipulver oder 1 Teelöffel Meerrettich
1 Teelöffel Sojasauce

Den Backofen auf 220 °C (Umluft 200 °C, Gas Stufe 4) vorheizen. Einen Bräter mit Folie auslegen. Die Lachsfilets auf die Folie geben. In einer kleinen Schüssel die restlichen Zutaten verrühren. Die Mischung über die Lachsfilets geben. 15 Minuten backen, bis der Fisch gar ist.

Pro Person	
Kalorien	*270*
Fett	*13 g*
Kalzium	*1 mg*
Ballaststoffe	*0,2 g*

Knuspriger Nudelkuchen mit Shrimps und Zuckererbsen

Machen Sie aus einfachen gekochten Spaghetti einen knusprigen Nudelkuchen, garniert mit einer milden asiatischen Sauce aus Shrimps und Gemüse. Damit die Nudeln schön knusprig werden, brauchen Sie eine gute beschichtete Pfanne, Mittelhitze und Geduld. Sehen Sie nicht zu oft nach – die Unterseite der Nudeln braucht eine Weile, um gründlich zu bräunen.

6 Personen

500 kleine Nudeln
2 Esslöffel Pflanzenöl
2 Teelöffel asiatisches (geröstetes) Sesamöl
1 Ei, leicht verquirlt
1 Esslöffel Ingwerwurzel, fein gerieben
1/2 l Hühnerbrühe
2 1/2 Esslöffel Maisstärke
3 Esslöffel Sojasauce
1 Teelöffel Zucker
340 g mittelgroße Shrimps (etwa 25 Stück), geschält und gesäubert, abgespült und trocken getupft
250 g Zuckererbsen
3 Esslöffel Schalotten, zerkleinert
1 1/2 Esslöffel Ingwerwurzel, geschält und zerkleinert

Die Nudeln nach Anweisung auf der Packung kochen und abgießen. In einer Schüssel Nudeln, 2 Esslöffel Pflanzenöl, 1 Teelöffel Sesamöl, Ei und Ingwer verrühren. Eine mittelgroße beschichtete Pfanne bei Mittelhitze erhitzen. Die Nudelmischung hineingeben und in die Form eines Pfannkuchens drücken. 6 bis 8 Minuten ohne Berühren braten, bis die Unterseite des Kuchens braun und knusprig ist. Auf eine Platte gleiten lassen und warm halten. In der Zwischenzeit die Hühnerbrühe in eine mittelgroße Schüssel geben und Maisstärke, Sojasauce, Zucker und das restliche Sesamöl einrühren. In einem Wok oder einer Pfanne 1 Esslöffel Pflanzenöl bei starker Hitze erhitzen. Die Shrimps zugeben und 1 bis 2 Minuten unter Rühren garen, bis die Shrimps durch sind. Die Brühe einrühren und unter Rühren 1 Minute köcheln lassen. Zuckererbsen, Schalotten und Ingwer hinzufügen und die Mischung unter Rühren erhitzen (etwa 1 Minute). Die Sauce über den Nudelkuchen gießen und in Tortenstücke geschnitten servieren.

Pro Person	
Kalorien	*340*
Fett	*9 g*
Kalzium	*6 mg*
Ballaststoffe	*3 g*

Nordafrikanischer Eintopf

Dieses Rezept verleiht einigen Gemüsesorten, die in den kalten Monaten häufig auf den Märkten zu finden sind, einen exotischen Charakter. Das schnelle Gericht ist eine vollständige Mahlzeit. Dazu kann man Couscous reichen – garniert mit gerösteten Kürbiskernen und Schalotten.

4 Personen

450 g Süßkartoffeln, abgebürstet
2 Pastinaken, geschält, 250 g Rüben, geschält
450 g Hähnchenschenkel, ohne Haut
und Knochen, in 2,5-cm-Würfeln
120 g Zwiebeln, gewürfelt
2 Knoblauchzehen, zerkleinert

1 Esslöffel frischer Ingwer, zerkleinert
1 Teelöffel gemahlener Kreuzkümmel
1/2 Teelöffel Zimt, 1/8 l Hühnerbrühe
1 Dose (etwa 450 g) Tomaten, in Würfeln

Süßkartoffeln, Pastinaken und Rüben auf einen mikrowellenfesten Teller geben und etwa 6 Minuten in die Mikrowelle geben, bis sie weich sind. Das Gemüse in kleine Würfel schneiden. Gemüse, Hähnchen, Zwiebeln, Knoblauch, Ingwer, Kreuzkümmel, Zimt, Brühe und Tomaten in eine gläserne Auflaufform (mit Deckel) geben. Alles mit einem Löffel verrühren. Die Form zudecken und für 16 bis 20 Minuten in die Mikrowelle geben, in der Zeit zweimal umrühren. Das Gemüse soll weich und das Hähnchenfleisch durch sein, aber nicht trocken. Zum Schluss noch einmal umrühren. Sofort servieren.
Nach Belieben auf Couscous servieren und mit gerösteten Kürbiskernen und zerkleinerten Schalotten bestreuen.

Pro Person	
Kalorien	*300*
Fett	*weniger als 1 g*
Kalzium	*26 mg*
Ballaststoffe	*6,5 g*

Putenbrust mit Oliven nach toskanischer Art

Ich liebe diese in der Toskana übliche Art! Ich habe das Rezept ein bisschen »verschlankt«, damit es gut in mein Programm passt.

4 Personen

2 Esslöffel Olivenöl
8 Schnitzel von der Putenbrust (je 60 g)
1 mittelgroße Zwiebel, fein zerkleinert
2 Knoblauchzehen, zerkleinert
1/4 l Wermut (oder Gemüsebrühe), Saft 1 Zitrone
240 g gemischte schwarze und grüne Oliven, entsteint
Salz, Pfeffer aus der Mühle
2 Esslöffel frische glatte Petersilie, zerkleinert

In einer großen Pfanne 1 Esslöffel Olivenöl bei Mittelhitze erhitzen. Die Putenschnitzel hineingeben und anbraten, rasch umdrehen und garen, bis sie fast durch sind. Auf eine Platte geben und warm halten. Das restliche Olivenöl in die Pfanne geben und Zwiebel und Knoblauch darin 2 Minuten anbraten. Den Wermut zugießen, die Hitze verringern, zudecken und 3 Minuten garen. Das Putenfleisch wieder in die Pfanne geben, dazu den Zitronensaft und die Oliven. Mit Salz und Pfeffer abschmecken und 5 Minuten köcheln lassen, bis die Putenschnitzel durch sind. Eine Hand voll Petersilie einrühren und sofort servieren.

Pro Person	
Kalorien	*290*
Fett	*13 g*
Kalzium	*6 mg*
Ballaststoffe	*2 g*

Pikante Schweinelende

Probieren Sie mein Schweinefleischgericht, das wenig Kalorien hat und sich so schnell und einfach zubereiten lässt.

4 Personen

1 Schweinelende von 450 g
Salz
Pfeffer aus der Mühle
1/8 l fettarme Mayonnaise
1/2 Teelöffel Anchovispaste
2 Teelöffel frischer Zitronensaft
1 Knoblauchzehe, zerkleinert
1 Hand voll Croutons, zerstoßen
50 g Parmesan, frisch gerieben

Den Backofen auf 220 °C (Umluft 200 °C, Gas Stufe 5) vorheizen. Die Schweinelende salzen und pfeffern. Mayonnaise, Anchovispaste, Zitronensaft und Knoblauch verrühren. Als Panade auf einem Teller die Croutonkrümel und den Parmesan verrühren. Mit einem Messer die Mayonnaisemischung auf das Lendenstück streichen, dann das Fleisch in der Panade wenden (leicht andrücken). Das Fleisch in eine flache Auflaufform geben. 15 bis 20 Minuten backen, bis das Fleisch medium ist (innen noch rosa). Zum Servieren in dünne Scheiben schneiden. Nach Belieben einen Blattsalat dazu reichen.

Pro Person	
Kalorien	*270*
Fett	*12 g*
Kalzium	*9 mg*
Ballaststoffe	*0,1 g*

Snacks

Süßkartoffelsnack

Das ist ein leckerer Snack, wenn man Lust auf etwas Besonderes hat.

4 Personen

2 mittelgroße Süßkartoffeln

Den Backofen auf 180 °C (Umluft 160 °C, Gas Stufe 2) vorheizen. Die Süßkartoffeln backen, bis sie durch sind (etwa 1 Stunde). (In der Mikrowelle etwa 15 Minuten garen.) Die Kartoffeln abkühlen lassen, halbieren und jede Hälfte in Alufolie wickeln. 30 Minuten in den Kühlschrank legen, bis sie kalt sind. Die Kartoffelhälften in der Folie servieren und herauslöffeln, als ob Sie ein Eis essen würden. Einfach, nährstoffreich und süß!

Pro Person	
Kalorien	*60*
Fett	*0,05 g*
Kalzium	*16 mg*
Ballaststoffe	*2 g*

Genuss ohne Reue

Ein kräftiger Schuss Kalzium – selbst meinem Mann schmeckt dieser kalorienarme »Milchshake«!

4 Personen

310 ml Magermilch
1/4 l fettarmer Naturjoghurt
2 Teelöffel Vanille

Alle Zutaten in den Mixer geben und pürieren, bis eine glatte Masse entsteht. Kalt servieren.

Pro Person	
Kalorien	*90*
Fett	*1 g*
Kalzium	*20 mg*
Ballaststoffe	*0*

Sie brauchen noch andere Aromen? Versuchen Sie diese Varianten:

Schokoladen-Shake: Geben Sie 2 Esslöffel Ovomaltine zu.

Erdbeer-Shake: Nehmen Sie statt der Vanille 300 g geschnittene frische oder tiefgefrorene Erdbeeren.

Bananen-Shake: Nehmen Sie Erdbeer-Banane-Joghurt statt des einfachen Joghurts und fügen 360 g Bananen in Scheiben hinzu.

Florida-Schorle

Die erfrischende Variante eines traditionellen Sommergetränks.

4 Personen

3/8 l Grapefruit-Saft
50 g Zucker
Zimtstange (5 cm)
Eiswürfel
2 Dosen (0,33) Ginger Ale, gekühlt

Für den Sirup: Grapefruit-Saft, Zucker und Zimtstange in einen Topf geben. Zum Kochen bringen, dann die Hitze reduzieren. 5 Minuten köcheln lassen, dabei nicht umrühren. Die Zimtstange entfernen. Den Sirup abkühlen lassen. Zudecken und in den Kühlschrank stellen. Zum Servieren Eiswürfel in vier 0,2-l-Gläser geben. Etwa 80 ml Grapefruitsirup in jedes Glas gießen. Mit Ginger Ale auffüllen. Vorsichtig umrühren. Mit Grapefruitschalenstreifen, essbaren Blüten oder frischer Minze garnieren.

Denises köstliche Snacks

Snacks geben Ihnen Energie, halten Ihren Stoffwechsel auf Trab und verhindern, dass Ihr Magen knurrt. Nachfolgend einige meiner Lieblingssnacks: jeweils 1 Portion

2 fettarme Sandwiches aus Vanillewaffeln (4 Plätzchen), jedes mit 1/2 Teelöffel fettarmem Frischkäse und einer Bananenscheibe

1 Scheibe Toast bestrichen mit 1 Teelöffel fettarmem Hüttenkäse, unter den Ananasstückchen gemischt wurden

2 Stangen Staudensellerie mit fettarmem Frischkäse und Schnittlauch

4 Zimt-Graham-Crackers, jeder mit 1/2 Teelöffel Marmelade bestrichen

130 g junge Möhren in fettarmen Hüttenkäse mit Salsa gestippt

Anhang

Die besten Snacks für Ihre Knochen

Hier finden Sie einige fantastische Kalziumquellen, die Sie in Ihre hausgemachten Mahlzeiten einbeziehen oder als Snack knabbern können. Da die meisten Menschen nicht genug von diesem Knochen aufbauenden Mineralstoff zu sich nehmen, empfehle ich Ihnen, diese Nahrungsmittel regelmäßig in Ihre Ernährung einzubauen. Besonders wichtig sind sie für stillende Mütter, die zur Unterstützung der Milchproduktion eine Extraportion Kalzium brauchen.

Fettarmer Joghurt (1,5 % Fett) – 100 g

Kalzium: *123 mg*
Kalorien: *44*

Entrahmte Trinkmilch – 100 ml

Kalzium: *125 mg*
Kalorien: *35*

Tofu – 100 g

Kalzium: *105 mg*
Kalorien: *35*

Sojabohnen – 100 g

Kalzium: *201 mg*
Kalorien: *323*

Brokkoli – 100 g gekocht

Kalzium: *87 mg*
Kalorien: *22*

Mandeln – 2 Esslöffel

Kalzium:	*75 mg*
Kalorien:	*160*

Sesamsamen – 2 Esslöffel

Kalzium:	*240 mg*
Kalorien:	*160*

Ballaststoffreiche Lebensmittelvarianten

Seit Sie gesehen haben, wie Ihre Großmutter Pflaumensaft getrunken hat, wussten Sie, dass Ballaststoffe gut für Sie sind. Aber vielleicht wissen Sie nicht, wie gut.

Nahrungsmittel mit hohem Ballaststoffgehalt, wie Pflaumen oder Kleie-Cerealien bringen Ihre Verdauung in Ordnung, deshalb werden sie von vielen Menschen verzehrt. Doch Studien zeigen, dass Ballaststoffe noch weit mehr können. Man hat sie mit einer beträchtlichen Senkung des Herzinfarktrisikos in Verbindung gebracht. Ballaststoffe erzeugen ein Gefühl der Fülle, sodass Sie nicht zu viel essen. Und sie beschleunigen die Passage der Nahrungsmittel durch Ihren Darm, bevor alle Stoffe entzogen und als Fett gespeichert werden können. Für jedes Gramm Ballaststoffe, das Sie zu sich nehmen, können Sie neun Kalorien von Ihrer gesamten Kalorienmenge abziehen, sagen Experten.

Ideal ist eine tägliche Ballaststoffmenge von 25 bis 40 Gramm. Wenn Sie dem Ernährungsplan in diesem Buch folgen, nehmen Sie gesunde 25 Gramm Ballaststoffe pro Tag auf. Wenn Sie mit meinem Vier-Wochen-Plan am Ende sind, hilft Ihnen die folgende Liste, gesunde, ballaststoffreiche Nahrungsmittel zu wählen.

Statt	Ballaststoff-gehalt	Wählen Sie	Ballaststoff-gehalt
Frühstück			
Weizentoast	0–1 g	Weizenvollkornbrot	2–3 g
170 ml Orangensaft	0 g	1 Orange	3 g
Mittagessen			
1 Cheeseburger	0 g	Schwarze-Bohnen-Burger	4,8 g
1/4 l Hühner-Nudel-Suppe	2 g	1/4 l Linsensuppe	5 g
1 Putensandwich auf Weißbrot	1 g	4 Esslöffel Hummus auf einer Weizenvollkorn-Pita	9 g
Snacks			
Chips	0 g	Tortillachips mit Salsa	2,2 g
Käsestreifen	0 g	Popcorn 4,7 g	
Gummibärchen	0 g Ballaststoffe	Müsliriegel (je nach Marke)	1,7 g
Abendessen			
Marinarasauce	3 g	Gemüsesauce	6 g
130 g weißer Reis	0 g	130 g brauner Reis	2,3 g
Gegrilltes Hähnchen	0 g	Gemüseburger	4 g

Gesunde Varianten

Statt	Wählen Sie
Frühstück	
1 großer Bagel	1/2 Bagel oder 1 Bagel von 9 cm Durchmesser
Normale Milch	Entrahmte Milch oder Magermilch
Nichts zu essen	Joghurt mit Frucht und eine Scheibe Vollkorntoast
Mittagessen	
1 ganzes Sandwich	1/2 Sandwich und 1/4 l Gemüsesuppe
Salat mit fettfreiem Dressing	Salat mit 80 g Thunfisch und 1 Mini-Pita
Snacks	
Waffel mit Eiscreme	Kleine Portion Joghurteis auf Keks
Reiskuchen	Mehrkorn-Cerealien und Trockenfrüchte
Abendessen	
1 Stück Fleisch, handgroß	1 Stück Fleisch, handtellergroß
1 Teller voll Pasta	1 Teller halb voll Pasta und halb voll Gemüse
Gedämpftes Gemüse	Gegrilltes oder geröstetes Gemüse zur Abwechslung

Register

Rezepte von A bis Z